HISTOIRE

DE LA

SANTÉ.

HISTOIRE

DE LA
SANTÉ,
ET DE
L'ART DE LA CONSERVER;

OU

Exposition de ce que les Médecins & les Philosophes anciens & modernes, ont enseigné de plus intéressant sur cette matiere.

Par M. J. MACKENZIE, Membre du College Royal des Médecins à Edimbourg.

TRADUITE DE L'ANGLOIS.

À LA HAYE,

Chez DANIEL AILLAUD,

Et se trouve à LYON,

Chez les FRERES PERISSE, Libraires, rue Merciere.

1761.

AVIS.

ON n'est pas surpris qu'un Journal de médecine fait par un Médecin, critique & trouve inutile un ouvrage de la nature de celui ci, & que Monsieur VANDERMONDE dans l'extrait qu'il en a donné, ait fait paroître tout le zele dont il est rempli pour l'intérêt de sa profession. Nous sentons aussi-bien que lui, que le Livre de Mr. Mackenzie n'est pas utile aux Médecins ; mais pour cette raison même, nous osons assurer que ceux qui prennent quelque intérêt à la conservation de leur santé, ne peuvent choisir un meilleur guide que cet ouvrage. L'Auteur y donne d'abord l'histoire des progrès qu'on a fait dans cet Art utile, & rapporte les préceptes des plus célebres Médecins de tous les temps. Il fait ensuite une espece de recueil des meilleures regles sur cette matiere. C'est en lisant cette derniere partie qu'on apprend à éviter des fautes nuiſibles à la ſanté dans leſquelles on tombe ordinairement pour n'être pas inſtruit. Il arrive communément qu'on traite de maladies, des dérangements qui viennent uniquement de ce qu'on ne ſuit pas une fa-çon de vivre convenable à ſon tempérament, on cherche à s'en guérir en prenant un grand nombre de remedes; ces remedes affoibliſſent la ſanté & on devient vérita-blement malade; il n'y a donc rien de plus utile qu'un recueil des regles que l'ex-

périence a fournies dans tous
les temps pour conserver la
santé. Nous ne connoiſſons
pas d'ouvrage qui rempliſſe
mieux cet objet que celui de
M. Mackenzie ; il convient
à toutes ſortes de perſonnes
& méritoit le ſuccès qu'il a
eu en Angleterre & en France.
Pour ce qui regarde l'Edition
que nous préſentons au Public , il nous ſuffit de dire
que les Libraires n'ont rien
négligé de ce qui concerne
l'exactitude & la beauté de
l'impreſſion.

A MONSIEUR
L. C. P.

VOICI, Monsieur, dans notre langue cette HISTOIRE DE LA SANTÉ, à laquelle on a fait tant d'accueil dans la Grande - Bretagne, & dont on vous a parlé si avantageusement. La traduction que j'ai l'honneur de vous en offrir trop littérale peut-être, mais aussi très-fidéle, vous convaincra que l'ouvrage mérite bien les éloges que vous en avez entendu faire, & qu'ils n'ont rien d'hyperbolique.

Il est beau assurément de voir un Médecin, qui ne s'est occupé toute sa vie qu'à guérir ou à foulager des malades , terminer

fa carriere , en mettant fous les yeux de fes contemporains , tout ce qu'une immenfe lecture & une longue expérience , lui ont appris de meilleur pour affurer la fanté & pour rendre en quelque forte fuperflues les reffources de l'art utile qui s'emploie à la rétablir.

Ce qui acheve d'ailleurs de donner du prix à un livre dont les vues font d'une utilité fi générale , c'eft qu'il eft écrit avec toute la clarté & toute la fimplicité poffibles. Vous trouverez, fi je ne me trompe , qu'à un ou deux Chapitres près , il eft à la portée de tout le monde , & auffi facile à entendre , qu'intéreffant & curieux.

On

On peut en un mot le recommander comme un de ces ouvrages qui doivent avoir place dans tous les cabinets , parce qu'il n'y a perſonne qui ne puiſſe le lire avec plaiſir & en ſuivre les directions avec fruit.

J'eſpere , Monſieur , que votre propre expérience juſtifiera ce jugement , & qu'au ſein d'une ſanté bien affermie par l'obſervation des maximes de notre judicieux Auteur , vos jours auſſi long - temps prolongés que je le deſire , ſerviront de preuve parlante à la ſageſſe de ſes leçons , déjà ſi conformes à vos principes.

Mes ſentimens vous ſont connus. J'offenſerois également votre modeſtie & votre amitié , en éta-

lant ici les raifons que j'ai d'être
avec la plus haute eftime & un
attachement immortel.

M O N S I E U R ,

*Votre très - humble & très - obéïffant
serviteur ★ ★ ★.*

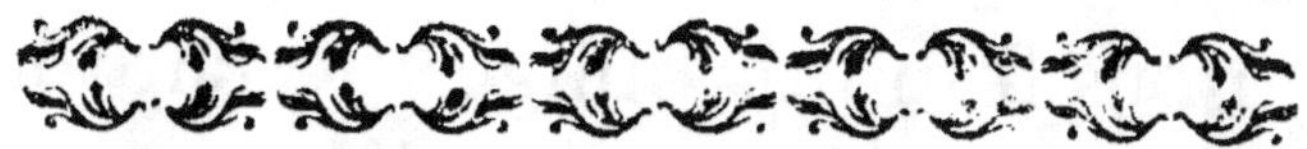

INTRODUCTION

ADRESSÉE À SA GRANDEUR

MILORD ÉVÊQUE DE
WORCESTER.

MILORD,

JE n'ai pas oublié ce que Votre Grandeur me fit l'honneur de me dire avec tant de bonté , lorsque je lui communiquai le dessein que j'avois pris de me retirer des affaires ; que dans toutes les périodes & dans toutes les situations de la vie nous sommes obligés de faire du bien , & qu'après s'être rendu habile par une longue expérience dans la pratique , un Médecin doit finir par se rendre utile de quelqu'autre maniere lorsqu'il **a** quitté sa profession.

Un langage si bien assorti aux sentiments d'humanité qui vous animent , ne pouvoit en rien me surprendre. Premier dépositaire du noble projet que vous aviez conçu , d'élever à Worcester la belle infirmerie , qui malgré tant d'obstacles opposés à sa fondation y fleurit depuis plusieurs années , & qui j'espere continuera long-temps d'y prosperer à la gloire de Dieu , au soulagement des malheureux , & à l'honneur immortel de votre nom , je ne pouvois ignorer le tendre intérêt que vous prenez aux maux d'autrui , ni le zele généreux qui vous pouſſe à les ſoulager. Moins encore pouvois-je regarder le conſeil que votre Grandeur me donnoit , comme une ſimple politeſſe , ou comme l'effet d'une prévention obligeante en ma faveur , puiſque tout recemment vous aviez fait la même exhortation à un autre Médecin qui venoit d'abandonner la pratique.

Encouragé donc par vos avis , & animé par votre exemple , je me ſuis mis à réflechir ſérieuſement ſur ce que je pourrois entreprendre , pour faire encore quelque bien avant de finir ma carriere. Mon âge ne me permet plus d'exercer , comme je l'ai fait , la pénible profeſſion de Médecin au-dehors & dans les campagnes. Dénué des forces né-ceſſaires pour me prêter à des courſes fatigantes , afin d'aller oppoſer mon art aux atteintes des diverſes maladies , j'ai penſé que je ne ſaurois rien faire de mieux , que d'aider à les préve-nir autant que j'en ſuis capable , en indiquant aux gens qui ont quelque empire ſur leurs paſ-ſions , & qui veulent bien ſe rendre aux conſeils de la raiſon , en leur indiquant , dis je , quel-ques regles qu'ils doivent ſe preſcrire , s'ils veulent conſerver leur ſanté. Car je ſuis perſuadé , que c'eſt l'ignorance ou l'inob-ſervation de ces regles , qui em-

pêchent que des milliers de perfonnes ne reculent les bornes de
leur vie auffi loin qu'elles l'auroient pu , fi elles avoient fu
ménager leurs forces & fe prévaloir de leur bonne conftitution.

Si je fuis affez heureux pour
réuffir , j'aurai la douce fatisfaction d'avoir été encore bon à
quelque chofe avant de mourir.
Si j'échoue , je me ferai du moins
agréablement amufé.

Pour donner du poids & de
l'autorité aux regles que je me
propofe de prefcrire , j'ai réfolu
d'aller aux fources , & de tracer
l'hiftoire du bel art de conferver
la fanté , depuis l'antiquité la
plus reculée jufqu'à nos jours.
Je fens néanmoins la difficulté

de la tâche. Nous n'avons pour tout monument de l'antiquité fur ces matieres que quelques morceaux fi courts , & en fi petit nombre , que ce n'eft qu'avec peine qu'on peut y trouver des faits qui aient un rap‑port bien marqué au deffein que j'ai conçu.

Six chofes , de l'aveu de tout le monde, font effentiellement néceffaires à la vie des humains. On leur a donné le bizarre nom de chofes NON - NATURELLES (*a*). C'eft la *Nourriture* , l'*Air*,

---

(*a*) Il faut l'avouer , rien de plus cho‑quant que cette épithete de *chofes Non-na‑turelles* , donnée aux aliments, à l'air, au fommeil , &c. c'eft-à-dire , aux chofes les plus néceffaires pour notre fubfiftance. C'eft un échantillon du jargon des écoles Péripa‑théticiennes. Il doit probablement fa naiffance

le *Mouvement* & le *Repos* , le *Sommeil* & la *Veille* , les *Excrémens évacués* ou *retenus* , les

à un paſſage de Galien , où ce fameux Médecin diviſe en trois claſſes les choſes qui ſe rapportent au corps humain , celles-ci *Naturelles* , celles-là *Non-naturelles* , & les autres *Extra-naturelles*. C'eſt dans ſon livre de l'œil où il parle ainſi (Claſſ. VII. part. 3. c. 2.) ,, *Qui ſanitatem vult reſtituere decenter* , ,, *debet inveſtigare ſeptem res* NATURALES , ,, *quæ ſunt* , elementa , complexiones , hu- ,, mores , membra , virtutes , ſpiritus *& ope-* ,, *rationes. Et res* NON-NATURALES *quæ ſunt* ,, *ſex* , aër , cibus , potus , inanitio *& reple-* ,, tio , motus *& quies* , ſomnus *& vigilia* , ,, *& accidentia animi. Et res* EXTRA-NA- ,, TURAM , *quæ ſunt tres* , Morbus , cauſa ,, morbi , *& accidentia morborum comitan-* ,, tia ''. Voilà l'origine de cette dénomination bizarre des *ſix choſes Non-naturelles*. On continue à s'en ſervir , quoiqu'il faille toujours un commentaire pour l'entendre. Auſſi les Médecins ne manquent-ils guere de demander excuſe de ce qu'ils s'en ſervent quand la néceſſité les y oblige , témoin par exemple le célébre Hoffman , qui quand il parle des *aliments* & de l'air , comme de choſes *Non-naturelles* , ajoute que *les Anciens les ont*

paſſions & les affections de l'ame, & c'eſt à en bien regler l'uſage que l'art de conſerver la ſanté conſiſte entiérement. Or de ces ſix choſes, la *Nourriture* eſt la ſeule dont il ait été fait mention antérieurement à Pythagore, qui floriſſoit environ 530 ans avant Jeſus-Chriſt, ou ſelon d'autres avant Herodicus, qui étoit contemporain de Platon, à peu près 360 ans plutôt (*b*) & qui joignoit l'*exercice* à la *nourriture*, comme ce qu'il y a de plus eſſentiel à la conſervation de la ſanté. Tout ce que

---

ainſi appellées, parce qu'elles n'entrent point dans la compoſition du corps humain. Diſſert. III. Decad. II.

(*b*) Vid. Helvici Theat. Hiſtoric. p. 62. & 69.

je pourrai faire par conféquent,
& tout ce qu'on doit attendre
de moi , c'eft qu'à travers ces
épaiffes ténebres qui couvrent
les premiers âges du monde , je
raffemble les rayons de lumiere
que je pourrai appercevoir fur
le feul & unique article des *ali-*
ments propres à la nourriture
des hommes ; jufqu'à ce que
defcendant peu à peu aux périodes de la perfection des arts,
une fcene plus vafte & plus lu-
mineufe s'ouvre à mes recherches.

Le Philofophe de Samos , fit
quelques légers progrès dans les
connoiffances néceffaires à la
confervation de la fanté. Iccus
& Herodicus allerent un peu
plus loin ; mais , comme le

dit Galien , il étoit réservé à Hippocrate , d'ouvrir d'une main de maître , les voies à cette branche & à toutes les autres de la Médecine , quoiqu'on ait depuis extrêmement perfectionné cet art (*c*).

Peut-être , dira-t-on , que reconnoissant comme je le fais en Hippocrate , le Pere de la Médecine , j'aurois dû commencer à lui l'histoire que j'en trace , & que c'est peine perdue que de s'égarer en conjectures tout au plus spécieuses , sur ce qui s'en rencontre par-ci , par-là dans les

---

(*c*) Omnem ad medicationem viam mihi aperuisse videtur Hippocrates , sed ita tamen ut ea curam diligentiamque ad absolutionem desideret. *Galen.* de Meth. Med. Lib. 9. c. 8. T. Linacro Anglo Interp.

temps obscurs qui l'ont précédé.
Mais, Milord, soyez-en le juge.
Seroit-il naturel de ne jetter pas
même des regards de curiosité,
sur plus de trente - cinq siecles
qui se sont écoulés avant Hippocrate ; sans daigner seulement
s'informer, si jusqu'à un homme
qui n'a fleuri que 430 ans avant
Jesus-Christ (*d*) l'on n'a pris
aucune précaution pour conserver la santé des habitants de la
terre ? Je ne connois rien de
plus intéressant , que le spectacle
des progrès & de la marche de
l'esprit humain dans les sciences
& dans les arts. Plus la santé
est une chose précieuse , plus

(*d*) Prid. Hist. des Juifs Part. I. Liv. 6.
sur l'année 431 avant J. C.

l'on doit être furpris qu'elle ait été fi long-temps négligée. Ce n'eft pas que de bonne heure les hommes n'aient eu de fréquentes occafions , de changer & de perfectionner leur maniere de fe nourrir ; ou qu'avant Hippocrate ils n'aient fait aucune recherche des moyens les plus efficaces pour fe bien porter. On fe convaincra du contraire en lifant cet ouvrage : mais d'un côté , l'extrême difficulté d'acquérir des connoiffances un peu confidérables là-deffus , ne pouvoit que donner une lenteur extrême au progrès des découvertes ; de l'autre, le peu de moyens que les Grecs ont fu fe procurer pour nous tranfmettre leurs découvertes , n'a pu que nous priver du fruit de leurs expériences. On sait de Pline , que Phérécides de Sciros enseigna le premier aux Grecs à composer des discours en prose , & que Cadmus de Milet fut leur premier Maître dans l'art d'écrire l'histoire (*e*). Or ils florissoient l'un & l'autre seulement environ 113 ans plutôt qu'Hippocrate. Le moyen donc , qu'avant ce temps-là on ait pu avoir quelque connoissance un peu exacte des progrès que la Médecine avoit fait parmi leurs concitoyens (*f*). Cependant Hippocrate dont l'autorité est si déci-

----

(*e*) Pline H. N. Lib. VII. c. 56.

(*f*) Voy. l'excellente défense de la Chronologie de Newton , par le Chevalier Jacques Stewart , pag. 107 & 108.

five fur le fujet que je traite , ne nous a pas laiffé ignorer , qu'avant lui , la Médecine avoit déjà été portée à un haut degré de perfection (*g*). Et fûrement il n'étoit rien moins qu'étranger à mon deffein , d'aller à la découverte fur ce qui regarde plus particuliérement la branche de cet art , que je veux confiderer, pour favoir fi elle avoit eu quelque part à cet accroiffement de perfection , ou fi il ne s'étoit pas étendu jufqu'à elle.

Je

(*g*) At vero in Medicina jam-pridem omnia fubfiftunt , in eaque principium & via inventa eft per quam præclara multa *longo temporis fpatio inventa funt* , & reliqua deinceps invenientur, fi quis probe comparatus fuerit , ut ex inventorum cognitione ad ipforum inveftigationem feratur. De prifc. Medic. p. 8. lin. 42. Verfionis Fœfii.

Je reviens , Mylord , de cette espece de digreſſion. Si Hippocrate nous a donné d'excellents préceptes ſur l'uſage des *ſix choſes néceſſaires à la vie* , il eſt connu, que ces préceptes ſont répandus dans ſes œuvres ſans aucune liaiſon ; & l'on m'avouera je penſe, que rien ne les rendroit d'une utilité plus univerſelle que de les raſſembler méthodiquement en un corps , ce que perſonne, que je ſache , n'a juſqu'à préſent eſſayé.

Dans le long intervalle de temps qui s'eſt écoulé , depuis Hippocrate juſqu'à Galien , c'eſt-à-dire , depuis le fameux Xerxes des Perſes , juſqu'à l'Empereur Antonin , je ne trouve que deux Auteurs de réputation qui aient

écrit fur la fanté; l'un eft Celfe,
l'autre Plutarque.

Après eux , Galien eft un de
ceux qui , abftraction faite de fes
fubtilités péripathétiques , a manié avec le plus de clarté & de
plénitude , le fujet intéreffant
des mefures à prendre pour la
confervation de la fanté (*h*).

Les Médecins Grecs qui font
venus après Galien , les Arabes,
& tous ceux qui ont fleuri jufqu'à Sanctorius n'ont fait que le
copier. Je n'en excepte que quelques Auteurs finguliers par leur
marotte , les uns pour une abftinence entiere de la chair des
animaux , les autres pour une

(*h*) Galeni Liber extat de tuenda Sanitate,
quam omnibus aliis qui hodie fuperfunt præ-
ferimus. Conring. Introd. c. 13. Thef. 7.

diete auftere au poids & à la balance ; ceux-ci pour leur panacée ; ceux-là pour l'influence des aftres.

Parmi ceux de nos modernes qui ont écrit avant l'époque de la découverte admirable de la circulation du fang, il n'en eft point qui mérite mieux nos éloges que celui dont je viens de parler, Sanctorius. Au moyen d'une application étonnante, & par une méthode à laquelle on n'avoit guere penfé avant lui, il a non-feulement confirmé les obfervations de fes plus habiles prédéceffeurs fur l'art d'affermir la fanté, il les a étendues en y ajoutant de fon propre fonds des regles de la derniere importance. Et une preuve de l'excel lence de ſes principes , c'eſt que des Médecins ſages & induſtrieux de pluſieurs nations qui ont ad_ mis ſon ſyſtême , ont parfaite- ment bien réuſſi , à approprier pluſieurs de ſes Aphoriſmes aux climats de la terre les plus dif- férents.

Quant à nos derniers Ecrivains , quoiqu'éclairés des nouvelles lu- mieres que la connoiſſance de la circulation du ſang leur a pro- curées , ils ont avec ce ſecours, plutôt éclairci & confirmé les leçons de leurs ſavants dévan- ciers , qu'ils n'ont fait des dé- couvertes de quelque importan- ce. Il en eſt cependant qui n'ont pas laiſſé de ſe produire avec un air de ſupériorité des plus impoſants , & de donner des préceptes qu'ils avoient puisé dans les Anciens , avec autant d'assurance que s'ils en eussent été réellement les Auteurs. J'ose nommer entr'autres , Fréderic Hoffman , Médecin célebre , & de beaucoup de mérite à divers égards. On a de lui une Dissertation Latine qu'il a intitulée , *les sept regles de la santé.* Je les mettrai ces sept regles sous les yeux de votre Grandeur au bas de la page (*i*). Elle y verra que de sept , cinq sont d'Hippocrate, une de Galien , & que la seule dont Hoffman soit l'Auteur, se

---

(*i*) Septem leges Sanitatis. Hoffman Diss. 3. Décad. 2.

Lex I. Omne nimium , quia naturæ est inimicum, effuge. Hoffm. *Omne nimium natura inimicum.* Hippoc. Aph. 51. Sect. II.

réduit à ce précepte si singulier
dans la bouche d'un homme de

2°. Ne subito muta assueta , quia consuetudo est altera natura. Hoffm. -- *A multo
tempore consueta , etiamsi fuerint deteriora ,
insuetis minus turbare solent.* Hippoc. Aph.
50. Sect. II.

3°. Animo hilari ac tranquillo esto ; quia
hoc optimum longæ vitæ & sanitatis præsi-
dium. Hoff -- *Latis diffunditur per univer-
sum corpus calor , atque plus foras ejus
motus fertur , unde major fit merito pulsus.*
Gal. de Causf. pulsf. Lib. 4. cap. 3. Version.
Latin.

4°. Aërem purum & temperatum vehemen-
ter ama, quia ad corporis & animi vigorem
multum confert. Hoffm. *Mortalibus aër ,
tum vita , tum morborum , causa est : morbi
raro aliunde nascuntur quam ab aëre , cum
is morbidis inquinamentis corpus subierit.*
Hip. de flat. pag. 296. edit. Fœsii.

5°. Quam maxime selige alimenta corpori
nostro congrua , & quæ facilius solvuntur &
corpus transeunt. Hoff. -- *Cibi ad sanitatem
optimi sunt , qui parce ingesti , fami & siti
sufficiunt & moderate per alvum secedunt.*
Hippoc. de affect. pag. 527.

6°. Mensuram semper quære inter alimenta
& motum corporis. Hoff. -- *Si inventa fuerit
ciborum mensura & laborum ad unamquam-*

fa profeffion : *Fuyez les Méde-cins & les remedes , fi vous avez à cœur votre fanté.* Affurément, ces regles de fanté qu'Hoffman a preſcrites font excellentes , & l'on peut d'autant moins ſe re-fuſer à les mettre en pratique avec une pleine confiance , qu'el-les ont l'approbation unanime des anciens & des modernes. Je laiffe feulement à confidérer , fi redevables à nos prédéceffeurs des lumieres que nous répan-dons fur le public , elles doi-vent nourrir en nous des fen-timents de fuffifance , ou nous

---

que naturam , ita ut exceffus neque fupra neque infra modum fiat , inventa erit exac-ta hominibus fanitas. Hip. de diæt. Lib. I. pag. 341.

7°. *Fuge medicos & medicamenta , fi vis effe falvus.* Hoff.

inspirer une modeste gratitude.

Malgré toutes les recherches que j'ai faites, soit à Londres, soit en Hollande, par le moyen de mes amis, ainsi que par moi-même à Oxford dans nos immenses Bibliotheques, je n'ai à produire aucun Auteur un peu célebre qui ait écrit à dessein sur l'art de conserver la santé. Quant à ceux qui n'ont rien donné de nouveau là-dessus, ni par rapport aux choses, ni par rapport à la méthode, il seroit assez inutile de parler d'eux. Je ne laisserai cependant pas de faire mention des premiers avec plaisir, s'il m'en tombe quelqu'un entre les mains, & des seconds, si je m'apperçois que je ne leur ai pas assez rendu justice. Ceux dont je parle le moins, ce font les Médecins qui n'ont écrit que des fyftêmes. La plupart n'ont touché qu'en paffant & fort fuper-ficiellement le fujet que je traite.

Ma grande attention a été de diftinguer & de choifir avec foin les préceptes qui peuvent être actuellement d'un ufage univer-fel, fans me laiffer entraîner par l'exemple de tant d'Auteurs an-ciens & modernes, qui ont groffi leurs ouvrages d'un mé-lange fatigant de digreffions inutiles & de recherches onéreu-fes fur des pratiques dont on eft revenu. Je n'ai rien négligé d'ailleurs, pour donner à ces préceptes l'arrangement le plus exact avec toute la clarté & tou-te la précifion dont j'étois capable , m'attachant beaucoup plus à rendre fidellement l'efprit & le fens des Auteurs que je cite , qu'à traduire mot à mot leurs expreffions. Mais après tout, on comprendra , je m'en flate , que les repétitions étoient inévitables dans l'expofition des principes d'une multitude de Savants qui ont traité le même fujet , & dont les derniers venus , ont fi fouvent mêlés à leur propre fentiment ceux des Écrivains , qui avant eux avoient penfé de la même maniere.

Quand , en fuivant l'ordre des temps , je fais mention d'un Médecin qui a prefcrit quelque régime particulier , je lui affocie ordinairement , ceux qui dans la fuite ont adopté fa mé-

thode , lors même qu'ils ne font
venus que des ſiecles après lui.
Ainſi par exemple , on trouvera
que je joins au Philoſophe Porphyre le Docteur Cheyne , &
le Chancelier Bacon au Médecin
Grec Actuarius.

Une autre choſe enfin , dont
il faut que j'avertiſſe , c'eſt que
dans la ſeconde partie de cet
ouvrage , j'ai réuni en un corps,
mais fort abrégé ; toutes les regles tant générales que particulieres , que j'ai jugées les plus
eſſentielles à la conſervation de
la ſanté , dans les différentes
circonſtances de la vie. Il m'a
ſemblé que ce recueil ſeroit également agréable & commode à
mes Lecteurs.

Que s'il venoit à l'eſprit de

quelqu'un, de demander à quel titre, je prends la liberté d'adreſſer à votre Grandeur un Traité de Médecine ? Je n'aurois pas de peine a le ſatisfaire. Le ſoin de la ſanté eſt une des branches les plus importantes de cette ſage prévoyance, que vous ne ceſſez de recommander, avec un zele digne de Vous. D'ailleurs, les diſcuſſions qui font la matiere de cet écrit n'appartiennent pas moins à la Philoſophi qu'à la Médecine. Un Dialogue des plus élégants entre les écrits de Plutarque roule uniquement ſur ce ſujet. Porphyre, Cornaro, le Chancelier Bacon, Adiſſon (*k*), en ont fait à

(*k*) Voyez le Spectateur N°. 115 & 295.

divers égards , ou l'objet de leurs recherches , ou la matiere de leurs leçons : & combien d'autres de nos Philofophes de tout rang ne les ont pas imités ? Le Clergé lui-même , s'eft plus d'une fois diftingué dans cette carriere. Entre les Auteurs qui ont exercé leur plume fur les intérêts de la fanté , on compte un Pape (*l*) , & un Cardinal (*m*) ; & peut - être n'y a-t-il guere de meilleur ouvrage fur les fruits heureux de la tempé-rance , que l'*Hygiafticon* du Jé-fuite Leffius. Après tout , où eft

---

(*l*) Petrus Hifpanus , depuis Pape fous le nom de Jean XXI.

(*m*) Vitalis de Furno.

l'homme qui puiſſe regarder d'un œil d'indifférence le ſoin d'un bien auſſi précieux que la ſanté , d'un bien ſans lequel tous les autres ſeroient inſipides , & qui ſeul nous met en état de remplir convenablement nos devoirs ? Quand le corps ſouffre , diſoit Démocrite, l'eſprit ne ſe ſent aucun goût pour les exercices de la vertu ; mais *la ſanté l'etend & le fortifie* (*n*). Et puiſqu'au contraire les travaux de l'eſprit deviennent ſi aiſément funeſtes à la ſanté , qui pourroit en faiſant cette réflexion , demander encore pour qui j'écris ? J'écris , Mylord , & principale-

-----

(*n*) αὐξέται δὲ νόος παρίσους ὑγίιας. Epiſt. ad Hippocrat.

ment, pour les gens qui reſſemblent à votre Grandeur. J'écris
pour ces hommes précieux au
genre humain & que tout oblige
en conſcience à ſe conſerver ſoigneuſement , afin de conſacrer
leurs forces au bien public , en
même-temps qu'ils exhortent les
autres , à ſentir tout le prix d'une
bénédiction auſſi ineſtimable que
l'eſt la ſanté.

HISTOIRE DE LA SANTÉ, ET DE L'ART DE LA CONSERVER.

PREMIERE PARTIE.

CHAPITRE I.

De la nourriture de l'homme avant sa chûte. Moyse est le meilleur Historien que nous ayons de l'Antiquité la plus reculée. Destination probable de l'arbre de vie. Premiers progrès pour assurer la santé des humains par le travail nécessaire pour la culture de la terre. Pourquoi on y a renoncé dans quelques Pays. Preuve de l'excellence des aliments qui servoient à la nourriture des premiers hommes, tirée de la longueur de leur vie.

PERSONNE n'ignore que Dieu a formé l'homme de maniere qu'il ne peut vivre sans prendre de nourriture ; &

A

tous les anciens Auteurs qui ont eu occasion de traiter ce Sujet font tombés d'accord, que les femences, les herbes, les fruits, tels que la nature les produit, & qu'ils fe préfentent fous la main, ont été les aliments des premiers habitants de la terre, quelle que fût leur profeffion (*a*).

Cependant dès qu'on examine les qualités de ces aliments, on trouve, que, très-convenables aux animaux, & parfaitement appropriés à leurs organes, ils ne fauroient être auffi avantageux à l'homme dont l'organifation eft plus délicate. Les fruits les plus délicieux font froids & peu nourriffants ; les femences, fi on ne les prépare pas, font flatueufes & fe digérent avec peine ;

(*a*) Dieu leur dit au rapport de Moyfe, " Je „ vous ai donné toutes les herbes qui portent „ leur graine fur la terre, & tous les arbres „ qui renferment en eux-mêmes leur femence, „ chacun félon fon efpece, afin qu'ils vous fer- „ vent de nourriture „. *Gen. I.* 29. Hippocrate croit qu'au commencement les hommes fe nourrirent des mêmes aliments que les bêtes. *Lib. de prifc. Medic.* L'on fait ce Vers de Lucrece :

Volgivago vitam tractabant, *more ferarum.*
Lib. V. ⍒. 930.

les herbes font encore plus dures & ont encore plus de crudité : il n'y a là-deſſus nulle diverſité d'opinions. Les Médecins de tous les âges & de tous les Pays, les Grecs (*b*), les Arabes (*c*), les Germains (*d*) en ont jugé de la même maniere ; mais on peut dire que l'appareil des inſtruments néceſſaires pour préparer les aliments, de même que ce genre d'occupation, ne convenoit gueres à l'état heureux de nos premiers parents dans le Paradis terreſtre.

Si l'on vouloit conclurre de-là qu'originairement l'homme ſe vit plus mal partagé que les bêtes des champs, on feroit une injure à l'Etre ſuprême qui a créé l'Univers, dont la ſageſſe & la bonté infinies ſont ſouverainement parfaites, quoique nous ne comprenions pas toujours les fins qu'elles ſe propoſent, ni les raiſons qui les font agir. Diſons donc plutôt, que la main divine qui avoit enrichi l'homme de tant de facultés ſupérieures à celles des brutes, l'avoit auſſi diſtingué ſans doute par de

____

(*b*) Hippocrate, Galien.
(*c*) Avicenne.
(*d*) Melch. Sebizius.

A 2

plus brillantes faveurs, & que sûrement, du côté même de la vie animale,
elle lui avoit prodigué plus libéralement
qu'à elles, des plaisirs dont il auroit
toujours joui, si toujours il eût persé-
véré dans l'innocence, qui faisoit son
bonheur & sa gloire au sortir des mains
de son Créateur.

Moyse est le seul Historien (*e*) qui

(*e*) Privés de la connoissance du seul vrai Dieu,
les Payens représentoient l'homme à son origine
dans un état déplorable. Ils en parloient en aveugles. Couvrant leur ignorance sous des mots vui-
des de sens, ils le faisoient passer pour la production du hazard, des destins & de la nature. A les
entendre, il n'eut d'autres ressources que celles
qu'il trouva en lui même ; ressources déplorables,
puisque, de leur aveu, il lui fallut des siecles pour
inventer les arts les plus nécessaires, le labourage
& la vie pastorale. Eusebe nous a transmis un
fragment de Sanchoniaton, où il est dit que " les
„ premiers hommes voyant les plantes sortir de la
„ terre, les prirent pour des Divinités, leur ren-
„ dirent des hommages, & adorerent ainsi ce
„ qu'ils mangeoient „. *Præp. Evang. Lib. I. cap.* 10.
Diodore de Sicile trace le plus lugubre tableau
des premiers habitants de la terre. " Il en périt,
„ dit-il, un très grand nombre, faute d'avoir les
„ connoissances nécessaires pour se nourrir, s'ha-
„ biller, & se construire des maisons qui les
„ missent à l'abri des rigueurs de l'hyver „. *Bibl.
Hist. pag.* 11. *edit. Wesseling.* Pline enfin, dans
l'endroit même où il représente l'homme comme

nous inftruife de ces attentions fi dignes de l'Etre fuprême, & fi j'ofe le dire, ce n'eft pas la moindre preuve de la vérité de l'Hiftoire du Pentateuque, & de la préférence qu'elle mérite.

Il repréfente Adam avant fa chûte, nourri des mêmes aliments que les autres Ecrivains affignent au premier homme (*f*); mais en même temps il nous apprend, qu'au milieu du Jardin

---

le Roi de la terre, le peint affailli d'un déluge de maux, & remarque triftement, qu'il eft difficile de décider, "fi la nature l'a traité en Mere ten-
,, dre, ou fi elle n'en a pas été plutôt la cruelle
,, maratre ,,. *Hift. Nat. Lib. VII. præm.* La vérité eft, qu'à ne confidérer Moyfe que comme un Ecrivain ordinaire, il eut plus de facilités qu'aucun Auteur du Paganifme, pour parvenir à des connoiffances certaines fur l'état du genre humain dans fon enfance. "On ne compte que deux têtes,
,, dit le P. Berruyer, entre Adam le premier des
,, hommes, & Abraham appellé de Dieu à fonder
,, un peuple nouveau; favoir, Methufalem, mort
,, l'année même du déluge, & Sem, mort vingt-
,, cinq ans feulement avant Abraham. En forte
,, que, Abraham a dû apprendre l'hiftoire du
,, monde avant & après le déluge, de Sem avec
,, qui il a vécu cent cinquante ans, Sem de
,, Methufalem avec qui il a vécu quatre-vingt
,, dix-huit ans, & Methufalem d'Adam lui-même,
,, avec lequel il a vécu deux cens quarante-trois
,, ans ,,. *Hift. du Peuple de Dieu, Liv. I.*
(*f*) Gen. I. 29.

A 3

où Adam fut placé , s'élevoit l'arbre de vie (*g*) , dont il eut la permiſſion de manger (*h*) , juſqu'à ce que ſe rendant indigne d'être immortel , il fut chaſſé du Paradis. Et il en fut chaſſé , dit-il , „ de peur qu'il ne portât ſa main ſur „ l'arbre de vie , qu'il ne mangeât de „ ſon fruit , & qu'ainſi il ne vécût éter- „ nellement (*i*) „.

On comprend aiſément qu'un arbre dont le fruit devoit rendre immortel , ne pouvoit qu'aſſurer la ſanté ; afin d'opérer cet effet , il devoit donc pré-venir & écarter , tout ce qui dans l'u-ſage des aliments ordinaires auroit pu nuire à cette fin. Et qui pourroit ſe perſuader qu'Adam & Eve , maîtres de manger à leur gré du fruit de cet Arbre , ne ſe ſoient jamais prévalus d'un privi-lege ſi précieux? Quand la prudence ou la curioſité , ne les auroient pas pouſſés à s'en prévaloir , eſt-ce que les ſuites naturelles de l'uſage des autres aliments, ne les auroient pas engagés à en faire l'eſſai ? D'ailleurs , qu'on examine le

(*g*) Gen. II. 9.
(*h*) Gen. II. 16.
(*i*) Gen. III. 22.

méchanisme & la ſtructure du corps humain, on verra bientôt, qu'originairement l'homme fut créé mortel, & qu'ainſi, il n'étoit pas poſſible (*k*) de le faire vivre toujours ſur la Terre, à moins que l'infinie ſageſſe ne lui préparât un Arbre de vie, ou quelqu'autre panacée, qui prévînt en lui miraculeuſement les maladies, la vieilleſſe & la mort.

Avoir ſans ceſſe ſous la main un remede efficace, non-ſeulement, pour prévenir les mauvais effets qui réſultent naturellement de l'uſage des aliments ordinaires, mais encore, pour renouveller ſur le champ des forces & une vigueur qui, par la conformation même de notre corps, s'uſent journelle-

---

(*k*) " Corpus bene ſanum per actiones à vita „ ſana inſeparabiles ſenſim ita mutatur, ut tan- „ dem mors ſenilis accidat inevitabilis „. *Boerhave Inſt. Med.* § 1053. C'eſt de la ſorte qu'en parlent nos plus judicieux Théologiens. " Adam, dit le „ célebre Clarck, ne fut pas, comme quelques uns „ ſe le perſuadent ſans aucune raiſon véritablement „ puiſée dans l'Ecriture, il ne fut pas créé actuel- „ lement immortel, mais par l'uſage de l'arbie „ de vie, quelque idée qu'on attache à ces ter- „ mes, il ſe feroit garanti de la mort „. *Serm.* 14. *Tom. VIII.*

ment & dépériſſent peu à peu ; avoir,
dis-je, un pareil remede comme nos
premiers parents, c'étoit être très-aſſuré
de vivre toujours ; le perdre, c'étoit
être condamné à mourir, ou en d'autres termes, être rendu au cours de la
nature, que la puiſſance divine avoit
miraculeuſement ſuſpendu. Quand on
ſait le terrible effet des bayes & des
fruits de certains arbres qui font mourir
ſur le champ les animaux (l), il eſt aiſé
de croire qu'il peut y avoir eu un arbre,
dont le fruit doué de vertus contraires
à ces qualités mortelles, réparoit ſur
le champ les forces, & rendoit à la
ſanté toute ſa vigueur. La maniere
dont St. Jean décrit l'arbre de vie
dans l'Apocalypſe, ſuppoſe manifeſtement, qu'il avoit la vertu que nous
lui attribuons, & que c'étoit ſa deſti-
nation primitive : " Au milieu de la
„ place de cette Ville, & des deux

____

(l) L'eau avec laquelle on a diſtillé des feuilles
de laurier ceriſe, ou des pepins de ceriſes noires,
ou ſeulement des amandes ameres, donnée à un
chien, le tue dans un moment. " Quàm multa
„ fieri non poſſe, priuſquàm ſunt faĉta, judican-
„ tur „. *Plin. Lib. 7. Cap. I.*

,, côtés du fleuve, étoit, dit-il, l'arbre
,, de vie, qui porte douze fruits, &
,, donne son fruit chaque mois, & les
,, feuilles de cet arbre font pour gué-
,, rir les Nations ,, (*m*).

Il eſt vrai que de très-habiles gens
penſent que les aliments préparés pour
Adam dans l'état d'innocence, étoient
non-ſeulement délicieux, mais encore
parfaitement aſſortis à la conformation
de ſes organes. Cette opinion ils l'ap-
puyent ſur ce que dit Moyſe, " l'É-
,, ternel avoit fait ſortir de la terre
,, toutes ſortes d'arbres beaux à la vue,
,, & dont les fruits étoient bons à
,, manger ,, (*n*). Mais cela même ne
détruit point les ſuppoſitions que je
viens de faire. Il y avoit ſans doute
des fruits de différentes ſortes dans le
Paradis terreſtre, & tous bons à manger, pourvu qu'on le fît à propos. Je
ſuis auſſi éloigné que qui que ce ſoit
de vouloir diminuer en rien l'idée du
bonheur, dont jouiſſoit Adam dans
cet heureux ſéjour ; mais je ne conçois

(*m*) Apoc. XXII. 2.
(*n*) Gen. II. 9.

pas pourquoi la vertu miraculeuse de l'arbre de vie, & la permission d'en associer les fruits à ceux dont les qualités pouvoient être quelquefois nuisibles, ne démontreroient pas aussi clairement la bonté libérale du Créateur, & ne donneroient pas une aussi haute idée de la félicité de notre premier Pere, que de se le représenter au milieu d'une abondance infinie de toutes sortes d'aliments en eux-mêmes excellents & délicieux. La liberté de venir à toute heure jouir des fruits de cet arbre surnaturel, étoit peut-être le meilleur moyen pour faire sentir à l'homme, à toute heure, l'absolue dépendance où il étoit de la main créatrice. Enfin je ne vois pas, que la malédiction prononcée contre la terre depuis le péché, ait dû porter aucun changement essentiel dans la nature & dans la qualité de ses productions. Peut-être seulement est-elle devenue moins fertile, & a exigé plus de culture, car il falloit déjà de la culture & des soins dans cet heureux *Jardin d'Eden* ; c'est Moyse qui le dit (*o*),

_____

(*o*) Gen. II. 15.

c'eſt lui qui nous apprend que Dieu y mit Adam, *pour le cultiver.* Toute la différence que j'apperçois dans ſon travail depuis ſa chûte, c'eſt qu'avant ce temps il lui ſervoit d'amuſement, & qu'il fit après partie de ſa punition.

Mais c'eſt aſſez de conjectures ſur la maniere dont l'homme ſe nourriſſoit avant ſon malheur. Mon plan m'obligeoit d'en parler, afin de prendre dans ſa ſource l'hiſtoire des moyens employés à notre nourriture & à notre conſervation. J'ai eu Moyſe pour guide, il eſt très-concis ſur la matiere : je dois l'être pareillement.

Après que l'homme ingrat aux bontés de ſon Créateur, ſe fut révolté contre lui, il ne pouvoit être mieux puni que par la privation des biens & des plaiſirs dont il avoit ſi indignement abuſé (*p*), & par l'obligation de ſe

---

(*p*) Punir eſt ſouvent l'unique moyen pour ramener au devoir les méchans qui s'obſtinent dans la déſobéiſſance, & pour empêcher les gens de bien de ſe laiſſer entrainer à leur exemple pernicieux. Telles ſont les vues que ſe propoſe l'Etre infiniment bon, quand il vient à châtier ; ſuppoſer en lui de l'emportement ou de la vengeance, ce ſeroit lui prêter nos vices.

procurer par un travail affidu les chofes néceffa·res à fa fubfiftance ; de
devoir fa nourriture à fon induftrie,
& d'acquérir par l'expérience la faga-
cité requife pour y réuffir. Il fallut
auffi, & je ne doute pas que cela n'ait
été, qu'il reçût du Ciel des inftruc-
tions fpéciales, fur diverfes chofes qui
paffoient fes connoiffances naturelles,
& qui alloient lui être néceffaires pour
fubfifter (q). On s'apperçoit par l'hiftoire de Caïn & d'Abel, que la Providence n'avoit point ceffé depuis le
péché d'intervenir immédiatement pour
l'intérêt des hommes ; mais il eft plus
que vraifemblable, qu'à parler en général, l'homme fut réduit à faire par
raifon ce que les animaux faifoient par
inftinct.

(q) De grands Hommes parmi les Payens ont
cru, qu'il falloit néceffairement que la Divinité
intervînt pour l'invention des arts. Je n'alléguerai
pour le prouver, que le témoignage de Pline,
il eft bien remarquable & bien digne d'être connu.
,, Quod fi quis, *dit-il*, illa fortè ab homine exco-
,, gitari potuiffe credit, ingratè Deorum munera
,, intelligit --- Quod certè cafu repertum fit quis
,, dubitet ? -- Hic ergo cafus, hic eft ille qui plu-
,, rima in vita invenit Deus ,,. *Hift. Nat. Lib. XXV.*
cap. 2. 3.

Guidé donc par ſes propres réfle-
xions, conduit par le bon ſens, Adam
recueillit en peu d'années le fruit de
ſon induſtrie ; il vécut des productions de ſes troupeaux & de ſes champs;
au moins trouvons-nous ſes deux fils
attachés, l'un à l'agriculture, l'autre
à la vie paſtorale. " Abel étoit berger,
& Caïn laboureur (*r*).

Obſervons donc avant d'aller plus
loin, que c'eſt du beſoin que vinrent
les premiers élémens de l'art de conſerver la ſanté. Adam en effet, fut
obligé après la perte de l'arbre de vie,
qui étoit ſon remede univerſel, d'apprendre l'art dès-lors indiſpenſable de
cultiver la terre, afin qu'elle lui donnât
des fruits plus propres à le nourrir,
qu'elle n'auroit fait, ſi elle les eût
produits d'elle-même, ſans préparation
& ſans culture.

On objecte à cela, qu'immédiatement après la chûte d'Adam, Dieu lui fit
cette déclaration : " Tu mangeras le
„ pain à la ſueur de ton viſage (*s*).

CHAPITRE
I.

(*r*) Gen. IV. 2.
(*s*) Gen. III. 19.

Mais la réponse est aisée. Le mot de *pain* dans ces paroles, ne signifie pas selon la rigueur de la lettre, du pain par opposition à tout autre aliment non préparé ; car, dans ce qui précéde immédiatement, Dieu disoit à notre premier Pere, *tu mangeras l'herbe des champs.* Ainsi, ce mot désigne en général tout aliment propre à la nourriture de l'homme ; c'est la signification qu'il a dans l'Oraison Dominicale & en plusieurs autres endroits de l'Ecriture (*t*).

Il est aisé d'expliquer comment dans la suite des temps, quelques Nations perdirent entiérement la connoissance de l'Agriculture, & menerent pendant plusieurs siecles une vie sauvage, vivant grossiérement des fruits de la terre qu'ils ne cultivoient point. Je croirois que l'Agriculture fut exercée de tout temps, dans les régions champêtres & fertiles de la Syrie & de l'Egypte, mais que les hommes qui passerent les premiers dans la Grece, soit pour se dérober à l'oppression,

____

(*t*) *Voy.* Gen. XXVIII. 20. XXXIX. 6. XLIII. 32. Exod. II. 20. Prov. XII. 19. XXXI. 27. Lam. de Jer. V. 9.

ſoit pour prévenir des peines qu'ils avoient méritées, ſe trouvant là dépourvus tout d'un coup, de tous les moyens néceſſaires à l'exercice de cet art, furent obligés de vivre des productions des forêts & des campagnes; que leur poſtérité oublia enſuite juſqu'à l'exiſtence de l'art dont nous parlons, & conſéquemment s'imagina dans ſon ignorance, & perſuada à tous ceux, qui comme eux ne connoiſſoient pas l'Hiſtoire des Juifs, que les premieres générations de la race humaine avoient mené par toute la terre un genre de vie auſſi groſſier que celui de leurs Ancêtres ignorants. C'eſt des Grecs que nous tenons l'Hiſtoire de toutes les Nations; & il n'eſt pas étonnant qu'avant la publication des Ecrits de Moyſe, ils aient répandu leurs propres préjugés dans tout l'univers (*v*).

C'eſt avec ces préjugés que le grand

(*v*) Les Livres de Moyſe n'ont été traduits en Grec, & publiés que du temps de Ptolomée Soter Roi d'Egypte, trois cents ans ou environ avant Jeſus Chriſt. Voy. Prideaux, Hiſt. des Juifs, Tom. II. Liv. IX. pag. 341. Edit. d'Amſterd. in-12. 1728.

Hippocrate difoit, " qu'au commen-
„ cement du monde, l'homme fe
„ nourriffoit des mêmes aliments que
„ les brutes ; que de l'ufage de ces ali-
„ ments groffiers & indigeftes, naqui-
„ rent quantité de maux, & que ce
„ fut pour les prévenir ou pour y
„ remédier, que les hommes s'atta-
„ cherent peu à peu, à découvrir &
„ à fuivre une maniere de vivre nou-
„ velle & mieux adaptée à leur conf-
„ titution „ (x). L'Obfervation d'Hippocrate étoit jufte, par rapport au
pays où il vivoit, mais furement, ce
Pere de la Médecine, aimant la vérité
comme il le faifoit, n'auroit jamais
enfeigné, que tout le genre humain
avoit vécu dans une ignorance commune des aliments les plus convenables
pour fa confervation, s'il avoit eu le
bonheur de connoître les livres du
Légiflateur des Hébreux.

Il eft étonnant, que ceux d'entre
les Ecrivains Grecs & Latins, qui ont
fu que les premiers habitants de la
terre

(x) De Prifc. Medic. pag. 9. Edit. Frefii.

terre vivoient plufieurs fiecles , aient
pu fe perfuader , que les hommes d'a-
lors fe nourriffoient à la maniere des
bêtes , & mangeoient les fruits groffiers d'une terre fans culture. De l'a-
veu d'Hippocrate , & felon toutes les
lumieres du fens commun , cette maniere de vivre eût abrégé leurs jours ,
loin de les prolonger comme on le
prétend.

Il n'y a point de doute , que cette
tradition fur la longue durée de la
vie des premiers hommes , n'ait été à
peu près générale chez toutes les Nations de l'antiquité. Jofephe qui avoit
vu en entier tant d'ouvrages , dont il
nous refte à peine quelques fragments ,
eft un bon garant de ce que j'avance.
Il nous apprend , que tous les anciens
Ecrivains tant Grecs que Barbares ,
étoient perfuadés du fait ; il ajoute (y) ,
,, que Manéthon & Bérofe , dont le
,, premier écrivit l'Hiftoire d'Egypte ,
,, le fecond celle des Chaldéens , en-
,, fuite Hefticus & Jérome d'Egypte ,
,, qui ont écrit les Antiquités des

____

(y) Antiq. Jud. Lib, I. cap. 3.

B

,, Phœniciens, conviennent de la lon-
,, gue vie des hommes dans ces temps
,, reculés. Héfiode , dit-il encore ,
,, Hécatée , Hellanique , Accufilaus ,
,, Ephore & Nicolas de Damas attef-
,, tent que les Anciens ont vécu jufqu'à
,, mille ans ,,.

Lucrece (pour citer auffi du moins
un Auteur Latin fur cette matiere)
convient expreffément de la longue
vie des premiers habitants de la terre,
& dit dans fon ftyle qu'ils étoient
durs, parce qu'une terre dure, c'eft-à-
dire non cultivée, les avoit produit (z).

La raifon la plus naturelle de cette
longue vie, celle qui fe préfente d'a-
bord à l'efprit, c'eft, que les premiers
hommes fe nourriffoient d'aliments
plus falubres que les nôtres. Et effectivement , le pain , le lait , & les
fruits de la terre préparés de la maniere la plus fimple, compofoient,

---

(z) ------ *tellus quod dura creaffet.*
Nec facile ex æftu, nec frigore quod caperetur.
Nec novitate cibi nec labi corporis ulla.
Multaque per cœlum folis volventia luftra
Volgivago vitam tractabant more ferarum.
Lucret. Lib. V. ℣. 924. &c.

avec de l'eau pure pour boiſſon, tous les repas de la famille d'Adam. Or on ne peut s'empêcher de convenir, que cette maniere de ſe nourrir ne ſoit la plus ſaine de toutes, dès qu'on s'y eſt accoutumé dès l'enfance. L'expérience conſtante de tous les âges a démontré, qu'il n'en eſt point de plus propre à prolonger la vie (aa). Il n'y a aucun lieu de douter, que les premiers deſcendants d'Adam ne s'accommodaſſent fort bien de cette diete avant leur tranſmigration dans les pays maritimes. Peut-être, fut-ce autant à la ſimplicité de leur régime, qu'à la force de leur tempérament & à la conſtitution des ſaiſons, qu'ils durent le privilege extraordinaire d'une ſi longue vie. Quelques Savants prétendent qu'avant le déluge, l'uſage de

---

(aa) La choſe eſt démontrée par l'Hiſtoire des premiers hermites, qui ſimplement nourris de pain & d'eau, avec un peu de fruit & de ſalade ſans apprêt, vécurent au-delà des bornes ordinaires. Gemelli parlant du fameux Aureng-Zeb, aſſure, que depuis qu'il eut uſurpé la couronne, il ne goûta ni chair, ni poiſſon, ni liqueurs fortes, & que moyennant ce régime il parvint preſque à l'âge de cent ans.

la chair & des liqueurs fermentées n'étoit nullement inconnu aux habitants de la terre. C'est une affaire à examiner, nous y reviendrons en temps & lieu.

✝✝✝✝✝✝✝✝✝✝✝✝✝✝✝✝✝✝✝✝✝✝✝✝✝

CHAPITRE II.

Nourriture des premiers habitants de la Grece. Les Arcadiens célebres entre les bergers. L'âge d'or, & ce qui en faisoit le bonheur. Les progrès de l'Agriculture parmi les Grecs, source de l'amélioration de leur diete. Utilité des arts. Le pain & le lait nourriture générale, & d'une salubrité éprouvée en Europe comme en Asie.

Nous venons de voir qu'en perdant son innocence, Adam perdit le privilege de manger du fruit de l'arbre de vie ; mais qu'il continua l'usage des aliments ordinaires comme auparavant, selon la permission que Dieu lui en avoit donnée, " tu mangeras l'herbe

,, des champs ,, (*a*). Heureusement sa propre industrie sous la direction de la Providence, pourvut suffisamment à ses besoins, en le poussant à s'appliquer à l'Agriculture lui & sa famille.

Il n'en fut pas de même des premiers habitants de la Grece. Sortis des fertiles contrées de l'Asie pour venir s'établir dans ces nouvelles régions, & s'y trouvant dépourvus de tous les instruments & de tous les secours nécessaires à l'agriculture, ils furent obligés d'y vivre à la maniere des brutes, de ce que la terre produisoit d'elle-même dans les campagnes & dans les forêts. C'est de leurs propres Historiens que nous tenons le fait, & ce qu'il est bon de remarquer, c'est que quand ils en parlent, on voit qu'ils regardent toujours leurs Ancêtres, comme la premiere génération des hommes. Diodore de Sicile (*b*) dit, ,, que les hommes menoient d'abord ,, une vie sauvage, & qu'ils alloient ,, chacun de leur côté manger sans

---

(*a*) Genes. III. 18.
(*b*) Bibl. Hist. Lib. I. Sect. 8.

B 3

,, apprêt dans les champs, les fruits &
,, les herbes qui y naiſſent ſans cul-
,, ture ,,. Ælien aſſure, (c) " que la
,, nourriture des premiers hommes va-
,, rioit comme les productions de la
,, nature dans les différents climats ;
,, que les Arcadiens vivoient de glands,
,, les Argiens de poires, les Athéniens
,, de figues ,,. &c. Plutarque atteſte
,, que les premiers Argiens établis par
,, Inachus, couroient les forêts pour y
,, chercher des poires ſauvages, afin
,, de s'en nourrir ,, ; (d) & Pline entre
les Auteurs Latins, gémit de la vie
ſauvage qu'étoient obligés de mener
les premiers hommes, " réduits, dit il,
,, à ſe nourrir de glands ,,.

Galien paroît avoir regardé toutes
ces rélations comme indubitables,

(c) Var. Hiſt. Lib. III. C. 39.

(d) Ἀχράσι διατραφῆναι λέγυσι. Le même
Auteur nous apprend dans la vie d'Artaxerxes
Longuemain, bien tard après le temps dont nous
parlons, que ce Prince inconſidéré envoya une
grande Armée contre les Caduſiens, peuple robuſte
& guerrier, dont le pays inculte, ne produiſoit
ni bled ni bons fruits, de ſorte que les habitants
n'y vivoient que de poires & de pommes ſauvages.

car il affure (*e*) " que les glands
„ font une auffi bonne nourriture que
„ plufieurs fortes de grains ; que dans
„ les anciens temps on ne vivoit pas
„ d'autres chofes, & que les Arca-
„ diens n'eurent pas d'autre aliment
„ que celui-là , long-temps même après
„ qu'on eut vu le refte des Grecs
„ trouver l'ufage du pain „.

C'étoit probablement d'Hérodote (*f*)
que Galien avoit appris cette particu-
larité ; car cet Hiftorien rapporte ,
„ qu'après la mort de Licurgue , les
„ Lacédémoniens méditants la con-

(*e*) Gal. de Aliment. facult. Lib. 2. C. 38. Dans
cet endroit fous le nom de glands , il comprend
ceux du hêtre comme ceux du chêne. M. Goguet
dit , " qu'il ne faut pas confondre l'efpece de
„ glands dont les Grecs & quelques autres Peuples
„ faifoient ufage, avec celle qui eft fi commune
„ dans nos forêts ; il ajoute , que ce fruit eft trop
„ peu fubftantiel & trop amer , pour avoir jamais
„ pu fournir un aliment convenable à l'homme. Il
„ penfe que ces glands étoient d'une qualité très-
„ différente , & femblable à ceux dont on mange
„ encore dans les Parties méridionales de l'Europe;
„ que d'ailleurs , il faut comprendre fous ce mot
„ de gland , plufieurs fruits à coque , tels que ce-
„ lui du hêtre , du noyer , du châtaignier , &c. „
Origine des Loix , &c. Livre II.
(*f*) Clio cap. 66.

„ quête de l'Arcadie, l'oracle qu'ils
„ confulterent leur répondit, qu'ils
„ trouveroient dans ce pays-là des
„ *mangeurs de glands* ( ) qui leur
„ réfifteroient, & les feroient repentir
„ d'avoir porté les armes contre eux,
„ s'ils ofoient l'entreprendre; réponfe
„ qui les fit changer de fentiment „.

Il n'y a qu'une voix parmi les Poë-
tes, comme parmi les Hiftoriens, fur
la maniere de vivre des premiers habitants de la terre. Héfiode (h) chante
que les campagnes portoient leurs
fruits fans culture & les donnoient en

_____

(g) Βαλανυφάγοι ἄνδρες. Il femble que les Arcadiens, demeurerent plus long-temps dans leur
état naturel que leurs voifins, uniquement parce
qu'ils étoient tous bergers. Car dans un peuple de
bergers, la propriété des terres ne dut pas avoir
lieu auffitôt que dans une nation appliquée à l'A-
griculture. C'eft ce qui paroît entr'autres par le
Chap. XIII. de la Genefe, où il eft parlé des
peuples du pays de Chanaan, qui permirent à
Abraham & à Lot de faire paître leurs troupeaux
dans leur contrée, pendant qu'au contraire on
voit dans le Chap. XLVII. du même Livre ⅛. 20,
que les Egyptiens poffédoient leur terre en propriété, jufqu'à ce que par le confeil de Jofeph,
Pharaon les acheta d'eux.

(h) Hefiod. Op. & dier. Lib. 1. 117.

abondance. Affocions Ovide (*i*) à Héfiode, & ne multiplions pas les citations. " Il dit que dans les pre-
,, miers temps, la terre fans être dé-
,, chirée par la charrue, fourniffoit
,, toute forte de fruits, & que fes
,, habitants, fatisfaits des aliments
,, qu'elle leur préfentoit fans être cul-
,, tivée, fe nourriffoient des fruits fau-
,, vages ou du gland qui tomboit des
,, chênes ,,.

Ce font ces temps néanmoins, que les Philofophes appellent l'*Age d'Or* ; & d'où avoient-ils pris cette idée ? C'étoit fans doute, ou de quelque tradition obfcure qui leur étoit parve-nue fur l'état heureux du premier homme dans le Paradis, ou, de ce qu'ils concevoient que les hommes avoient vécu dans l'innocence, pen-dant qu'ils vivoient en commun des fruits naturels de la terre, & qu'il n'y avoit entr'eux ni droits de propriété,

CHAPITRE
II.

(*i*) Contentique cibis nullo cogente creatis,
Arbuteos fœtus, montanaque fraga legebant,
Cornaque & in duris hærentia mora rubetis,
Et quæ defiderant patula Jovis arbore glandes.
Metam. L. 1. ℣. 103.

ni intérêt perfonnel qui pût y allumer la difcorde, y occafionner des difputes, & les pouffer à la fraude ou à la violence. Autrement pourquoi auroient-ils donné ce beau nom d'âge d'or à ces premiers fiecles, à caufe de la maniere de vivre des hommes de ce temps, puifqu'elle étoit fi inférieure à celle des peuples des fiecles fuivants, lorfque les fciences & les Arts eurent perfectionnés leurs connoiffances & les eurent rendus plus habiles.

Après cette époque tant vantée, & durant laquelle, quel que fût le bonheur de l'ame, le corps étoit traité avec tant d'indifférence, que l'homme n'avoit que le néceffaire pour fa confervation du jour ; l'invention du labourage, & l'art d'enfemencer la terre, accoutuma les Grecs à une diete plus agréable & plus faine, & leur apprit à fe faire un fond de provifions affurées pour toutes les faifons.

Héfiode attribue cette invention à Cérès (k), & avertit le laboureur d'invoquer Jupiter & cette Déeffe,

____

(k) Oper. & dier. Lib. 2. v. 83.

avant de commencer ſon travail dans
la ſaiſon du labourage. Le Poëte Ro-
main (*l*), lui fait le même honneur,
& encore plus expreſſément, quand il
dit " que Cérès enſeigna la premiere
„ l'art de labourer la terre, & pro-
„ cura aux hommes de riches moiſſons
„ & des fruits plus agréables pour leur
„ ſubſiſtance „.

Pline attribue non-ſeulement l'invention de la charrue, mais encore,
celle de moudre le bled & d'en faire
du pain à cette même Déeſſe, & il
ajoute, que c'eſt pour cela qu'on lui
rendit les honneurs divins dans l'Atti-
que, en Italie & en Sicile (*m*). Quels
honneurs, en effet, pouvoit-on raiſon-
nablement lui rendre, qu'elle ne méritât pas, s'il étoit vrai qu'on lui dût
une invention ſi heureuſe & d'un ſi
grand uſage aux hommes !

Quand on conſidéte que les nations
les mieux civiliſées d'aujourd'hui vé-

(*l*) Ovid. Metam. L. V. 341.
(*m*) Ceres frumenta invenit, cùm ante glande
veſcerentur ; eadem molere & conficere in Attica,
Italia, & Sicilia, ob id Dea Judicata. *Hiſt. nat.*
Lib. 7. cap. 25.

curent anciennement à la maniere des sauvages, nous avons bien raison d'admirer le génie & l'industrie que nos Ancêtres montrerent dans l'étude des Sciences & des Arts. Il seroit infini d'étaler tous les fruits que nous en recueillons. Que d'agréments & d'avantages leur sagacité & leur adresse à cet égard n'ont-elles point fait parvenir jusqu'à nous ! De combien de peines, d'inquiétudes & de travaux ne nous ont-ils pas délivrés ! Et qui pourroit douter, que le magnifique Auteur de la nature n'ait lui-même principalement conduit leur recherche, pour nous assurer ainsi le nécessaire & l'agréable ! Moyse ne permet gueres d'en douter, quand décrivant la structure du Tabernacle, il nous assure, que " Dieu avoit donné la sagesse & „ l'intelligence à tous les hommes ha- „ biles „ (n). Les anciens habitants de l'Italie, sentirent si vivement ce qu'ils devoient à leurs bienfaiteurs à cet égard, qu'ils décernerent les honneurs divins à Stercutius fils de Faunus,

---

(n) Exode, XXXVI. 1. 2.

pour avoir enseigné l'art d'améliorer les terres en y mêlant du fumier (*o*).

Que faut-il de plus, en particulier pour nous faire admirer le génie & la générosité d'Hippocrate. Assez éclairé & bienfaisant pour porter à une si grande perfection, & pour communiquer au genre humain cette science merveilleuse, qui de son temps étoit en quelque sorte renfermée dans sa famille, & dans lui-même ! Que faut-il de plus, pour nous faire adorer la bonté de la Providence qui a permis que de nos jours l'art de guérir, porté si près de la perfection, reçoive incessamment par sa bonté de nouveaux accroissements !

Pour revenir à la vie pastorale, il y a toute apparence que vers le temps où les Grecs commencerent à s'appliquer à l'agriculture, ils chercherent aussi les moyens d'étendre & de faire prospérer leurs troupeaux. On croit que ce fut les bergers d'Arcadie, qui

CHAPITRE
II.

(*o*) Italia suo Regi Stercutio, Fauni filio, ob fimi inventum, immortalitatem tribuit. *Plin.* lib. 17. Voy. Rollin, Introd. à l'histoire des Arts & des Sciences.

firent part aux autres contrées de la Grece, de leur induſtrie dans cette branche de la vie champêtre, & en reçurent en échange la ſcience & l'art du labourage.

Il eſt donc tout-à-fait probable que le pain, le lait, ces aliments ſi ſains & ſi bienfaiſants, de même que les fruits & les herbes préparées avec la plus grande ſimplicité, furent la premiere nourriture d'Adam & de ſa famille, & de leur poſtérité en Aſie, juſqu'à ce que l'on commença à s'y nourrir de la chair des animaux ; ce fut auſſi les premiers aliments dont les Grecs firent uſage dans la ſuite, lorſ-que les autres hommes ne s'en ſer-voient déja plus.

CHAPITRE III.

Permiſſion de manger de la chair, pour la premiere fois accordée. Difficultés ſur ce ſujet. Invention du vin & de la biere. Diverſes ſortes d'aliments dont on fit uſage depuis la création juſqu'à Moyſe.

Le premier changement avantageux dans la maniere de ſe nourrir, ce fut l'uſage de la chair. Peut-être qu'il ne fut accordé aux hommes qu'à cauſe de la rareté & de la détérioration des fruits de la terre, immédiatement après ce grand & terrible bouleverſement, qui tint notre globe ſi long-temps enſéveli ſous les eaux du déluge. C'eſt alors, que Dieu dit à Noé & à ſa famille (*a*) " Nourriſſez-vous de tout ,, ce qui a vie & mouvement, je vous ,, ai abandonné toutes ces choſes, ,, comme les légumes & les herbes de

_____

(*a*) Geneſ. IX. 3.

„ la campagne „. Ce que nous en diſons néanmoins a été ſouvent conteſté. Quelques Savants prétendent qu'il avoit déja été permis à Adam de faire ſervir les animaux à ſa nourriture, ou du moins que ſa poſtérité s'en ſervit ſoit de ſon chef, ſoit avec la permiſſion de Dieu, long-temps avant le déluge. D'autres au contraire penſent que Noé fut abſolument le premier qui obtint cette permiſſion & qui en profita.

Ceux qui penſent qu'Adam mangeoit déja de la chair, remarquent que Dieu avoit accordé à ce premier homme un *domaine* général (*b*) ſur tous les animaux, ce qui ſemble à leur avis renfermer la permiſſion de les tuer pour s'en nourrir : permiſſion qu'ils croient appercevoir lorſqu'il eſt dit, que *Dieu fit* à Adam & à Eve *des robes de peaux* (*c*) pour ſe vêtir. Ils ne conçoivent pas par quelle raiſon, Dieu auroit accordé à l'homme un pouvoir illimité ſur les bêtes des champs

(*b*) Gen. I. 28.
(*c*) Gen. III. 21.

champs plutôt après qu'avant le déluge ; ils jugent au contraire, que la
chair fourniſſant une nourriture plus
fortifiante que les végétaux , il eſt
probable , que dès le commencement
l'uſage en fut accordé : ils inſiſtent ſur
ce qui eſt dit , que Dieu fit entrer
dans l'Arche de toutes les bêtes nettes
ſept de chaque eſpece , mais des bêtes
qui ne ſont point nettes une couple
ſeulement ; ce qui leur fait préſumer ,
que le ſurplus dans les premieres étoit
deſtiné à la nourriture de Noé & de
ſa famille pendant leur ſéjour dans ce
vaiſſeau. Ils obſervent outre cela , que
les paſſions des hommes qui vécurent
avant le déluge , annoncent en eux
une nourriture tout autrement forte
que celle du pain , du lait , de l'eau
& des végétaux , & que jamais ſans
doute ils n'auroient porté la déprava-
tion aux excès odieux qui détermine-
rent le Ciel à les détruire , ſi leur
ſang n'eût été enflammé par la nourriture ſucculente de la chair des animaux , & abreuvé de liqueurs ſpiri-
tueuſes ; de même à peu près qu'on
voit les tigres , les lions , & généralement les animaux carnaſſiers , tout

C

Chapitre
III.

autrement robustes & féroces, que ceux qui ne vivent que de l'herbe des champs. Enfin, ils représentent que l'immolation des victimes, dont l'institution fut de la premiere antiquité, dut naturellement donner lieu à tâter d'abord, & ensuite à manger de la chair préparée pour les sacrifices. L'odeur de ces viandes, disent-ils, ne pouvoit être désagréable à des gens, dont l'estomach étoit bien conditionné, elle les invitoit à en goûter, & par-là sans doute en commença l'usage. Les gens de ce temps-là, ajoutent-ils, ne paroissent pas avoir été fort scrupuleux : supposé qu'il ne leur ait manqué qu'une permission pour se satisfaire, il est très-apparent qu'ils l'auront prise, & que bientôt la chair des animaux, sera devenue une nourriture commune parmi eux.

Mais ce qu'on vient de lire, n'est pas demeuré sans replique. Le *domaine* accordé à Adam sur les animaux ne renferme point nécessairement la permission de les tuer ; il est dur de fonder ce droit sur une expression équivoque. Isaac donna à Jacob le

droit de *dominer* sur ses freres (*d*);
les Philistins *dominerent* sur Israël (*e*);
s'ensuit-il de là, qu'ils eurent le droit
de leur ôter la vie? La *domination* des
hommes sur les bêtes ne consista sans
doute que dans l'usage qu'ils pouvoient faire de leur lait, de leur miel,
de leur laine, de leurs plumes, &c.,
& dans les services qu'ils pouvoient
tirer d'eux pour le transport, l'agriculture, & leur propre défense. D'un
autre côté, il ne s'ensuit pas de ce
que la chair des animaux donne une
nourriture plus fortifiante, qu'elle ait
dû être permise dès le commencement.
Car, quoique le sang soit aussi nourrissant que la chair (*f*), il a pourtant
été défendu sous peine de mort de
s'en nourrir, & cela non-seulement à
Noé (*g*), mais aux Juifs (*h*) après

(*d*) Gen. XXVII. 29.   (*e*) Jug. XIV. 4.

(*f*) Gallinarum ac columbarum sanguine non-
nulli vescuntur maxime altilium, qui suum sanguine haudquaquam est inferior, neque voluptate,
neque coctionis facultate, Gal. clas. 2. de aliment.
facult. Lib. 3. C. 23. Homerus quoque caprarum
sanguinem in cibo jucundum esse non ignoravit.
Ibid. Cap. 18.

(*g*) Gen. IX. 4.   (*h*) Levit. XVII. 10.

C 2

lui, & aux Etrangers (i) qui habitoient parmi eux. Et comme le sang fut défendu par-tout où la chair fut permise, il paroit que la défense & la permission doivent être de la même date, après le déluge.

L'argument qu'on prétend tirer, de ce que les habitants du monde avant le déluge durent être nourris & abreuvés des aliments & des boissons les plus fortes, pour se porter aux excès & aux violences qui les déshonorerent, n'a pas non plus paru concluant. On y a répondu, que les hommes se sont corrompus, plutôt faute de conduite & de discipline que par une suite de la maniere de se nourrir ; que des gens d'une constitution saine & vigoureuse, tels qu'ils étoient surement, ne pouvoient que devenir les plus méchants & les plus barbares des hommes, dès qu'ils perdoient de vue les loix humaines & divines, quels que fussent d'ailleurs, les aliments dont ils se nourrissoient ; que réellement & de fait, les Nations

____

(i) Deut. XII. 23. 24.

de la terre les plus portées à la débauche, à la rapine, au meurtre, font
aujourd'hui les plus frugales & s'interdifent le vin par religion, comme
on le voit entr'autres en Barbarie &
chez les Arabes ; que dans la Grande
Bretagne même & dans l'Iflande, ceux
qui ne vivent que de lait, de pain,
de fromage, de choux, de patattes,
ne font peut-être pas moins difpofés
au vol & à la violence que ceux qui
peuvent quand il leur plait, manger
de la viande & boire du vin. Le tau-
reau indompté qu'on voit brouter
l'herbe, n'eft pas moins furieux que
le lion, auquel les animaux qui tombent fous fa griffe fervent de nourriture ; & tous les jours les oifeaux qui
ne vivent que de grains s'attaquent,
fe combattent, fe déchirent les uns
les autres avec une animofité étonnante.

Enfin, il eft naturel d'infifter fur
l'autorité de Moyfe. Ne connoiffant
l'état des hommes antérieurs au déluge, que par ce que Moyfe nous
en apprend, nous devons nous tenir
à ce qu'il en dit. Puis donc qu'en
deux occafions différentes, il témoigne

Chapitre III.

C 3

que les végétaux furent donnés pour nourriture aux premiers habitants de la terre; puisque c'est de lui que nous tenons, qu'immédiatement après le déluge, l'usage de la viande leur fut accordé, on ne sauroit prétendre le contraire, sans se donner pour mieux instruit de l'histoire des premiers âges, que ne le fut cet Historien du peuple de Dieu. D'ailleurs, que signifieroit la permission si positivement accordée au Patriarche Noé, d'abord après le déluge, de manger de la viande des animaux, *comme* il avoit mangé *l'herbe verte* (*k*); si déja avant le déluge & depuis Adam, il eût été licite d'en manger?

Que dire d'ailleurs, du concert avec lequel les Historiens (*l*), les Médecins (*m*), les Philosophes (*n*)

(*k*) Gen. IX. 3.
(*l*) Moyse, Sanchoniaton, Diodore de Sicile.
(*m*) Hippocrate, Galien.
(*n*) Pythagore, Empédocle, Platon Lib. 6. de Republica. Porphyr. de abstin. ab esu animalium; Plutarch. de esu carnium; voy. aussi Diog. Laërce de Vit. Philosoph. " Enimverò, *dit Pline*, rerum „ omnium parens nullum animal ad hoc tantum „ ut pasceretur, aut alia satiaret, nasci voluit „ *Nat. Hist. Lib.* 21. *Cap.* 13.

les plus célebres de l'antiquité, attef-
tent unanimement que dans les premiers âges du monde on ne fe nourriſſoit point de chair ?

Pour ce qui eſt de l'eſſai qu'on
ſuppoſe que les premiers hommes
auroient fait de la chair des animaux,
c'eſt-à-dire, des créatures qui leur
reſſemblent le plus, ne peut-on pas
dire, que ç'auroit été le defir le plus
cruel & le plus féroce, qui pût naître
dans le cœur humain ? qu'il n'y avoit
qu'une permiſſion formellement éma-
née du Ciel, qui pût enhardir à une
pareille expérience, ou la juſtifier,
fans que jamais la faim la plus pref-
fante, ou l'attrait de l'odeur la plus
tentative parmi les apprêts des Sacrifices, ſuffit pour y déterminer ?

Un autre grand changement dans
la maniere de fe nourrir, ce fut l'invention du vin, liqueur ſi digne de
l'éloge qu'en faiſoit Plutarque (*o*),
quand il l'appelloit " la plus noble de
,, toutes les liqueurs, la plus agréable
,, médecine, & ce qui entre de plus

(*o*) Præcept. de fanit. tuend.

„ délicieux dans l'eſtomach „ (*p*).
„ Noé commença à cultiver la terre ,
„ & il planta la vigne , & ayant bu
„ du vin il s'enyvra „ (*q*). Le vertueux
Patriarche ignoroit les qualités de
cette nouvelle boiſſon ; & la juſtice
vouloit , auſſi bien que l'humanité ,
qu'il en fît l'eſſai ſur ſoi-même avant
que de la recommander à ſa famille.
Mais il lui arriva ce qu'ont éprouvés
ſi ſouvent depuis , des milliers de
curieux , qui dans la recherche des
ſecrets de la nature ſe ſont généreuſe-
ment expoſés pour le bien public ; il
paya ſa curioſité de la perte momen-
tanée de ſa raiſon. Il eſt à croire que

(*p*) Aretée médecin du premier ordre parmi les
Anciens , célebre auſſi les vertus du vin contre
divers maux. Voici ſes propres paroles ſelon l'élégante traduction du célébre Docteur Wiggan. De
morb. acut. curat. Lib. 1. cap. 1. " Sed quum metus
„ ſit , ne in vaporem humiditatemque homo dif-
„ ſolvatur , unicum ſubſidium vinum eſt : celeriter
„ enim ſubſtantiam alendo inſtaurat , & quoquo-
„ verſus ad extremitates uſque permeat , robori
„ apponit robur , & ſpiritum torpentem experge-
„ facit , frigiditatem calore temperat , laxantem
„ madorem aſtringit , extrorſum erumpentia atque
„ diffluentia coërcet , olfactu ſuavi delectat , vires
„ demum fulcire ad vitam prorogandam poteſt „.
(*q*) Gen. IX. 20. 21.

Noé avoit d'abord goûté des raisins à la grappe, qu'il ne leur avoit trouvé aucune chaleur nuisible, & jusqu'à ce que l'expérience l'eût instruit, il n'étoit pas possible qu'il sut, que la fermentation donne aux liqueurs la vertu d'enyvrer, qu'elle met dans le jus de la treille quelque chose de spiritueux qui n'y étoit point auparavant.

On croit que la biere fut inventée peu de temps après le vin. Hérodote assure, que dans les Provinces de l'Egypte fertiles en bled & destituées de vignes, le peuple buvoit une sorte de *vin fait avec de l'orge* (r). Peut-être est-ce la *biere* (s) qui en quelques endroits du Vieux Testament est désignée par cette liqueur forte, à laquelle nos versions ont donné le nom de *Cervoise* (t).

Voici donc en deux mots, l'ordre

CHAPITRE III.

(r) ὄινω ἐκ κριθέων πεποιημένω. Euterpe. sect. 77.

(s) On n'avoit l'usage des liqueurs fortes dans aucun pays du monde connu aux Européens, plusieurs siecles après Moyse, & les autres Auteurs du Vieux Testament.

(t) Levit. X. 9. Nomb. VI. 3. 1. Sam. I. 15. Mich. II. 11.

& la marche, fi j'ofe ainfi dire, des aliments que les hommes fe font appropriés dans les différents périodes depuis la création du monde jufqu'à Moyfe ; en voici la chronologie. Ce font les fruits, les femences, les plantes, le pain, le lait, le poiffon, la viande, le vin, & la biere, à quoi l'on doit ajouter le beurre, le miel, l'huile d'olive, les œufs & le fromage. Nous fuivrions volontiers cette hiftoire des aliments, & de leur multiplication graduelle d'âge en âge, mais ce feroit s'engager dans un champ trop vafte. Pour y fuppléer en quelque forte, je vais indiquer les principaux Auteurs qui ont écrit fur la matiere.

CHAPITRE IV.

Des Auteurs qui ont écrit sur les Aliments.

L A néceffité de la nourriture, qui en confervant la vie humaine, contribue à rétablir la fanté & à procurer tant de fenfations agréables, a porté de favants hommes dans tous les âges, & dans toutes les nations à en faire l'objet de leur étude, afin de donner au public les regles les plus fages qu'il feroit poffible, pour faire un choix convenable d'aliments felon les différentes circonftances de la vie. L'imagination étonnée ne fauroit faifir la prodigieufe variété d'animaux, & de végétaux, que la bonté du Créateur a préparé fur la terre & dans les eaux pour l'ufage de l'homme. Moyfe (*a*) eft le premier qui dans cette immenfe pro-

---

(*a*) Moyfe felon les ca'culs du favant Mr. Shuck ford, naquit l'an du monde 2433. Hift. du monde Tom. II. Liv. 9. p. 318.

vision , choisit avec beaucoup de sagesse pour la nourriture des Juifs, un certain nombre d'animaux , & leur enseigna en même temps les végétaux qui leur convenoient le mieux. Et il se trouve que ces mêmes végétaux & animaux , ont été réellement la nourriture usitée chez toutes les autres nations. Je veux parler du pain , du vin , du lait & du miel , des quadrupedes qui ont la corne du pied divisée & qui ruminent, de tous les oiseaux , à l'exception d'un petit nombre , & de tous les poissons à écailles & à nageoires.

De Moyse nous sommes obligés de faire un saut considérable pour arriver à Hippocrate (*b*) , qui vécut plus de onze cents ans après le législateur des Hébreux. Il décrivit les qualités qui rendent diverses sortes d'aliments préférables aux autres pour la santé, & donna (surtout pour les maladies aiguës) des regles de diete , qui sont encore au-

______

(*b*) Le savant Prideaux dit qu'Hippocrate florissoit durant la guerre du Péloponese. Hist. des Juifs. Tom. II. Liv. 6. p. 370. C'est-à-dire , selon Mr. Shuckford , l'an du monde 3570. ibid. p. 349.

jourd'hui ce que nous avons de meilleur.

CORNELIUS CELSUS paroit après Hippocrate. Il florissoit sous l'empire de Tibere, & depuis le commencement du dix-huitieme chapitre de son second livre jusqu'à la fin, il a traité le même sujet, très briévement à la vérité, mais avec la précision & l'élégance qui lui sont propres.

XENOCRATE vivoit sous le même Empereur; on a de lui un traité sur les poissons, dont Galien faisoit cas, & que Photius a indiqué dans son recueil, mais je ne saurois dire, qu'il puisse être actuellement d'un fort grand usage.

DIOSCORIDE, qui, à en juger par la maniere dont il parle au commencement de son ouvrage, avoit été médecin dans les armées Romaines (c), du temps de Néron, a répandu ses observations sur les aliments, dans ses différents écrits sur la matiere médicinale, & s'est particuliérement étendu sur ce sujet dans son second & dans son cinquieme livre.

____

(c) Nosti nostram militarem vitam.

Cælius Apicius (d), écrivit vers le regne de Trajan, dix livres sur l'art de la Cuisine. Je ne chercherai point, si sa maniere de préparer les aliments plut beaucoup à ses contemporains, mais ce que j'ose dire, c'est que ses ragoûts n'étoient pas faits pour la santé. Entr'autres rafinements, il avoit tout-à-fait altéré cette tisanne si simple & si saine, qu'Hippocrate avoit ordonné; en y faisant entrer la graisse de cochon, l'anet, la sariette, la coriandre, les vesces, les pois, les bettes, le fenouil & les mauves (e).

Galien suit Apicius. Il florissoit sous Marc Aurele Antonin. Il a donné dans ses livres sur la nature des aliments, & dans quelques autres traités, des idées si saines sur les differentes choses dont on se nourrissoit de son temps, ainsi que sur leurs effets par rapport aux différentes constitutions, qu'on peut regarder ses écrits comme la base

---

(d) Il ne faut pas confondre cet Apicius avec un fameux Epicurien de même nom, dont Pline & Athénée racontent des choses si extraordinaires.

(e) De re culinar. Lib. 4. Cap. 4.

& le modele de ceux qui ont paru depuis sur le même sujet.

Après lui ORIBASE, Archiatre ou grand Médecin de Julien surnommé l'Apostat, consacra à ce qui regarde les aliments tout le quatrieme livre de sa Synopse, trois livres de ses Recueils, & plusieurs chapitres de ses Directions à Eunapius.

AETIUS, qui vécut à la fin du cinquieme siecle, traite le même sujet, dans le second livre de son premier Quaternion.

PAUL ÆGINETE, Auteur du septieme siecle, donna son abrégé sur la nature des aliments, dans le premier livre de ses œuvres, depuis le chapitre septante-trois jusqu'au quatre-vingt-dixieme inclusivement.

SIMEON SETHI, Copiste de Michel Psellus vécut dans le onzieme siecle sous le regne de Michel Ducas, & dédia à cet Empereur un traité sur la même matiere.

Enfin ACTUARIUS, le dernier des Grecs qui pratiqua la Médecine avec réputation à Constantinople dans le treizieme siecle, a de même touché ce sujet quoique fort superficiellement.

Parmi les Arabes, Isaac Israélite (ƒ), fils adoptif de Salomon Roi d'Arabie, Serapion, Rhases, Avicenne & Averroès se sont aussi exercés sur la nature des aliments.

Plusieurs Auteurs Italiens, François & Allemands, ont fourni la même carriere, Arnold de Villeneuve, Michel Savonarole, Charles Etienne, Louis Nonnius, Pierre Castellan, &c. Ce même sujet a occupé les vers de l'Ecole de Salerne, & la muse de Castor Durante. J'oubliois presque Ausonne, dont la plume élégante a si bien décrit dans sa Moselle quelques sortes de poissons.

Trois liqueurs étrangeres, mais fort à la mode parmi nous, le thé, le caffé & le chocolat, ont aussi fait l'objet des traités de plusieurs Auteurs, de même que le tabac qui a tant d'influence sur la santé. Le Roi Jaques I, Simon Pauli, & Jean Neander

(ƒ) Cet Auteur illustre fut commenté par Petrus Hispanus, élevé depuis au Pontificat sous le nom de Jean XXI.

NEANDER de Breme, ont écrit fur le tabac ; le Docteur CHUB de Waarwick fur le chocolat ; le favant SHORT de Scheffield & quelques autres fur le thé.

Abrégeons cette lifte, & contentons-nous d'indiquer entre les principaux Auteurs, ceux dont les ouvrages femblent avoir épuifé tout ce qui concerne cette branche de nos connoiffances. Je mets de ce nombre GALIEN, JEAN BRUYERINUS, CAMPEGIUS (g), JULIUS ALEXANDRINUS (h), MELCHIOR SEBIZIUS (i), MOUFFET, dans fon traité intitulé, *Soin de la fanté, ou regle fur la nature des divers aliments dont on fe fert dans la Grande Bretagne, & fur la maniere de les préparer* ; ouvrage augmenté par le fameux CHRISTOPHLE BENNET, Auteur du *Theatrum Tabidorum* : Ou fi l'on veut s'en tenir au plus court, au plus utile, au plus agréable de nos Ecrivains fur ce fujet, qu'on life

Chapitre IV.

(g) De re cibaria.
(h) Salubrium five de Sanitate tuenda.
(i) De alimentorum facultatibus.

D

l'excellent essai de notre savant & ingénieux Docteur ARBUTHNOT, sur *la nature & le choix des aliments.*

Je m'arrête ici. Des six choses nécessaires à la vie animale, la nourriture est la seule qui ait été connue dès les premiers âges du monde. On vient de voir, à quel degré de perfection elle a été portée avec le temps par l'industrie humaine. A présent il faut examiner, comment on a perfectionné de même les cinq autres, & rechercher pour cet effet quels ont été les premiers éléments & les progrès successifs de l'art, soit de rétablir, soit de conserver la santé parmi les hommes.

CHAPITRE V.

La nécessité a été la mere des diverses branches de la Médecine. Commencement de cet Art parmi les Babyloniens & les autres Nations. Méthode des Egyptiens pour conserver la santé. Premiers exemples de l'attention pour la santé des vieillards. Pythagore avant tous, recommande la tempérance & la modération comme des moyens essentiels à la santé. Hérodicus inventeur de la Gymnastique médicale. Critique absurde que Platon fait de cette invention. Ce n'est point d'Hérodicus que sont les trois livres de la diete, qui se trouvent parmi les ouvrages d'Hippocrate.

HIPPOCRATE pense qu'on doit également à la nécessité, l'art de préserver la santé & celui de la rétablir. Par rapport au premier, il observe spécialement (a), ,,que les maladies qui ,, naquirent des aliments groſſiers, dont ,, les hommes firent d'abord uſage, les ,, obligerent à rechercher les meilleures ,, méthodes de ſe ſervir du grain ,, pour faire du pain, & de préparer les ,, autres végétaux de la façon la plus ,, avantageuſe à leur ſanté. ,, Et par rapport à l'autre, ,, une des cauſes, ,, dit-il, qui les obligea d'étudier l'art ,, de rétablir la ſanté, c'eſt qu'ils furent ,, frappés de la différence des aliments ,, qui convenoient aux malades, d'avec ,, ceux dont ſe nourriſſoient ceux qui ſe ,, portoient bien ,,. Ils voyoient tous les jours (b) que les aliments propres aux gens robuſtes nuiſoient aux perſonnes foibles, & de là il étoit tout naturel qu'ils preſcriviſſent un different régime, ſoit pour le rétabliſſement des malades, ſoit pour la conſervation de l'état heureux de ceux qui jouiſſoient d'une bonne ſanté.

Mais pour donner des règles la-deſſus, il falloit du temps & de l'expérien-

<hr>

(a) De priſc. med. Sect. 1. pag. 9. l. 37. edit. Freſii.
(b) Ibid. pag. 9. l. 13.

ce, & en effet, on y en a mis beaucoup. L'origine de la Médecine eſt très-
ancienne (c), mais ſes progrès ont été
fort lents, & bien des ſiecles ſe ſont
écoulés, avant qu'elle ait pu mériter
le beau nom de Science. Hérodote (d)
nous apprend, que les Babyloniens
étoient obligés par une loi expreſſe, à
porter leurs malades dans les rues &
dans les places publiques, & de prier
tous les paſſants de vouloir dire ſi jamais
ils avoient vu quelqu'un atteint des
maux qui les tourmentoient, & s'ils
ſavoient quels remedes on avoit em-
ployé pour les guérir. La loi étoit *très-
ſage*, c'eſt l'expreſſion de l'hiſtorien,
c'étoit un des meilleurs moyens pour
parvenir aux connoiſſances qu'on cher-
choit, quoique peu à peu & fort à la
longue. Rien de mieux pour acquérir
de l'expérience & pour porter inſenſiblement à ſa maturité un art qui ne

CHAPITRE
V.

(c) Medicina quondam paucarum fuit ſcientia
herbarum, quibus ſiſteretur fluens ſanguis, vulnera
coirent : paulatim deinde in hanc pervenit tam
multiplicem varietatem. -- Non minus quàm cæ-
teræ artes, quarum in proceſſu ſubtilitas crevit.
Senec. epiſt. 95.
(d) Clio cap. 197.

faisoit que d'éclore. Hippocrate paroît en avoir jugé de la sorte. On sait, que dans le petit traité qu'il a intitulé ses *Préceptes*, il avertit les Médecins, de ne jamais regarder comme au deſſous d'eux, d'interroger les perſonnes du commun, ſur la maniere dont elles ont été guéries de leurs maux, & il ajoute ,, qu'il eſt perſuadé que c'eſt de ,, la ſorte, que l'Art de la Médecine ,, s'eſt originairement formé ". Strabon (*e*) atteſte que les Egyptiens & les Portugais imiterent les Babyloniens, & furent comme eux dans l'uſage d'expoſer leurs malades aux yeux des paſſants, pour demander à ceux-ci, des conſeils & des remedes.

Cette loi des Babyloniens & des Egyptiens, produiſit une autre coutume, qui ouvrit à la Médecine une vaſte ſource de connoiſſances. Quand par quelque cure extraordinaire on avoit guéri une perſonne de diſtinction, elle ne manquoit point, animée ſans doute par la reconnoiſſance & l'amour du bien public, d'ériger à ſes

---

(*e*) Geograph. Lib. 14. p. 972. edit. Wolters.

fraix une colonne, ou de faire placer
dans quelqu'un des temples d'Esculape,
un tableau où se lisoit en gros carac-
teres, les remedes qu'on avoit employés pour son rétablissement. Si l'on
en croit le même Strabon (*f*), c'étoit
dans ces inscriptions, dont se trouvoit
rempli le fameux temple qu'Esculape
avoit à Cos, qu'Hippocrate avoit
puisé en grande partie les sublimes
connoissances qui l'ont immortalisé. Il
y avoit des écriteaux semblables dans
le temple d'Isis. Tibulle (*g*), y fait
une allusion manifeste, & Mercurialis
(*h*) nous apprend, qu'on voyoit à
Rome dans le Palais Maffeï, une de
ces tables de marbre qui avoit été
tirée du temple d'Esculape dans l'Isle
du Tibre.

Pour ce qui est de la branche de
la Médecine, qui consiste dans les

CHAPITRE
V.

(*f*) Narrant Hippocratem è dedicatis ibi cura-
tionibus, exercuisse ea quæ ad victûs rationem
spectant. Ibid.

(*g*) Nunc Dea, nunc succurre mihi, nam posse
     mederi
   Picta docet templis multa tabella tuis.
      Lib. 1. Eleg. 3. v. 27.

(*h*) De arte gymnast. Lib. 1. Cap. 1.

D 4

moyens de conferver la fanté, on n'y avoit pas fait jufqu'au temps d'Hippocrate, des progrès plus confidérables, au moins qui foient venus à notre connoiffance, que dans l'Art de guérir les maladies. Il eft vrai que Diodore de Sicile (i) femble donner une idée favorable de l'ancienne Médecine des Egyptiens, quand il affure qu'en Egypte les Médecins étoient gagés du Public, & obligés d'exercer la Médecine, felon les regles qui leur avoient été tranfmifes par le plus grand nombre & les plus illuftres de leurs anciens Maîtres; que s'ils ne pouvoient fauver le malade en fuivant cette méthode qu'ils trouvoient écrite dans les livres facrés, on ne leur imputoit rien, au lieu que s'ils s'en étoient écartés ils étoient punis de mort. Mais quand on examine les échantillons des préceptes pour conferver la fanté, que cet Hif-torien nous a confervés, on eft tout confolé de la perte de ces livres. " Ils „ prévenoient les maladies, dit-il, par „ des lavements, des purgatifs, des

____

(i) Bibl. hift. Lib. 1. pag. 92. ed. Weffeling.

„ vomitifs, & une entiere abſtinence
„ de toute nourriture pendant quel-
„ ques jours conſécutifs, ſinon tous
„ les trois ou quatre jours „. La raiſon qu'ils rendoient, ſelon Diodore,
de cette méthode ſinguliere, ne donne
pas de plus grandes idées de leur ſavoir. " Ils croyoient, dit-il (*k*), que
„ toute nourriture contient un ſuper-
„ flu, dont s'engendrent les maladies „,
& qu'ainſi tout ce qui tend à évacuer
le corps, eſt le moyen le plus ſûr
d'entretenir ou de ramener la ſanté.
Hérodote atteſte auſſi que les Egyptiens s'y prenoient de la ſorte, mais
non ſi ordinairement " Ils ſe purgent,
„ dit-il (*l*), ou bien ils prennent des
„ vomitifs trois fois par mois pour
„ conſerver leur ſanté, dans la per-
„ ſuaſion que toutes les maladies ſont
„ cauſées par les aliments dont on ſe
„ nourrit „.

Pour ſe former quelque idée, &
porter un jugement raiſonné, de la
maniere dont on s'y prenoit parmi les

____

(*k*) Ibid.
(*l*) Euterpe. Sect. 77.

plus anciens Peuples, quand on vouloit guérir les maladies, il faut, en recueillant les fragments épars qui se trouvent répandus sur ce sujet dans les Ecrivains de l'antiquité, il faut, dis-je, soigneusement distinguer quatre périodes dans la vie humaine, selon lesquels les efforts de la Médecine doivent nécessairement varier, & ces périodes sont l'enfance, l'adolescence, l'âge viril, & la vieillesse. Il est vrai, qu'anciennement les peres prenoient les mêmes soins de leurs enfants que d'eux-mêmes, mais ces soins se bornoient à veiller chaque jour à leur subsistance, soit en les habillant, soit en les nourrissant comme ils pouvoient, ce qui proprement n'appartient pas à l'art de préserver la santé. Et, des quatre périodes de la vie que je viens d'indiquer, la Gérocomie, ou le soin de la vieillesse est le seul, si je ne me trompe, dont on eut quelque connoissance avant le temps de Pythagore.

Le plus ancien exemple de Gérocomie (*m*) qui nous ait été conservé, c'est

----

(*m*) Il est vrai que bien long-temps avant

le foin que les ferviteurs du Roi David prirent de lui, lorfque devenu vieux & entiérement caffé, ils amenerent une jeune fille d'une fanté parfaite pour la faire coucher avec lui (*n*), afin de le réchauffer & de le ranimer, ufage, qui renfermé dans les bornes que la décence & la vertu prefcrivent, eft juftifié par l'approbation de Galien (*o*), de Paul Æginete (*p*), du Lord Verulam (*q*), & de Boerhave (*r*).

CHAPITRE
V.

David, il eft parlé dans le chap. 27. de la Genefe, des *viandes d'appétit* qu'on apprêtoit pour foutenir Ifaac dans fon extrême vieilleffe, & qu'on lui préfentoit avec du pain & du vin; mais c'étoit moins à titre de remede, que pour le regaler & le fortifier par un bon repas.

(*n*) I. Rois I. 1.

(*o*) " Rien ne contribue davantage à la bonne „ digeftion, que l'application immédiate du corps „ d'une perfonne bien faine à l'eftomach „. Meth. med. Lib. 7. cap. 7. & de fimpl. med. facult. Lib. 5. cap. 6.

(*p*) " Il eft très-difficile de rétablir quelqu'un, „ qui eft tout à la fois refroidi & defféché; mais „ en pareil cas, un des meilleurs remedes, c'eft „ de faire repofer fur l'eftomach du malade, un „ enfant bien fain & bien dodu „. Lib. 1. cap. 72.

(*q*) Verulam produit des preuves hiftoriques du bon effet des fomentations d'animaux vivants, Hift. vit. & mort. p. 300. edit. 8.

(*r*) Boerhave racontoit fouvent à fes difciples, qu'un vieux Prince d'Allemagne, fe trouvant extrê-

Homere, que Pline (*s*) appelle ſi juſtement " la ſource des idées ſubli-
,, mes ,, , & qui en tant d'endroits de ſes Poëmes a parlé ſi honorable-
ment des Médecins, eſt après l'Ecri-
ture, l'Auteur le plus ancien, qui ait dit quelque choſe de la Gérocomie. C'eſt dans l'endroit de l'Odyſſée, où Ulyſſe recommande à ſon Pere Laërte ,, , le
,, bain, une bonne nourriture & un
,, doux ſommeil, ajoutant, que c'eſt
,, là l'uſage des vieillards (*t*). Le con-
,, ſeil, dit Galien, étoit excellent, rien
,, ne convient mieux aux vieillards que
,, de prendre du repos après le bain
,, & le repas. Etant naturellement
,, froids & ſecs, il importe de les ré-
,, chauffer & de les humeĉter, & rien
,, n'y eſt plus propre que ces moyens,,.
En général, pour conſerver la ſanté

---

mement infirme & affoibli, on lui conſeilla de coucher entre deux jeunes filles, également ſages & aimables, ce qui produiſit en peu de temps un ſi bon effet ſur ſa ſanté, qu'on jugea à propos de faire ceſſer le remede.

(*s*) Ingeniorum fons Homerus. Hiſt. Nat. Lib. 17. cap. 5. *& plus bas*, Homerus quidem doĉtri-narum & antiquitⸯtis parens, Lib. 25. cap. 2.

(*t*) Homer. Odyſ. Lib. ult. ℣. 253.

dans tous les périodes de la vie, on ne trouve pas grand chofe dans les plus anciens Ecrivains. Moyfe (*v*) flétrit la gourmandife & l'yvrognerie comme des excès dignes de punition. Salomon (*x*) dit, que l'intempérance *mord comme un ferpent, & pique comme un bafilic*. Homere (*y*) éleve fa voix contre l'excès du vin, mais Pythagore de Samos (*z*), paroît avoir été le premier qui ait recommandé la tempérance & une modération conftante, comme effentielles à la fanté. Il appelle l'yvrognerie l'ennemi de l'homme, & il foutient que toute perfonne qui fait quelque cas de fa fanté, ne fe permettra jamais le moindre excès, ni dans le travail, ni dans la diete, ni dans l'ufage des femmes. Jamblique ajoute (*a*) à ce témoignage, que nous

CHAPITRE
V.

(*v*) Deut. XXI. 20.

(*x*) Prov. XXIII. 32.

(*y*) Odyff. Lib. 21. ℣. 293.

(*z*) Diog. Laërt. in vit. Pythag. edit. menag. fegm. 9. Dans ce paffage, ou je me trompe fort, ou tout bon Médecin adoptera la correction de Meric. Cafaub. qui a confervé dans l'original le mot πόνων qu'Ifaac Cafaubon avoit changé, & foufcrira à l'addition faite par Hen. Etienne.

(*a*) De vita Pythag. cap. 21.

tenons de Diogene Laërce, que les difciples de Pythagore faifoient ufage du bain & de l'onction, & avoient grand foin de fe porter à tous les exercices les plus propres à augmenter la force du corps. Mais je crains qu'en cet endroit, Jamblique n'ait confondu Pythagore le Philofophe, avec un autre Pythagore qui dreffoit des Athletes, & qui au rapport de Pline, fut le premier à nourrir de viande fes éléves, qu'il menoit enfuite au combat fans la moindre inquiétude pour leur fanté (b).

Après Pythagore, Iccus (c) Médecin de Tarente, joignit la néceffité de l'exercice à celle de la tempérance pour conferver la fanté, & il fe rendit lui-même fi célebre par fa fobriété, qu'on difoit en proverbe, un repas d'Iccus, pour dire un repas frugal & où il n'y a rien de fuperflu.

Il eft pourtant vrai, que c'eft à Hérodicus, l'un des maîtres d'Hippo-crate, qu'on attribue la Médecine gymnaftique, c'eft-à-dire, l'art de con-

___

(b) Hift. Nat. Lib. 23. cap. 7.
(c) Steph. Byzanth. urbib. in voce Taras.

ferver la fanté & de prolonger la vie
par un exercice & une diete convenables, en quoi il réuffit fi bien, que
Platon lui en fait un crime. On trouvera fans doute fingulier d'entendre ce
Philofophe condamner Hérodicus, d'a-
voir prolongé les jours d'une multitude
de perfonnes délicates & infirmes ; mais
on doit favoir que dans l'idée d'une
République, au bien de laquelle tous
les membres doivent contribuer, il
croyoit plus avantageux au public, de
laiffer mourir les perfonnes dont la
fanté étoit chancelante, que de les
conferver. Laiffons parler Platon lui-
même. " Hérodicus, dit-il, étoit à la
,, la tête d'une Académie où l'on en-
,, feignoit à la jeuneffe divers exer-
,, cices, & quoique très-valétudinaire,
,, il vint à bout d'affocier fi utilement
,, l'exercice aux autres précautions de
,, la Médecine, que malgré fa confti-
,, tution cacochyme, il ne fuccomba
,, point à fes maux, mais traîna plu-
,, fieurs années une vie toujours mou-
,, rante jufqu'à la vieilleffe, & rendit
,, ce mauvais fervice à plufieurs per-
,, fonnes auffi infirmes que lui ,,. C'é-
toit le principe de Platon, qu'une

conſtitution foible eſt un obſtacle à la vertu , parce que dans cet état les gens s'imaginant qu'ils ſont toujours malades , ne penſent qu'à étayer leur ſanté , & c'eſt pour cela , continue-t-il, ,, qu'Eſculape n'a tranſmis à la poſté- ,, rité ſes découvertes , que pour le ,, bien des perſonnes ſobres & d'un ,, bon tempérament. Il ſavoit qu'il ,, n'auroit fait que prolonger inhu- ,, mainement de mauvais jours à des ,, Peres & à des Meres cacochymes, ,, ſeulement pour faire à des Enfants ,, le triſte préſent d'une vie auſſi inu- ,, tile que la leur. En un mot, il étoit ,, dans l'idée , que lorſqu'on eſt hors ,, d'état de s'acquitter médiocrement ,, bien des fonctions de la ſociété ci- ,, vile , il n'eſt plus à propos, ni pour ,, ſoi , ni pour elle, que l'on continue ,, de vivre , fût-on auſſi riche que ,, Midas ,,. Quelles idées ! Qui eſt-ce qui dans ces principes de Platon, oſe- roit blâmer les Hotentots (d) , de

l'uſage

___

(d) Voyez Kolbe , Hiſt. du Cap de Bonne-Eſ-
pérance.

l'ufage barbare où ils font, de conduire leurs parents dans les forêts, & de les y laiſſer périr, dès que par leur grand âge ils font hors d'état de pourvoir par eux-mêmes à leur ſubſiſtance ? Il faudroit au contraire, en leur applaudiſſant, approuver par cela même la coutume de ces anciens Indiens, qu'Hérodote appelle Padæens (e), & deſquels il rapporte, " qu'auſſi-tôt
" que quelqu'un d'entr'eux, homme
" ou femme, étoit tombé malade, ſi
" c'étoit un homme, ſes meilleurs
" amis le tuoient, de peur, diſoient-ils,
" que la maladie ne corrompît ſa chair;
" & qu'encore que celui qu'on croyoit
" malade ne le fut point, ils ne laiſ-
" ſoient pas dans leur perſuaſion, de
" lui ôter la vie & de le manger...
" D'où il arrivoit, que dès que quel-
" qu'un d'entr'eux ſe-ſentoit malade,
" il ſe retiroit à l'écart dans un lieu
" déſert, où il pleuroit tout ſeul, ſans
" que perſonne prît ſoin de lui, ſoit
" qu'il vécût, ſoit qu'il mourût ".

C'eſt un malheur, ſans doute, que

CHAPITRE V.

____

(e) Thalia cap. 99.

E

d'être d'une foible conftitution; mais tous ceux qui font dans le cas, font-ils donc néceffairement inutiles? Ne voit-on pas fouvent que l'efprit en eux, plus privilégié que le corps, les met en état de rendre au public les plus grands fervices; quoique d'ailleurs incapables de tout travail corporel? Quelle fatisfaction ne perdroit-on pas, fi par fyftême on laiffoit périr fans compaffion les malheureux qui ne peuvent fe foutenir fans fecours? D'ailleurs que de reffources ne trouve-t-on point dans tous les climats, contre les légeres incommodités des divers âges! Et combien de gens, qui après en avoir été guéris, font devenus les bienfaiteurs & l'ornement de leur patrie!

Qu'on me permette là-deffus une réflexion d'un autre genre. Quand je vois qu'un Platon, qui après Socrate, fut la gloire du monde Payen, n'a pu s'empêcher, avec toute la pénétration de fon efprit, & toute la droiture de fes intentions de donner dans de tels écarts, & dans d'autres encore plus

---

(f) Je veux parler ici principalement de la

absurdes (f), je ne peux m'empêcher de bénir avec une vive gratitude, le divin Auteur du Christianisme, de ce qu'il a rendu le chemin de la vertu si facile & si lumineux, que les plus aveugles même ne sauroient s'y écarter jusqu'à ce point.

Mais revenons à notre sujet; long-tems avant Hérodicus, la Gymnasti-que étoit en usage pour préparer la jeunesse aux fatigues de la guerre (g), & pour la durcir aux combats (h).

CHAPITRE V.

---

honteuse licence que Platon accordoit aux per-sonnes des deux sexes à un certain âge. Voici ce qu'il en dit. Afin qu'on ne m'accuse pas de le taxer injustement, je vais le faire parler selon la traduction de des Serres. " Quando igitur jam mu-
" lieres & viri ætatem generationi aptam egressi
" fuerint, licere viris dicemus cuicunque voluerint
" præterquam filiæ & matri & filiarum filiabus com-
" misceri; licere & mulieribus cum quolibet copu-
" lari, præterquam filio atque patre ac superioribus
" & inferioribus eorundem ,,. De Republ. Lib. 5.
pag. 461. Tom. 2. Les Stoïciens n'étoient pas plus délicats. " Placet item illis uxores quoque commu-
" nes esse inter sapientes, ut quilibet illi congre-
" diatur quæ sibi occurrit ,,. Laërt. vit. Zen. Sect. 131. On prétendoit de même au Portique, dont quelques gens se font des idées si sublimes, que la compassion déshonore un homme sage. Zenon la mettoit au niveau de l'envie & de la tristesse.

(g) Voy. Homer. Iliad. Lib. 2. v. 28.
(h) Selon Pline, Lib. 7. cap. 56. l'institution

Cependant, comme je l'ai dit, il paſſe pour le Pere de cet Art appliqué à la Médecine. Né à Selymbre ville de la Thrace, ou plutôt à Lentini en Sicile, il étoit, au rapport de Plutarque, attaqué d'une maladie qu'on croyoit incurable, mais dont il ſe guérit lui-même par le moyen de l'exercice, & ſi bien, qu'il parvint à un âge aſſez avancé, & rendit le même ſervice à quantité de perſonnes auſſi malades que lui.

Le ſavant Daniel le Clerc (i), croit que les trois livres de la diete qu'on attribue communément à Hippocrate, furent l'ouvrage d'Hérodicus. J'oſe dire néanmoins qu'il ſe trompe, & j'en ai plus d'une raiſon : *Premierement,* dans un livre que perſonne ne lui conteſte, Hippocrate (*k*) dit en termes exprès, que " les Anciens n'avoient ,, rien écrit ſur la diete, qui méritât ,, la moindre attention ,,. Or quelle

---

des jeux Olympiques etoit auſſi ancienne qu'Hercule

(i) Le Clerc, Hiſt. de la Méd. part. 1. L. 3. chap. 13.

(*k*) De rat. vict. in acut. ſub principio.

apparence qu'il eût tenu ce langage, fans faire aucune exception à une dé-cifion fi générale en faveur de fon Maître, s'il eût été l'auteur de ces ex-cellents traités. *En second lieu*, le paffage de Galien (*l*), fur lequel ce judicieux Hiftorien de la Médecine fonde fa conjecture, ne dit pas tout-à-fait ce qu'il lui fait dire : Il ne dit pas qu'on attribuoit ces trois livres de la diete à Euryphon, à Phaon, à Phi-liftion, & à Arifton, mais feulement le livre fur la *bonne diete*, ce livre fur lequel Galien lui-même nous a laifté un commentaire, où il attribue cet ouvrage à Polybe, comme nous le verrons dans la fuite. *Enfin*, ces livres annoncent tant de connoiffances fur la nature & les vertus des aliments, felon la théorie de ces temps-là ; il y régne tant d'art fur la maniere de faire fervir la diete à prévenir ou à guérir divers maux, qu'il n'eft guères poffible que cet ouvrage foit forti de la plume d'un

____

(*l*) Comparez le Clerc dans l'endroit cité avec Galien , in Hippoc. de rat. vict. in acut. comment. 1. num. 18.

simple Maître d'Académie, & qu'il doit au contraire être la production d'un Médecin consommé ; éloge que ne mérita jamais Hérodicus, après ce qu'en dit Hippocrate, qu'il tua une infinité de personnes, en voulant les guérir de la fiévre par divers exercices (*m*).

(*m*) Herodicus febricitantes tum multis obambulationibus, tum multa luca & fomentis conficiebat, idque male. Febris enim fami, luca, obambulationibus, cursibus, frictioni, iis utique omnibus est inimica. De morb. vulg. Lib. 6. Sect. 3. aph. 23.

CHAPITRE VI.

D'Hippocrate & de ses préceptes, soit généraux, soit particuliers, pour la conservation de la santé.

Nous voici parvenus à l'heureux période où la lumiere se répand sur la Médecine. On en est redevable au génie & à l'habileté d'Hippocrate, le Pere de la Médecine (*a*), qui a plus fait seul pour l'avancement de cet art que tous ceux qui l'avoient précédé. Originaire de Cos, l'une des Isles de l'Archipel, il y étoit né vers l'an 458 avant l'Ere Chrétienne, d'une famille noble : son pere descendoit en droite ligne d'Esculape, & par sa mere il appartenoit à Hercule ; mais ce qui lui est infiniment plus honorable, il étoit d'une vertu éminente & d'une piété distinguée. En étendant ses re-

____

(*a*) Primus Hippocrates medicinæ præcepta cla-
rissime condidit. Plin. Nat. Hist. Lib. 26. cap. 2.

cherches ſur toutes les parties de la Médecine, il a développé tout ce qui intéreſſe la conſervation de la ſanté, avec une étendue & une exactitude dont on ne peut s'empêcher d'être ſurpris, quand on penſe au temps où il vivoit, & au peu de ſecours qu'il trouvoit dans ſes prédéceſſeurs (b).

Pour donner une idée juſte & complette des regles d'Hippocrate ſur cet important ſujet, je vais premierement rappeller ſes préceptes & ſes remarques ſur les *ſix articles néceſſaires à la vie*, qu'on appelle ordinairement les *ſix choſes non naturelles*; ſecondement, je ferai connoître les regles générales qu'il a données pour la ſanté, & ſes obſervations ſur ces regles.

Les ſix choſes indiſpenſablement néceſſaires à la vie, ſont *l'air*, la *nourriture*, *l'exercice & le repos*, le *ſommeil & la veille*, les *excrémens évacués & retenus*, les *paſſions & les affections* de l'ame.

____

(b) Voy. ci-deſſus pag. notre.

L' A I R.

Pour commencer par ce qui regarde l'air, je crois devoir avertir avant tout, que quelques-uns des aphorifmes d'Hippocrate, par rapport aux vents font effentiellement relatifs au climat, à la fituation de la Grece & des pays adjacents où il faifoit fes obfervations. Les vents d'Eft & de Nord y fouffloient fur d'immenfes étendues de pays tout entrecoupés de petites mers, de forte que les aphorifmes d'Hippocrate ne font pas auffi parfaitement appliquables à la Grande Bretagne où ces mêmes vents n'arrivent qu'après avoir paffé fur l'océan. On comprend auffi, que par rapport à la chaleur & au froid, les régions du Nord différant autant qu'elles le font, des pays où vivoit Hippocrate, la diete rafraîchiffante qu'il prefcrivoit pour l'été, ne fauroit y être auffi néceffaire : Après cet avertiffement, nous n'avons qu'à écouter notre Auteur.

Les Villes (c) qui font fituées au

(c) De aer. loc. & aq. p. 283. lin. 12. de l'édition de Fréfius, que l'on fuit ici conftamment.

couchant & hors de la portée des vents d’Orient, si salutaires pour purger l’air de toute vapeur nuisible, ne sauroient être fort saines : Leurs habitants au contraire, ne peuvent qu’être sujet à bien des maladies.

Une preuve que l’air a une influence toute particuliere sur le corps humain pour en altérer ou pour en fortifier la santé, c’est qu’au lieu qu’un homme peut vivre deux ou trois jours sans aliments, il ne sauroit subsister un moment sans air (d), tant il est nécessaire à la vie de tout animal. Lors donc qu’on voit une maladie devenir générale (e), & attaquer des personnes de tout âge & de toute condition, quelles que soient d’ailleurs leur diete & leur maniere de vivre, il est évident que cette maladie ne sauroit venir de ce qu’ils mangent & boivent, puisqu’ils se nourrissent si différemment, mais de l’air qui les environne & qu’ils respirent en commun. Il seroit donc alors très-inutile de leur faire

______

(d) De flatib. p. 296. lin. 50.
(e) De nat. hom. pag. 228. lin. 50. &c.

changer leur maniere de vivre ordinaire; on rifqueroit même en le faifant, parce qu'à parler en général,
ces changements foudains font dangereux dans tous les cas. La feule chofe
qu'il y ait à faire dans une conjonc-
ture fi fâcheufe, c'eft d'améliorer, s'il
eft poffible, l'état de l'air dont on eft
environné, ou d'abandonner les lieux
qui l'infectent pour aller refpirer ailleurs un air plus pur.

Il faut donc faire attention aux qualités de l'air, & obferver s'il eft chaud
ou froid (f), groffier ou fubtil, humide ou fec, & comment il varie
dans fes différentes qualités : Il faut
que l'expérience nous inftruife des différents effets de ces variations fur notre
fanté; & fi l'on veut faire quelques
progrès dans l'art de guérir les maladies (g), il eft abfolument néceffaire
d'avoir toujours égard aux faifons de
l'année qui différent fi fort les unes
des autres, & qui en conféquence

CHAPITRE
VI.

(f) De morb. vulg. Lib. 6. §. 8. aph. 18. pag.
1199.

(g) De aër. loc. & aq. pag. 280.

opérent tant de changements fur les corps.

Les vents qui régnent dans les pays où l'on vit, méritent l'attention des Obfervateurs. Le vent de Nord (*h*), quand il fouffle long-temps, donne au corps de la fermeté, de la force, de la légéreté & une bonne couleur. Comme il purge l'air des vapeurs groffieres qu'il charrie, & qu'il le rend brillant & ferain, il eft en général de tous les vents celui qui contribue le plus à la fanté. Cependant il ne produit pas toujours ces heureux effets. Quand les perfonnes délicates & qui n'y font pas accoutumées s'y expofent, il leur caufe des rhumes (*i*), des maux de gorge & de poitrine, des conftipations, des friffons, & des ftranguries.

Au contraire, le vent du Midi (*k*) humecte trop la poitrine; il affoiblit & relâche le corps, & occafione par

---

(*h*) De morb. Sacr. p. 308. Vid. infuper fect. 3. Aphor. 17. p. 1247.

(*i*) Sect. 3. Aphor. 5. p. 1247.

(*k*) De morb. Sacr. pag. 308. lin. 26. & fect. 3. Aphor. 17.

là des fluxions. Un temps fort fec (*l*) est fur tout le plus fain.

On fait par expérience, qu'en hiver & au printemps on mange plus & on digere mieux (*m*) qu'en été & en automne, & il ne faut pas en être furpris, les deux premieres faifons, furtout le printemps, rendent la nourriture plus néceffaire au corps que les deux autres.

En hiver (*n*), afin de réfifter au froid, les aliments fecs & chauds font préférables à tous les autres. Au printemps (*o*), quand le temps commence à s'adoucir, le régime doit être accommodé à la faifon, la nourriture que l'on prend doit être plus rafraîchiffante & plus légere. En été, quand le temps devient chaud & fec, elle doit être rafraîchiffante & la boiffon diluante. Mais après l'équinoxe de l'automne (*p*) il faut revenir aux aliments un peu chauds, & prendre peu-à-peu

CHAPITRE
V I.

(*l*) Sect. 3. Aphor. 15.
(*m*) Sect. 1. Aphor. 15. & 18. p. 1243.
(*n*) De vict. rat. Lib. 3. p. 366. lin. 40.
(*o*) Ibid. p. 367. lin. 37. &c.
(*p*) Ibid. Lib. 3. p. 368. lin. 34. &c.

des habits plus épais (*q*), selon qu'on approche de l'hiver.

Le printemps (*r*), à parler en général, est la saison la plus favorable à la santé : l'automne, au contraire est la plus dangereuse, celle où il y a le plus de malades. On remarque que le printemps & le commencement de l'été conviennent le mieux aux enfants & à la jeunesse : l'été & le commencement de l'automne aux vieillards; &

____

(*q*) Notez qu'Hippocrate conseille bien de s'accoutumer peu à peu à une diete plus rafraîchissante au printemps, à mesure que l'on approche de la chaleur ; mais qu'il ne conseille jamais de quitter dès-lors les habits d'hiver, & qu'au contraire, il avertit fort soigneusement, qu'en automne & aux approches du froid, on ait soin de prendre des habits plus chauds. A plus forte raison devons-nous prendre garde à observer ces maximes dans nos climats, où souvent on passe du froid au chaud, trois ou quatre fois dans un jour. Je croirois qu'il est prudent de n'y pas quitter les habits d'hyver avant le mois de Mai, supposé même qu'alors le beau temps & la chaleur paroissent affermis. Notre sage Sydenham observe que l'imprudent usage de quitter trop tôt les habits d'hiver à l'arrivée du printemps, & de s'exposer trop au frais dans les grandes chaleurs, a fait périr plus de gens, que la famine, la peste, & l'épée. De feb. intercurrent. Sect. 4.

(*r*) Sect. 3. aphor. 9. p. 1247.

la fin de l'automne, ainsi que l'hiver, à ceux qui sont dans la fleur de leur âge.

Le printemps (*s*) forme du sang; l'été donne de la bile; les autres saisons produisent des humeurs assorties à leur nature. Le printemps encore, est la meilleure saison de l'année pour se faire saigner, ou pour prendre médecine, si l'on en a besoin, & si l'on peut attendre jusqu'à ce temps-là. Quand la température de l'air (*t*) assortit le caractere de chaque saison, l'année est saine, il y a peu de maladies; mais quand les saisons sont dérangées, comme on parle, c'est-à-dire, quand la température de l'air ne répond pas à la saison où l'on est, il faut s'attendre à des maladies opiniâtres. Le passage soudain (*v*), d'une grande chaleur à un froid extrême est dangereux, & produit presque toujours de funestes effets; & lorsque ces changements surviennent dans un même

---

(*s*) De humor. p. 50. lin. 3.
(*t*) Sect. 3. Aphor. 8. p. 1247.
(*v*) Sect. 3. Aph. 1. & 4.

jour pendant quelque temps, il ne manque presque jamais d'arriver que tout est plein de malades en automne.

On a observé que la nature du climat a une influence marquée, non-seulement sur la figure & sur la constitution des corps humains, mais encore sur les mœurs. Dans l'Asie (x) où la température des saisons est douce, ces rapides passages du froid au chaud peu fréquents, les productions de la terre plus abondantes & plus belles qu'en Europe, les hommes y sont plus affables & plus humains. Au lieu qu'en Europe, les changemens fréquents & extrêmes des saisons y contribuent à exciter les passions, & y portent à des actions plus éclatantes & plus hardies. Je conviens que la nature du gouvernement Asiatique (y), contribue à rendre les hommes qui y sont soumis, plus inactifs & plus tranquilles qu'ils ne le seroient sans cela. Assujettis à des Princes dont le pouvoir est despotique & arbitraire,

(x) De aer. loc. & aq. p. 288. lin. 50. &c.
(y) Ibid. p. 290. lin. 15. &c.

re, ne connoiſſants ni propriété, ni liberté, il n'eſt pas naturel qu'ils s'expoſent à des dangers & qu'ils bravent des périls pour faire des actions dont un fier tyran recueilleroit tout le fruit, pendant qu'ils n'y gagneroient eux-mêmes que des coups & la mort. Sous une domination de cette nature l'homme le plus vaillant a intérêt de paſſer pour n'avoir point de courage.

DES ALIMENTS.

Pour bien entendre ce qui concerne les aliments, il faut apprendre à connoître (z), non-ſeulement quelles ſont les qualités propres & naturelles à chacun d'eux, mais encore celles qu'ils reçoivent de l'art, dans les différentes préparations qu'il leur donne. La fleur de froment, quand on y laiſſe le ſon, eſt laxative & peu nourriſſante; mais fine au contraire & bien purifiée, elle n'eſt nullement laxative & nourrit beaucoup. On ne ſauroit croire combien il influe ſur la ſanté (i).

(z) De vict. rat. Lib. II. p. 355. lin. 4. 25.
(a) De priſc. med. p. 13. lin. 17.

F

de manger du pain blanc ou du bis, du pain fort cuit ou peu cuit.

Il faut après cela, qu'un médecin (*b*) obferve quelle eft la nature & la conftitution des perfonnes par rapport aux aliments dont ont les nourrit ; qu'il foit fort attentif aux plaintes que l'on forme fur les mauvais effets des aliments dont on a mangé, & qu'il tâche de découvrir pourquoi ils produifent ces effets fur les uns, pendant qu'ils ne les produifent pas dans les autres. Le fromage (*c*), par exemple très-nuifible à quelques perfonnes, convient à d'autres parfaitement, & l'on trouvera que cela vient fans doute de la différence des humeurs, qui prédominent dans ces premiers ; humeurs qui devront être corrigées, ou bien il faudra renoncer au fromage.

Le corps humain contient quatre fortes d'humeurs (*d*) fort différentes relativement au chaud, au froid, à l'humide & au fec, favoir, le fang, le flegme, la bile jaune & la bile noire :

(*b*) Ibid. p. 16. lin. 47. &c.
(*c*) Ibid. p. 17. lin. 7.
(*d*) De natur. homin. p. 225. lin. 41. &c.

elles se manifestent assez souvent, soit dans les vomissements , soit à la selle. La santé dépend du juste mélange de ces quatre humeurs , tout ce qui fait que l'une prédomine sur les autres , lui est nuisible.

Une chose souverainement funeste à la santé (*e*) , c'est de prendre des aliments plus qu'on ne peut en porter , quand en même temps, on ne se donne pas assez d'exercice pour dissiper cet excès de nourriture. D'un autre côté , (*f*) , il est tout aussi pernicieux de prendre moins d'aliments que la constitution ne l'exige ; ainsi l'abstinence est d'une très - grande efficace , soit pour nous entretenir en santé , soit au contraire pour nous jeter dans un état de foiblesse qui méne à la mort. Je ne crains pas même de dire, qu'encore que la réplétion produise beaucoup de maux , une trop grande abstinence n'en cause pas de moins dangereux : mais l'une & l'autre demandent d'attentives observations pour

Chapitre
VI.

____

(*e*) De flatib. p. 297. lin. 36.
(*f*) De prisc. med. p. 11. lin. 17. &c.

F 2

en juger furement, parce qu'on n'a point de régle pour en prefcrire le dégré, & que c'eft une affaire de fentiment, dont chacun doit décider pour foi-même. Je tiens pour très-difficile de marquer à quel point commence une indifpofition, foit parce qu'on a trop mangé, foit parce qu'on a trop peu mangé. Le plus habile là-deffus, fera celui qui y fera le moins de fautes.

Il faut éviter avec foin dans un même repas, la diverfité des aliments qui différent dans leur nature (*g*) : ce mélange ne peut que caufer du défordre, & qu'occafionner dans les inteftins beaucoup de mouvements flatueux.

Manger plus que la nature ne le demande (*h*), c'eft certainement s'expofer à plufieurs maladies, fi l'on y revient fouvent. Mais toute obfervation faite, il eft décidé qu'il y a encore plus de rifque dans une diete trop févere, & à pouffer trop loin l'abfti-

(*g*) De flatib. p. 297. lin. 38.
(*h*) Sec. 2. aph. 17. p. 1245.

nence (*i*), qu'à manger quelquefois plus qu'on ne devroit ; & qu'il y a tel cas, où il réfulte de beaucoup plus fâcheux effets de la moindre violation d'une abftinence habituelle, que d'une diminution confidérable de la portion abondante de nourriture à laquelle on s'étoit accoutumé. D'où je conclus, qu'une trop grande exactitude à fe nourrir toujours dans une mefure précifément égale, n'eft nullement favorable à la fanté.

Tout ce qu'on mange fournit une bonne nourriture quand l'eftomach le digére bien (*k*): au contraire, tout aliment que l'eftomach ne peut pas digérer eft nuifible au corps. Il y a des gens, qui par la force de l'habitude & de leur tempérament, peuvent faire trois bons repas par jour (*l*). Ceux qui font dans l'ufage d'en faire conftamment deux, ne peuvent guere en laiffer un fans s'en appercevoir. Ils font foibles, abbattus, fe plaignent de mal au cœur & ne fauroient travailler ;

(*i*) Sect. 1. aph. 5. p. 1243.
(*k*) De loc. in hom. p. 422. lin. 19.
(*l*) De rat. vict. in acut. p. 388. lin. 38. &c.

F 3

ils fentent un vuide dans leurs boyaux, ils ont les yeux pefants, la bouche amere, les extrêmités du corps froides. Qu'ils prennent garde néanmoins, quand ils ont été obligés de fe priver d'un repas, du dîner par exemple, de fe livrer à leur appétit fans mefure, en fe mettant à table pour fouper : s'ils le font, ils éprouveront une pefanteur fâcheufe d'eftomach, & pafferont une nuit beaucoup moins tranquille que s'ils avoient dîné & foupé à plein. Je confeillerois donc, à quiconque étant dans l'habitude de faire deux repas par jour, a été obligé de perdre fon dîner & de jeûner plus que de coutume, & qui par-là fe trouve foible & abbattu, je lui confeillerois, dis-je, d'éviter ce jour-là le chaud, le froid, le travail, & de prendre le foir un repas plus léger qu'à l'ordinaire, quelque chofe de chaud à l'écuelle, plutôt qu'une nourriture forte & folide (*m*).

(*m*) J'ai fouvent fait l'épreuve de l'utilité de ce precepte, quand mes occupations m'ont obligé à me priver du dîner. Lorfque je foupois enfuite à l'ordinaire, & que je mangeois de la viande, je ne manquois point d'être malade, mais fi je pre-

D'un autre côté (*n*), fi des gens accoutumés à ne faire qu'un repas par jour, font par hazard obligés d'en faire deux, ils ne manquent point de fe trouver chargés, pefants, altérés, & quelquefois il ne leur faut qu'un feul excès de ce genre pour s'attirer de grands maux.

En général, fi quelqu'un a mangé plus qu'il n'eft accoutumé de faire (*o*), & qu'il fe trouve l'eftomach pefant & dérangé, le plus fage parti qu'il puiffe prendre, eft de recourir à un vomitif (*p*).

Un aliment peut à jufte titre paffer pour léger, lorfqu'étant pris modérément, ou même avec tant foit peu d'excès, il ne caufe ni plénitude, ni tranchées, ni vents ; mais fe digére

CHAPITRE
VI.

---

nois une taffe de chocolat, ou du gruau, ou quelque chofe de femblable, je dormois fort tranquillement.

(*n*) De prifc. med. p. 12. lin. 1.

(*o*) De affect. p. 530. lin. 15.

(*p*) Le fage fils de Sirach, en a jugé comme Hippocrate, Voyez Ecclef. XXXI. 24., & il eft certain qu'on voit des gens par centaines qui perdent la vie, & par milliers, qui fouffrent des douleurs & des maux pour avoir ignoré ou négligé cette maxime.

aisément, & passe en son temps avec facilité (*q*). Au contraire donc, un aliment est pesant lorsqu'étant pris modérément, ou même en petite quantité, il pese sur l'estomach, & cause de la plénitude & des anxiétés. L'excès dans le boire n'est point aussi funeste que dans le manger (*r*).

Ceux qui croissent (*s*) ont beaucoup de chaleur naturelle, ainsi ils ont besoin de beaucoup de nourriture : mais les vieillards ont peu de chaleur naturelle, aussi n'ont-ils besoin que de peu d'aliments, parce qu'elle seroit éteinte par une abondante nourriture.

Les aliments & les boissons (*t*) les plus convenables par leur nature au corps humain ; les plus propres à le tenir sain, bien nourri, fort, sont le pain, la viande, le poisson & le vin. Cependant ces mêmes aliments, si l'on en fait excès, attirent des maladies & la mort plutôt que d'autres qui sont moins nourrissants & qui ont moins de force.

(*q*) De affect. p. 527. lin. 34.
(*r*) Sect. 2. aph. 11. p. 1244.
(*s*) Sect. 1. aph. 14. p. 1243.
(*t*) De affect. p. 528. lin. 17.

Il ne faut donner aux perſonnes foibles & d'une conſtitution délicate (v), qu'une nourriture qui ne cauſe point de vents, point de reproches aigres, point de tranchées, & qui ne ſoit ni laxative ni reſſerrante.

Quand quelqu'un qui releve de maladie (x), mange avec appétit & n'en reçoit aucune force, c'eſt ſigne qu'il mange plus qu'il ne peut digérer ; mais s'il mange modérément ſans que cela lui profite, il faut en conclurre qu'il a dans le corps de mauvaiſes humeurs qu'on doit avant tout évacuer.

Quand le corps eſt ſale & chargé de mauvaiſes humeurs, plus on le nourrit & plus on lui fait de mal (y).

Des eſpeces particulieres d'ALIMENTS & des BOISSONS dont on ſe ſert dans l'uſage ordinaire.

Le gros pain ou pain bis tient le ventre libre, mais ne nourrit pas

---

(v) Ibid. p. 527. lin. 17.
(x) Sect. 2. aph. 8. p. 1244.
(y) Ibid. aph. 10.

autant que l'autre (*z*) : le pain blanc de fine farine bien féparée du fon, nourrit plus & relâche moins : celui qui eſt fait avec du levain ſe digére aiſément & paſſe ſans peine, mais celui qui n'a point de levain, plus difficile à digérer, nourrit auſſi davantage quand l'eſtomach peut s'y faire.

Le pain du jour (*a*), pourvu qu'il ne ſoit pas chaud, vaut mieux que le pain de la veille. La vieille farine fait de mauvais pain.

La chair des animaux ſauvages eſt plus féche que la chair des animaux domeſtiques, & celle des animaux nourris à l'étable plus que celle des animaux qu'on tient à la prairie (*b*). La chair des animaux dans la vigueur de l'âge, & de ceux que l'on a mutilés, eſt la meilleure ; celle des animaux dont on ne ſe ſert pas pour un rude travail eſt la plus tendre. La chair des oiſeaux qui ſe nourriſſent de grains eſt moins humide & moins huileuſe

---

(*z*) De vict. rat. Lib. 2. p. 356. lin. 2. &c.
(*a*) ibid. Lib. 2. p. 356. lin. 35.
(*b*) Ibid. pag. 358. lin. 16. &c.

que celle des canards & des autres animaux aquatiques (*c*).

Le mouton (*d*) convient également aux gens délicats & aux robuftes ; mais le bœuf eft pefant. Quant au porc , il ne convient qu'aux perfonnes d'un bon tempérament & qui font beaucoup d'exercice : il eft trop fort pour les gens foibles & qui menent une vie fédentaire (*e*).

Le poiffon (*f*) qui vit dans les étangs , ou en général celui qui eft fort gras eft de difficile digeftion ; mais celui qui vit près des côtes de la mer eft facile à digérer. Le poiffon grillé

CHAPITRE
VI.

(*c*) Ibid. pag. 357. lin. 42. &c.

(*d*) De affect. pag. 528. iin. 51.

(*e*) Galien qui avertit auffi , que la chair de cochon a les qualités qu'on lui attribue ici , confirme la chofe par l'expérience des Athletes , qui fe produifoient aux jeux olympiques. " Suppofé, dit-il, ,, deux champions de même force , accoutumés aux ,, mêmes exercices , & tous deux à la viande de ,, cochon , fi l'un d'eux change de régime, & mange ,, un feul jour de quelqu'autre viande en même ,, quantité , il deviendra d'abord plus foible ; s'il ,, en mange plufieurs jours , non-feulement il fe ,, trouvera plus foible , mais il maigrira à vue d'œil ,, parce qu'il fe trouvera moins nourri ,,. Claff. 2. de Aliment. facult. Lib. 5. cap. 2.

(*f*) De affect. pag. 529. lin. 10.

est plus pesant que celui qui est bouilli.

Les nourritures ameres (*g*) desséchent ou constipent ; les acides amaigrissent & causent des douleurs d'estomach : les choses salées excitent à aller à la selle & à faire de l'eau ; les grasses nourrissent le flegme.

Le lait (*h*) est nuisible aux fiévreux ; à ceux qui sont sujets à des maux de tête ; à ceux dont les intestins sont sujets à des vents & aux flatuosités ; & à ceux qui sont ordinairement altérés. Il ne vaut rien encore à ceux qui rendent par les selles ou de la bile toute pure, ou beaucoup de sang. Il convient au contraire aux gens maigres, & qui penchent à la consomption, pourvu qu'ils n'aient pas une forte fievre, ou qu'ils ne se plaignent pas de quelques-unes des incommodités dont on vient de parler.

Les oignons, les porreaux & les raiforts sont chauds & acrimonieux (*i*): la moutarde & le cresson donnent aisément des difficultés d'uriner : le cé-

____

(*g*) Ibid. lin. 32.
(*h*) Sect. 5. aph. 64. pag. 1255.
(*i*) De vict. rat. Lib. 2. pag. 359. 360.

leri au contraire eſt diurétique. Toutes
les herbes odoriférantes & aromatiques
échauffent : toutes les eſpeces de choux
diſſolvent la bile : la laitue rafraîchit
& relâche : les concombres ſont froids,
cruds, peſants & indigeſtes : les poires
bien mûres relâchent, celles qui ne le
font pas reſſerrent : les pommes un peu
aigres ſe digérent plus aiſément que
celles qui ſont douces & fades : toutes
les eſpeces de légumes ſont venteu-
ſes (*k*), de quelque maniere qu'on les
prépare.

Le miel (*l*) pris pur, excite l'urine,
purge trop & affoiblit plutôt qu'il ne
fortifie ; mêlé à d'autres aliments, il
eſt une fort bonne nourriture, & contribue à donner de la couleur.

D U V I N.

Le vin pur, ſi l'on en prend trop
affoiblit. On le voit aſſez aux actions
de ceux qui ſont dans le cas (*m*). Les

(*k*) De vict. rat. in acut. p. 404. lin. 28.
(*l*) De affect. pag. 529. lin. 50.
(*m*) De priſc. medic. pag. 17. lin. 4.

vins doux (*n*) donnent moins à la tête , & font plus laxatifs que les vins forts & fecs ; mais ils font flatueux & gonflent les boyaux ; ils ne valent rien aux bilieux, parce qu'ils augmentent la foif ; ils favorifent plus l'expectoration , & font moins diurétiques que les vins blancs & fecs ; autant d'obfervations d'ufage , mais que nos ancêtres ignorerent. Les vins noirs ou orangés ne peuvent faire que du bien quand on a le ventre lâche , bien entendu qu'en même-temps on n'aura aucun mal de tête , rien qui empêche ni la falivation , ni de faire de l'eau. Obfervons encore que le vin trempé eft favorable à la tête , à la poitrine , & à tous les conduits de l'urine ; au lieu que le vin pur ou mêlé avec très-peu d'eau , convient mieux à l'eftomac & aux inteftins. Un verre de vin fuffit pour abattre la faim (*o*).

DE L'EAU.

Les eaux qui coulent des terrains

(*n*) De vict. rat. in acut. pag. 392. lin. 23. &c.
(*o*) Sect. 2. aphor. 21. pag. 1245.

élevés font les meilleures. On préfére
celles dont les fources font tournées
au levant, parce qu'elles font les plus
claires, fans odeur, ni goût (*p*).

L'eau de pluie quand on la recueille
dans de petits vaiſſeaux (*q*), eſt légere,
douce, limpide; car l'eau qu'attire le
foleil, & qui produit la pluie, eſt la
plus fine & la plus légere de toutes:
mais l'eau de pluie a ce défaut, qu'elle
fe corrompt aifément, parce qu'elle
contient quantité de parties étrangeres.
Pour s'en fervir, il faut la bouillir, ou
la faire filtrer.

Toute eau produite par la glace (*r*)
ou par la neige (*s*) fondue eſt mauvaife.

CHAPITRE
VI.

(*p*) De aër. loc. & aq. p. 284. lin. 20.
(*q*) Ibid. pag. 285. lin. 6.
(*r*) Ibid. pag. 285. lin. 44.
(*s*) Je n'ignore pas que Boerhave dans fes éléments de Chymie, Tom. I. p. 601. parlant de l'eau
qu'on recueille de la neige, paroit au premier coup
d'œil contredire Hippocrate, & aſſurer que cette
eau eſt également pure & faine. Mais il faut bien
remarquer que Boerhave ne parle pas dans cet
endroit de l'eau de neige commune; il parle de
neige recueillie dans un lieu inhabité, pour des expériences chymiques, & dont on auroit été atten-
tifs à ne prendre que la furface. C'eſt de cette neige
fondue qu'il aſſure qu'elle donneroit une eau pure,

La raison en est, que les parties les plus légeres & les plus subtiles de l'eau s'évaporent dans la gelée, qui n'y laisse que les plus pésantes & les plus grossieres. Je ne saurois donc en approuver l'usage. Autant que l'eau trouble qui se produit en hiver de la glace & de la neige fondue est mauvaise, autant en été, l'eau stagnante, puante & d'une mauvaise couleur, est mal saine & occasionne des maladies.

Les personnes saines & robustes (t) peuvent boire de l'eau, telle qu'elle se présente sans tant de choix; mais quand on a recours à l'eau pour rétablir sa santé, ce choix est une affaire sérieuse. La plus légére, la plus pure, la plus douce est celle qu'il faut à des personnes constipées; celle qui est plus rude convient mieux aux gens dont

legére, excellente; au lieu qu'Hippocrate parle de l'eau de neige ordinaire, impregnée de la boue, & des sels de la terre sur laquelle elle avoit coulé. Il n'y a donc aucune opposition sur ce sujet entre Boerhave & Hippocrate.

(a) De aër. loc. & aq. p. 283. lin. 34.

dont les inteſtins ſont trop humides &
trop flegmatiques.

L'eau eſt en général très-ſalutaire à
ceux dont le tempérament eſt chaud
(*v*). Preſque tous les buveurs d'eau
ſont gens de bon appetit (*x*).

DES EAUX MINÉRALES.

Hippocrate parle, mais en deux
mots des eaux chaudes (*y*), de celles
ou il y a de l'acier, des ſources ni-
treuſes & des autres eaux minérales.
Mais comme il n'avoit pas beaucoup
de connoiſſance de leur vertu, il ne
s'étend pas à les célébrer.

DES BAINS.

Tout habile médecin doit être inſtruit du préjudice que peuvent cauſer
des bains pris mal à propos (*z*).

Le bain d'eau froide (*a*) humecte

______

(*v*) Ibid. p. 284. lin. 38.
(*x*) De morb. vulg. L. 6. & Sect. 4. aph. 13.
18. pag. 1180.
(*y*) De aër. loc. & aq. pag. 284. lin. 15. &c.
(*z*) De priſc. medic. p. 17. lin. 29.
(*a*) De vict. rat. Lib. 2. p. 361. lin. 46.

G

& rafraichit le corps; mais le bain
d'eau salée échauffe & desseche : les
bains chauds exténuent & rendent fril-
leux quand on les prend à jeun, ils
échauffent & humectent après le repas.
Les bains froids au contraire échauffent avant le repas, mais déssechent
& transissent après le repas. Les bains
tiédes (b) font du bien en divers cas
de maladie; ils soulagent des maux
de côté, de poitrine, de dos; ils
facilitent la respiration; ils font uriner & cracher; ils ôtent la lassitude
& dissipent la pésanteur de tête; cependant l'usage en demande plusieurs
précautions, afin qu'ils soient utiles.
Il faut que le passage au bain ne soit
pas long; qu'on y entre & qu'on en
sorte facilement. Le malade qui se baigne doit se tenir en repos dans sa
place; garder le silence, laisser faire
ceux qui le baignent & qui le fro-
tent. Malheureusement il y a peu de
maisons ou on trouve les choses nécessaires pour la commodité du bain,
& quand elles y manquent il fait

____

(b) De rat. vict. in morb. acut. p. 395. lin. 6. &c.

plus de mal que de bien. N'oublions
pas que les bains en général font
nuifibles à ceux qui faignent du nez,
à ceux qui ont, ou des foibleffes, ou
des douleurs d'eftomac, & aux gens,
ou trop referrés, ou trop relachés ; à
moins que ces derniers n'ayent eu
foin de fe purger auparavant.

De L'EAU FROIDE bue à l'ordinaire.

Je ne faurois, dit Hippocrate, affi-
gner de grandes vertus à l'eau froide (c). Je dirai feulement quelle
peut être d'ufage en quelques maladies aigues (d) ; elle ne foulage point
de la toux ; elle ne favorife point
l'expectoration dans les inflammations
du poumon ; elle caufe au contraire

(c) Ibid. p. 394. lin. 30. &c.
(d) Il nous paroit que dans ce paffage Hippocrate ne décrit les effets de l'eau froide , que par
rapport à des perfonnes actuellement indifpofées ;
car il n'y a point de doute que l'eau froide ne foit
la boiffon la plus faine en foi-même pour fortifier
des enfants d'un bon tempérament , augmenter la
vigueur de la jeuneffe , & généralement parlant ,
de tous ceux qui font d'un bon tempérament ,
furtout s'ils s'y font accoutumés de bonne heure.

G 2

fâcheufe pefanteur dans l'eftomac qu'elle inonde. D'ailleurs, loin d'étancher la foif elle l'augmente plutôt. Dans quelques conftitutions, elle accroît la bile, elle diminue la force, elle relâche les inteftins. Par cela même qu'elle eft froide & crue, elle paffe lentement, & n'excite ni à aller à la felle, ni à uriner. Si pendant qu'on a la fiévre, on la donne à boire au moment qu'on a les pieds froids, elle fait beaucoup de mal. D'un autre côté néanmoins, foit qu'on ait de grands maux de tête, foit qu'on fe fente quelque grande agitation, il convient de ne boire que de l'eau, ou tout au plus de petit vin blanc & de l'eau après. A la faveur de ce mélange, le vin fera moins nuifible à la tête & à la tranquillité des fens.

Du SOMMEIL & de la VEILLE.

Le fommeil & la veille portés au-delà de leurs juftes bornes nuifent l'un & l'autre à la fanté ( ) : les veilles exceffives empêchent la digeftion

***

(c) Sect. 7. aph. 73. p. 1261.

& produifent des crudités (*f*); mais auffi de dormir trop affoiblit le corps, appéfantit la tête, & rend comme ftupide.

Selon le cours de la nature nous fommes faits pour veiller le jour & dormir la nuit (*g*). Les gens qui pratiquent le contraire font tôt ou tard punis de leur fottife (*h*).

Que l'on dorme dans un appartement grand & bien aéré ; mais qu'on ait toujours foin d'être bien couvert pendant le fommeil (*i*).

Lorfque durant fon fommeil un homme a des fonges qui ont du rapport à ce qu'il a fait dans le jour, & pour objet des chofes naturelles & convenables, c'eft figne qu'il fe porte bien ; c'eft une marque qu'il n'a befoin ni d'évacuation, ni de répara-

---

(*f*) De rat. vict. in acut. p. 392. lin. 17.
(*g*) Prænot. p. 39. lin. 40.
(*h*) Galien fait ici une remarque, c'eft que dans le temps d'Hippocrate, l'ufage étoit conforme à la nature ; ,, mais à préfent, dit-il, les riches ,, en ont bouleverfé l'ordre, & font de la nuit le ,, jour ". De fan. tuend. Lib. 6. cap. 5.
(*i*) De morb. vulg. Lib. 6. Sect. 4. aph. 14. cum interpret. Galeni.

tion de forces; & qu'actuellement aucune maladie n'a commencé d'alterer sa santé. Mais les songes qui font contraires aux actions de la journée, annoncent du défordre (*k*) dans la machine; défordre plus ou moins grand, felon que ces songes s'écartent plus ou moins des actions naturelles ou habituelles de celui qui les à faites. Je conseille donc qu'en pareil cas on aille à la source du mal, & qu'on travaille à prévenir ou à guérir ce dérangement. Si par exemple on réve qu'on a une évacuation, c'est figne que le corps est trop plein, & qu'on doit le néttoyer, foit par des vomitifs, foit par l'abstinence, foit par l'exercice. Si l'on réve que l'on mange avec appétit des aliments ordinaires (*l*), c'est une marque que le corps est vuide & doit prendre plus de nourriture. Les fonges lugubres & effrayants annoncent dans le fang un ralentiffement (*m*) auquel il faut remédier. Ces régles ne font nullement

---

(*k*) De infomn. p. 376. lin. 13.
(*l*) Ibid. p. 380. lin. 5.
(*m*) ἐπίγασιν τȣ̃ αἵματος σημαίνει.

méprifables ; fi on les obferve , on en recueillera bientôt le fruit.

De la Réplétion & de l'Évacuation.

Pour fe conferver en bonne fanté , il convient de fe défaire à la felle chaque jour de la lie des aliments qu'on a digéré la veille (*n*).

Les gens qui mangent & qui boi-vent peu (*o*), & qui cependant font une grande fatigue, font d'ordinaire refferrés & vont à peine tous les trois ou quatre jours à la garde-robe , ce qui les met en danger de prendre la fiévre ou le dévoiement : mais ceux qui mangent beaucoup & qui effuyent beaucoup de fatigue , vont aifément à la felle & proportionnellement , foit à l'exercice , foit à la nourriture qu'ils prennent. Que fi (& la chofe eft bien digne d'être remarquée) de plu-fieurs perfonnes qui fe portent bien & qui prennent la même quantité d'aliments , les uns fe donnent plus

_____

(*n*) De morb. p. 511. lin. 23.
(*o*) Prædict. Lib. 2. p. 87.

d'exercice que les autres, ceux qui travaillent le moins auront le plus de felles, & ceux qui fatiguent le plus en auront le moins.

Les maux que trop de plénitude caufe, doivent être guéris par des évacuations ; il faut remédier à ceux que de trop fortes évacuations occafionnent, par une plus abondante nourriture prife peu à peu (*p*).

Les jeunes gens doivent fe tenir le ventre libre. Cette attention n'eft pas fi néceffaire aux vieillards (*q*)

Ceux qui lâchent beaucoup d'eau ont peu de felles (*r*).

Quand il faut néttoyer le corps, les gens maigres & qui fupportent aifément les vomitifs doivent y recourir ; mais les perfonnes qui ont de l'embonpoint & qui rendent difficilement, n'ont qu'à prendre quelques potions purgatives. En général il faut obferver, que les vomitifs valent mieux en été à ceux à qui ils con-

---

(*p*) De natur homin. p. 228.
(*q*) Sec. 1. aph 53. p 1246.
(*r*) Sect. 4. aph. 82. p. 1252.

viennent, & les purgatifs en hiver (*s*).

Prendre médecine quand on se porte bien, c'est détruire sa santé (*t*).

L'usage modéré du mariage convient à ceux qui sont surchargés de phlegme, mais ordinairement il constipe (*v*).

Du MOUVEMENT & du REPOS.

Si une fatigue excessive a causé quelque mal, c'est par le repos qu'il faut le guérir, & si au contraire l'inaction en est la source, c'est à l'exercice qu'il faut recourir (*x*).

Si tout le corps se repose beaucoup plus long-temps que de coutume, on ne doit pas croire que ce repos en augmente la force, & ce que je dis du tout, je le dis de chacune de ses parties séparement (*y*). Si après une longue habitude d'inaction, l'on vient à se livrer à un trop grand exercice,

CHAPITRE
VI.

(*s*) Ibid. aph. 4. 6. 7.
(*t*) Sect. II. aph. 36 & 37.
(*v*) De morb. vulg. Lib. 6. Sect. 5. aph. 22 & 26
(*x*) De natur. hom. p. 208. lin. 18.
(*y*) De vict. rat. in morb. acut. p. 391. lin. 29.

furement on s'en trouvera mal. Les
pieds après un trop long repos ne fuf-
fifent pas à une grande promenade ;
les autres membres après une trop
longue inaction perdent en grande
partie leur ufage. Un lit mollet eft
infuportable à quelqu'un qui n'eft pas
accoutumé à prendre fes aifes, tout
autant qu'un lit dur à un homme qui
eft dans l'habitude de s'écouter & qui
ne connoît point de fatigues.

S'il arrive à quelqu'un de tomber
d'un état de fatigue habituel dans un
état d'inaction (z), qu'il obferve
avec foin les régles de la fobriété,
autrement il court rifque de fe trouver ou tourmenté de maux cruels, ou
furchargé d'humeurs accablantes.

Ceux qui prennent rarement de
l'exercice, font fatigués du moindre
exercice qu'ils fe donnent ; au lieu
que quand on eft accoutumé à la fatigue on en peut fupporter beaucoup,
prefque fans s'en appercevoir (a).

Les frictions donnent au corps de

____

(z) Ibid. p. 392. lin. 5.
(a) Ibid. p. 364. lin. 33.

la chaleur & le rendent ferme, robufte ( ).

Lire à haute voix & chanter, donne
auffi de la chaleur au corps & le deffeche.

La promenade eft de tous les exercices celui qui convient le mieux à
un homme qui fe portent bien (c).

Généralement parlant, l'exercice modéré fortifie le corps & donne de la
vigueur aux organes des fens (d). Notez
qu'il n'eft jamais meilleur qu'avant le
repas (e).

Des PASSIONS & des AFFECTIONS de l'Ame.

Une violente colere (f) ferre le
cœur, contracte les poumons, remplit la tête d'humeurs chaudes; au
lieu que le calme & la tranquillité de
l'ame mettent le cœur à l'aife.

(b) Ibid. lin. 7.
(c) Ibid. p. 363 lin. 5.
(d) Ibid. p. 362. lin. 46.
(e) De morb. vulg. Lib. 6. Sect. 4. aph. 28.
p. 1181.
(f) Ibid. Sect. 5. aph. 8. p. 1184.

La crainte & le chagrin s'ils durent long-temps ménent à la mélancolie (*g*).

La terreur, la honte, la joie, la colere , ont de très-grandes influences sur le corps (*h*), parce qu'elles le pouſ-ſent à des actions relatives à leurs objets ; par exemple la vue ſubite d'un ſerpent fera pâlir , & ſi tout d'un coup on ſe trouve ſur le bord d'un précipice , on en éprouvera un tremblement univerſel.

Les ſoins & la méditation ſont l'exercice de l'ame (*i*).

Voilà en peu de mots un détail de tout ce que j'ai pu trouver dans les écrits d'Hippocrate ſur les ſix articles néceſſaires à la vie humaine. J'ai promis les autres regles générales de ce grand Médecin pour la conſervation de la ſanté. Les voici.

Première regle générale. Tout excès eſt contraire à la nature (*k*). Cet aphoriſme, Hippocrate le confirme par

(*g*) Ibid. Sect. 6. aph. 23. p. 1257.
(*h*) De humor. p. 49. lin. 35.
(*i*) De morb. vulg. Lib. 6. Sect. 5. aph. 10. pag. 1184.
(*k*) Sect. 2. aphor. 51. p. 1246.

un autre (*l*) , où il nous apprend qu'il faut obferver les regles d'une jufte modération dans l'exercice , le manger, le boire , le fommeil , le mariage ; & par un troifieme qui porte , que toute évacuation & toute plénitude pouffées à l'excès font également pernicieufes (*m*).

SECONDE REGLE GÉNÉRALE. Il eft dangereux à toute perfonne qui a contracté de longue main quelque habitude, d'y renoncer foudainement pour paffer à l'extrêmité oppofée (*n*). Ailleurs Hippocrate ajoute , qu'il faut toujours avoir beaucoup d'égard pour ce qu'on fait habituellement , par rapport aux aliments , à la maniere de fe vêtir , à l'exercice , au fommeil , au commerce des femmes & aux paffions de l'ame (*o*). Et il eft fi pofitif fur ce fujet , qu'il affure que même un mauvais régime (*p*) auquel on s'eft accoutumé dans le manger & dans le boire , eft

---

(*l*) De morb. vulg. Lib. 6. aph. 5. p. 1190.

(*m*) Sect. 1. aphor. 4. p. 1243.

(*n*) De rat vict. in morb. acut. p. 389. lin. 20.

(*o*) De morb. vulg. Lib. 6. Sect. 8. aph. 43. pag. 1201.

(*p*) De vit. rat. in morb. acut. p. 388. lin. 20.

moins nuifible à la fanté , qu'un paffage foudain à une meilleure diete ,
ce qu'il confirme dans la fuite en difant
par exemple , que fi quelqu'un qui eft
accoutumé à boire du vin (*q*) fe met à
boire de l'eau , il en fera puni par une
péfanteur d'eftomac , & par des vents
incommodes dans les inteftins ; pendant
qu'au contraire , de paffer tout d'un
coup de l'ufage de l'eau ou du vin
trempé à celui du vin pur , c'eft s'expofer à l'altération , à des palpitations & à
des péfanteurs de tête.

Troisieme regle générale. La
tempérance & l'exercice font les deux
grands moyens de conferver la fanté (*r*), ou , pour parler avec Hippocrate dans un autre endroit (*s*), s'il
y a moyen de proportionner à la
quantité précife d'aliments qu'un homme prend pour fe nourrir , la mefure
de l'exercice néceffaire pour qu'il fe
défaffe de fes aliments , enforte que
l'un n'excede pas l'autre , ou ne l'ex-

(*q*) De rat. vict. in morb. acut. p. 389. lin. 46.
(*r*) De morb. vulg. Lib. 6. Sect. 4. aph. 20. pag.
1180.
(*s*) De vict. rat. Lib. 1. p. 341. lin. 23.

cede que très-peu, cette juste proportion donnera la régle précise qu'il doit observer pour entretenir sa santé, & pour prévenir mille maux. Les aliments (*t*) en effet remplissent le corps, l'exercice au contraire le vuide; par conséquent, une proportion exacte entre le dernier & les premiers, doit mettre le tout en équilibre & entretenir la santé. Il est vrai comme notre grand maître le reconnoît, qu'il n'est pas possible d'établir cet équilibre jusqu'à la derniere précision, parceque l'âge, le tempérament, la saison, &c. y mettent des différences notables (*v*). Cependant on peut bien observer si l'on y a fait quelqu'excès, & s'astreindre ensuite à l'éviter pour ne pas augmenter le mal, parce que, comme il le dit fort bien (*x*), la plûpart des maladies ne font pas tout d'un coup sentir leurs violentes atteintes, mais peu-à-peu & par dégrés. Il se félicite même, d'avoir été le pre-

CHAPITRE
V I.

(*t*) De rat. vict. Lib. 1. p. 341. lin. 7.
(*v*) Ibid. Lib. 3. p. 366. lin. 5. &c.
(*x*) Ibid. Lib. 1. p. 341. lin. 37.

mier (y) à donner cette régle si utile pour prévenir les maladies; & témoigne dans les termes les plus forts, combien il est étonné que personne avant lui n'eût pensé à une chose aussi importante : „ c'est moi, dit-il (z), qui „ ai découvert les symptomes par les„ quels tout excès, soit de la nourri„ ture sur l'exercice, soit de l'exercice „ sur la nourriture, peut être connu dès „ le premier commencement, & com„ ment on peut empêcher qu'il n'occa„ sionne quelque maladie ". Et véritablement c'est-là rendre à peu près le même service au genre humain, que si l'on avoit trouvé pour chacun la proportion précise qu'il doit observer entre la nourriture & l'exercice, afin de les mettre en soi dans un parfait équilibre.

Il seroit bien difficile de ranger exactement en différentes classes, tous ces symptomes d'excès dans les aliments dont on se nourrit, ou dans l'exercice qu'on se donne, & dont

Hippocrate

____

(y) Ibid. Lib. 3. p. 369. lin. 1.
(z) Ibid. Lib. 3. p. 366. lin. 18.

Hippocrate a fait l'énumération dans son troisieme livre de la diete. Je vais pourtant essayer de le faire, avec autant de clarté & de précision qu'il sera possible, selon l'esprit de l'Auteur, & pour cet effet, voici l'arrangement que j'y mets. D'abord il traite des symptomes qui concernent l'excès de la nourriture par-dessus l'exercice, ensuite, de ceux qui regardent l'excès de l'exercice par dessus la nourriture, & l'on peut réduire les premiers à six classes.

Premiérement. Quelquefois il arrive d'abord après (*a*) le souper que les narines se bouchent & se remplissent sans aucune cause apparente, & sans qu'on puisse en faire sortir aucune mucosité, jusqu'à ce que le lendemain matin on ait pris quelqu'exercice; bientôt après les paupieres deviennent pésantes, on perd insensiblement la couleur & l'appétit, & à la fin il survient, ou quelque fluxion, ou la fiévre, au premier accident qui met en mouvement les humeurs qui

---

(*a*) De vict. rat. Lib. 3. p. 369. lin. 10. &c.

H

furabondent. Telles font les marques d'une plénitude qui s'eft formée par dégrés, & qu'ordinairement on attribue à quelque négligence, ou à quelque faute particuliere dont on s'eft rendu coupable; mais qui furement n'auroit pas produit ces effets. Or il ne faut pas attendre que cette plénitude devienne plus confidérable. D'abord qu'on a obfervé les fymptomes que je viens de décrire, il faut retrancher de la nourriture & augmenter l'exercice, jufqu'à ce que ces fymptomes de plénitude foient diffipés.

Secondement (*b*). Il arrive à d'autres, lorfqu'ils prennent plus de nourriture qu'ils ne font d'exercice, qu'au commencement ils dorment bien, & même qu'ils éprouvent de l'affoupiffement dans le jour, mais que lorfque la plénitude augmente, leurs nuits deviennent inquiétes, & qu'ils ont un fommeil troublé par des fonges effrayants, par des images de batailles, &c. En ce cas il eft à craindre que les humeurs accumulées ne fe jettent fur

____

(*b*) De viĉt. rat. lib. 3. p. 369. lin. 45.

quelque partie, & ne l'affectent dangereusement ; mais il y a moyen d'y remédier. On n'a pour cela qu'à diminuer la nourriture & à augmenter l'exercice.

Troisiémement (c). Un autre inconvénient que produit la plénitude, c'est une douleur, une lassitude tantôt dans une partie, tantôt dans une autre, quelquefois par tout le corps. On croit bien souvent y remédier en se tenant tranquille & dans l'inaction ; mais qu'en arrive-t-il? cette inaction amene la fiévre qu'on auroit prévenue en faisant tout le contraire par l'abstinence & l'exercice.

Quatriémement (d). Il arrive encore, que la plénitude produit l'indigestion & des flatuosités, qui en s'augmentant peu à peu causent du désordre dans les intestins. D'abord on se défait des aliments sans peine, les excréments sont liquides & corrompus ; mais par la suite l'acrimonie des humeurs attire des érosions dans les intestins & ame-

(c) Ibid. p. 370.
(d) Ibid. Lib. 3. p. 371. lin. 3.

H 2

ne à sa suite la dysenterie, maladie dangereuse qu'on auroit prévenue en diminuant les aliments & en augmentant l'exercice, dès que les vents & la mauvaise digestion se sont fait appercevoir.

Cinquièmement (e). La pâleur & des rapports aigres annoncent encore la réplétion ; mais à cela on a encore en main le reméde. C'est de prendre un vomitif, de manger moins & de se donner plus de mouvement pendant quelques jours.

Sixièmement enfin (f). Un dernier symptome de la réplétion, surtout dans les gens qui ont un peu d'embonpoint, c'est de suer abondamment pendant le sommeil, ce qui d'abord n'est pas accompagné de beaucoup d'inquiétude, mais qui par la suite devient une source de maux & de douleurs. La chose arrive surtout à ceux qui dans l'habitude de se donner peu de mouvement, prennent tout d'un coup beaucoup d'exercice. Il au-

(e) Ibid. lin. 45.
(f) Ibid. p. 372. lin. 17.

roit fallu se retrancher des aliments , & ne prendre que peu à peu plus d'exercice.

Mais en voila assez pour ce qui concerne les mauvais effets que produit une trop grande abondance de nourriture , en comparaison de l'exercice qu'on se donne. Voyons à cette heure , ceux qui résultent de l'excès de l'exercice en comparaison de la nourriture qu'on prend. On peut en faire trois classes.

1°. Il y a des gens (g) qui après avoir pris trop d'exercice & trop peu de nourriture , se plaignent au bout de peu de temps, de chaleur & ensuite de douleurs dans le ventre. Ils sont dégoutés, leurs entrailles s'ulcérent. Ils se trouvent attaqués de dévoiements très-difficiles à guérir ; mais une sage prévoyance auroit empêché le mal d'aller jusques-là : il n'y avoit qu'à faire la moitié moins d'exercice , à prendre un tiers moins de nourriture qu'à l'ordinaire, & à ne manger pendant quelques jours que des aliments secs & rafraichissants , pour

(g) Ibid. Lib. 3. p. 373. lin. 40. &c.

H 3

augmenter enfuite la nourriture par dégrés & prendre moins d'exercice qu'on ne faifoit.

2°. D'autres (*h*) par un excès d'exercice fe trouvent extrêmement refferrés. Ils ont la bouche feche & amere ; & au bout de quelque temps ne lâchent point d'eau & ne vont point à la felle. Tout ce qu'ils mangent ou boivent, ils le rendent, fans en excepter les excréments même, ce qui les conduit à la mort Mais auffi-tôt qu'on s'apperçoit de cette féchereffe & de cette chaleur extraordinaire, on n'a, pour en prévenir les funeftes fuites, qu'à travailler fur la caufe qui les produit. Pour cela rien de plus propre, outre les bains chauds & le fommeil, qu'un régime rafraîchiffant, humectant & nourriffant, augmenté peu à peu : mais il y faut ajouter la diminution de la bonne moitié de l'exercice qu'on prenoit.

3°. Enfin, un dernier effet (*i*) que bien des perfonnes éprouvent, quand elles font plus d'exercice qu'elles ne

____

(*h*) Ibid. Lib. 3. p. 374. lin. 17. &c.
(*i*) Ibid. p. 375. lin. 10.

doivent à proportion de ce qu'elles mangent, c'est qu'après la promenade ou quelqu'autre exercice, ils éprouvent des frissons violents, jusques à claquer des dents, après quoi ils s'assoupissent & ne se réveillent que pour avoir des baillements & des tiraillements qui se trouvent à la fin les préludes d'une fiévre maligne. Pour prévenir ce désordre, il faut commencer par diminuer l'exercice ordinaire de moitié, & se mettre à une nourriture rafraîchissante, en observant encore de bien tempérer son vin. On pourra ensuite augmenter peu à peu la nourriture dans la proportion convenable au travail que l'on fera.

A cela, le vénérable Vieillard ajoute un conseil qui a été fort diversement interprêté. Il dit, que ceux qui ont pris beaucoup plus d'exercice qu'ils ne doivent à proportion de leur maniere de se nourrir, & qui se sont épuisés par la fatigue, ne feront pas mal de boire du vin pur une fois ou deux jusques à la gaieté, mais sans excès (k).

____

(k) Ibid. lin. 26. &c.

D'habiles gens ont prétendu qu'Hippocrate a conseillé par ces paroles de de s'enyvrer une fois ou deux, d'autres ont été plus loin, & ont conseillé, comme quelque chose de fort avantageux à la santé, selon le précepte d'Hippocrate, de s'enyvrer au moins deux fois par mois. Mais nous ne voyons pas qu'Hippocrate ait rien dit de semblable. Le mot dont il se sert (*l*) signifie proprement *boire jusqu'à la gaieté*, ou comme nous parlons *prendre une pointe de vin*, ce qui répond précisément à une autre expression très-commune parmi les Grecs, *s'échauffer avec le vin* (*m*). Plutarque, dans son livre des propos de tables, compare le vin à l'amour, comme également propres à échauffer, à égayer & à inspirer de la liberté; & il observe à cette occasion, qu'on disoit qu'Æschyle ne composoit jamais ses tragédies sans avoir une pointe de vin (*a*). Il remarque dans le même endroit, que son grand pere Lamprias ne dis-

----

(*l*) μεθυσθῆναι.
(*m*) πίνοντα θερμαίνεσθαι.
(*n*) Plutarch. Sympos. Lib. 1. quæst. 5.

putoit jamais avec plus d'efprit , & ne montroit jamais plus d'habileté à ré-foudre les difficultés des Philofophes , qu'à fouper & lorfque le vin commençoit à lui monter un peu à la tête. *Les verres*, dit notre Dryden dans la vie de Plutarque, *voloient à la ronde avec les difputes, & les convives faifoient également éclater l'enjouement & la fageffe*. N'oublions pas que le terme qu'emploie ici Hippocrate fe trouve dans l'Evangile felon St. Jean (*o*), où on le traduit par *boire largement*, ce qui répond très-bien à l'idée que nous voulons donner du confeil d'Hippocrate. Il veut qu'on boive *jufqu'à s'égayer ; mais non pas jufqu'à l'excès*, c'eft-à-dire, jufqu'à s'enyvrer (*p*). Que les partifans de l'yvrognerie ne prétendent donc point fe couvrir de l'autorité d'Hippocrate. Ce grand homme, d'une vertu reconnue, fut particulié-rement célebre par la tempérance. Et que dit-il ici, après tout, que ce qu'avoit dit Homere trois cents ans auparavant (*q*) ?

(*o*) Jean II. 10.
(*p*) πλὴν ἀλλὰ μὴ ἐς ὑπερβολὴν.
(*q*) Iliad. Z. 261.

CHAPITRE VII.

*Principes de Polybe, de Dioclès Caryſtius,
de Corneille Celſe, & de Plutarque.*

ENTRE les Ouvrages qu'on attribue communément à Hippocrate, il s'en trouve un qui a pour titre, *De la diete pour la ſanté* (*a*). Mais Galien attribue ce petit traité à Polybe, diſciple & gendre d'Hippocrate.

Polybe, après la mort de ſon maître & de ſon beau-pere, continua d'enſeigner ſes diſciples, & le fit avec beaucoup de réputation. Il vivoit environ 410 ans avant Jeſus-Chriſt (*b*).

Dans ce traité, Polybe conſeille à ceux qui ſe portent bien de vivre à leur fantaiſie, de manger ſelon leur appétit, en hiver du pain & de la viande rotie, en ſe ménageant pourtant dans le boire; mais de ne pas tremper leur

(*a*) De Salubr. vict. rat. p. 337.
(*b*) Voy. le Clerc Hiſt. de la Med. part. 1. Liv. 4. c. 1.

vin afin de fe conferver dans un dégré de chaleur néceffaire, & de prévenir le croupiffement des mauvaifes
humeurs dans cette faifon froide &
humide.

Dans l'été au contraire, Polybe veut
qu'on obferve une diete rafraîchiffante, qu'on ne mange que des végétaux & de la viande bouillie, qu'on
boive beaucoup & de quelque liqueur
diluante.

Pendant le printemps & l'automne
on doit, felon lui, tenir le milieu,
en approchant de plus en plus du régime de l'été à mefure que les beaux
jours du printemps arrivent; & de celui de l'hiver, à mefure que l'automne tend vers fa fin ; auquel cas
encore, il veut qu'on prenne un grand
foin de mettre de bonne heure les
habits d'hiver (c).

Polybe s'attache encore dans cet ouvrage à confiderer les différents âges
& les différents tempéraments. Il con-

(c) De Salubr. vict. rat. pag. 338. lin. 13. Il faut
voir le commentaire de Galien fur ce paffage. C'eft
lui qui par *veftes puras* entend des habits chauds ,
expreffion de Polybe ; mais qu'il defapprouve.

seille aux jeunes gens, s'ils sont maigres, secs & pâles, d'observer un régime humectant & rafraîchissant; aux vieillards au contraire & pour toute l'année, une diete favorable à la chaleur naturelle. Il veut que les gens fort relâchés, flasques, de couleur roussâtre, observent d'user toujours des aliments les plus propres pour déssecher : & quant aux gens gras qui souhaitent maigrir, il leur ordonne de joindre l'exercice au jeûne, d'user d'une boisson légere & un peu échauffante, de ne manger qu'une fois par jour & seulement pour la faim, & de coucher sur la dure ; pendant qu'au contraire les gens maigres, qui ont envie d'engraisser, doivent se prescrire la diete opposée.

DIOCLÈS DE CARYSTE.

Après Polybe vient Dioclès Carystius, ou de Caryste dans l'Eubée, Isle de l'Archipel près des côtes de la Grece. C'étoit un médecin du plus grand mérite, aussi fut-il appellé le second Hippocrate. Nous avons de lui une lettre (*d*) adreſſée à Antigone, Roi d'Aſie, l'un des ſucceſſeurs d'Alexandre le grand, ce qui marque le temps ou Dioclès a vécu.

Dans cette lettre, où il honore ce Prince des titres de Muſicien, de Mathématicien & de Philoſophe, il lui fait remarquer, que comme il ne s'éleve point de tempête dans les airs, qui n'y ſoit annoncée par quelques ſignes avant-coureurs, qu'obſervent toujours avec ſoin les nautonniers & autres gens habiles: ainſi le corps humain n'eſt attaqué d'aucune maladie qui n'ait ſes pronoſtics auxquels on reconnoît ſes prochaines atteintes. Il diviſe le corps en quatre parties principales, *la tête*, *la poitrine*, *le ventre* & *la veſſie*, & donne des remedes pour garantir ces parties de leurs maladies ordinaires.

Les ſymptomes qui annoncent que probablement la *tête* ſera attaquée, ſont, ſelon Dioclès, les vertiges, la douleur, la péſanteur des paupieres,

---

(*d*) Cette lettre eſt ordinairement imprimée dans les œuvres de Paul Æginete. Lib. 1. cap. 100.

le tintement des oreilles , la pulfation
des tempes , l'obfcurciffement de la vue
& l'enflure des yeux le matin , la perte
de l'odorat , &c. Il ordonne qu'à l'afpect de ces fymptomes & pour en prévenir les fuites , on fe tienne la tête
chaude , qu'on fe purge avec de la
moutarde bouillie dans du miel & de
l'eau , ou qu'on fe gargarife avec une
décoction d'hyfope & de raifins ; & il
avertit que fi l'on néglige de prendre
à temps ces précautions , l'on doit
craindre les inflammations de gorge ,
l'efquinancie , ou d'autres femblables
accidents.

Les pronoftics des maux de *poitrine* font la fueur , fur-tout au thorax , la langue chargée , un goût falé
ou amer à la bouche , des douleurs
fous les cotes , ou entre les os des
épaules , de l'anxiété après le fommeil ,
du froid à la poitrine & aux bras , &
des tremblements aux mains ; mais
ces fymptomes peuvent être diffipés
par de bons vomitifs , & par là on
prévient des pleuréfies & des péripneu-
monies autrement inévitables.

Les maladies du *ventre* ont pour
avant-coureurs ordinaires des tranchées,

des rapports amers , des roideurs de
reins, des douleurs volantes dans tout
le corps fans aucune caufe apparente ,
des engourdiffements dans les cuiffes ,
ou de légeres fiévres. Dès que ces
fymptomes fe manifeftent & commen-
cent à être rant foit peu férieux , il
faut recourir à une diete laxative , fans
quoi l'on court rifque d'être attaqué
de la dyfenterie , des hémorroïdes ou
de la goutte.

Enfin les pronoftics des funeftes
maux de la *veffie* font un fentiment
de plénitude dès qu'on a mangé ,
quoique peu, la flatuofité , une urine
chargée , noirâtre & rendue avec peine , ou même de la tention & de
l'enflure au bas ventre. Si - tôt qu'on
apperçoit quelques-uns de ces mauvais
fignes, il faut en venir à des diurétiques tempérés , tels que font les racines de fenouil & de céleri infufées
dans du vin blanc , & en boire tous
les matins à jeun un ou deux verres,
en y mêlant quelque forte d'eau auffi
diurétique. Négliger ces précautions
ce feroit s'expofer à l'hydropifie , à la
pierre , ou à la ftrangurie.

CHAPITRE
VII.

CHAPITRE
VII.

CORNELIUS CELSE.

Cornelius Celse florissoit à ce qu'on croit du temps de Tibere. Entre lui & Dioclès dont nous venons de parler, plus de trois cents ans s'écoulerent, & l'on peut bien croire que ce long intervale de temps ne s'écoula pas sans qu'on vit dans le monde plus d'un illustre Médecin. Malheureusement il n'est parvenu jusqu'à nous que quelques fragments de leurs écrits, & dans ces fragments on ne trouve rien qui fasse au sujet que nous traitons.

Pour en venir donc à Celse lui-même, nous dirons d'abord, qu'il est beaucoup plus méthodique que Hippocrate dans l'arrangement des regles qu'il a données pour la conservation de la santé, quoique d'ailleurs il soit redevable à ce grand homme de la plupart d'entre elles. Il les rapporte toutes à ces trois choses: *d'abord* il parle de la maniere dont les personnes robustes doivent se conduire pour se conserver dans cet état heureux ; *ensuite* il indique aux personnes
délicates

délicates & valétudinaires, les mesures qu'elles doivent prendre pour rectifier les défauts tant acquis que naturels de leur constitution : *enfin* il insiste sur diverses précautions particulieres & rélatives aux nouveaux incidents qui arrivent aux différents âges, aux différentes saisons, aux différentes infirmités. Je vais tâcher d'exposer briévement ces regles ; mais j'aurai soin de ne pas abuser de la patience des lecteurs, en mettant sous leurs yeux des préceptes dont l'expérience a fait sentir ou l'inutilité, ou le péu d'importance. J'omettrai de même ceux dont il a été déjà parlé ; & ceux encore qui étoient destinés plutôt à prévenir des maladies passageres qu'à entretenir & fortifier la santé.

Regles de Celse pour les personnes saines & robustes.

Un homme robuste qui se porte bien ne doit s'assujettir à aucun régime ; il n'a pas besoin de médecin ; il doit mener un genre de vie fort diversifié; il doit être tantôt à la ville & tantôt à la campagne; il doit manger indifférem-

CHAPITRE
VII.

I

ment de toutes fortes d'aliments dont on fe nourrit d'ordinaire. Il eſt bon qu'il varie auſſi ſes exercices, qu'il chaſſe, qu'il navige ; tantôt en mouvement, tantôt en repos ; mais le plus ſouvent le premier ; qu'il ſe trouve quelquefois dans les feſtins ; que d'autrefois il s'y refuſe ; que tantôt il mange & boive plus qu'il ne faut (e) ; & que tantôt il ne prenne au juſte

(e) On diſpute beaucoup ſur le ſens de cette regle de Celſe, *modo plus juſto, modo non amplius aſſumere.* Les uns la prennent dans toute ſon étendue & y ſouſcrivent, les autres en la conſiderant dans ce ſens la condamnent. Le Chancelier Bacon étoit dans l'idée qu'il n'y a pas de mal à faire de temps en temps quelque exces dans le manger & dans le boire. *Epulæ profuſa & perpotationes non omnino inhibenda ſunt.* Hiſt. vit. & mort. p. 341. Melchior Sebizius au contraire cenſure Celſe, comme ſi par cette direction il ouvroit la porte à l'intempérance & protégeoit la débauche. " Quibus verbis „ comedonum, bibonum, helluonum, patronum „ agere videtur ; & latam quod ajunt feneſtram, „ aſotiæ & confuſioni aperire : nam ſi quod dicit „ verum eſt, videntur ſane regulæ Hygieines in- „ verti, quæ opportunum tempus, decentem „ quantitatem, & debitam qualitatem requirunt. „ Natura enim ordinem requirit, ſuntque motus „ illius definiti & ordinati „. De aliment facult. Lib. 5. probl. 72. Et Sanctorius ne fait pas difficulté de dire, qu'il eſt tres-mal ſûr d'obſerver généralement cette regle.

que ce qui lui eſt néceſſaire ; qu'il mange plutôt deux fois par jour qu'une , qu'il mange toujours beaucoup pourvu que l'eſtomach puiſſe en faire la digeſtion (f).

On ne doit ni fuir avec trop de réſerve le commerce des femmes , ni le rechercher avec trop d'ardeur ; rare & modéré il fortifie ; fréquent il abat & énerve. Notez néanmoins que cette fréquence doit s'eſtimer par le tempérament , l'âge & les forces ; ainſi la

---

La vérité eſt , que comme l'obſerve Hippocrate , un homme qui ſe porte bien ne ſauroit s'aſtreindre à une diete ſi rigoureuſe , ni mettre tant de régularité dans ſa maniere de vivre , parce que ſouvent obligé à y faire des exceptions , ce paſſage d'une méthode à l'autre , pourroit avoir des ſuites fâcheuſes. Le plus ſage eſt à mon avis , que les gens qui ſe portent bien varient ſouvent leur régime , afin que quand ils ſont forces d'y faire quelque altération , leur ſanté n'en ſoit point dérangée. Bien entendu au reſte , qu'il eſt des bornes qu'on ne doit jamais franchir. Celſe parle d'une maniere trop générale , il nous paroît que ſa regle tend à favoriſer l'excès , préciſément contre les avis d'Hippocrate dans ſa premiere regle générale.

(f) Qu'on ne s'abuſe pas en prenant cette direction trop à la lettre , il ne faut pas ſurcharger l'eſtomac ; mais au contraire ſortir toujours de table avec quelque appetit.

regle générale eſt à cet égard, que le commerce des femmes, lorſqu’il n’eſt ſuivi ni d’épuiſement, ni de douleur, n’eſt point nuiſible à notre corps. „ Voi„là, dit Celſe, les choſes que doivent „ obſerver les perſonnes robuſtes : qu’el„les prennent garde durant leur ſan„té de ne détruire par aucune ſorte „ d’excès cette vigueur de conſtitution „ qui doit les ſoutenir dans la mala„die “ (g).

Regles pour les perſonnes delicates & infirmes.

Les perſonnes délicates, dans la claſſe deſquelles je mets la plus grande partie des habitants des villes & preſque tous les hommes de lettre, doivent prendre plus de précautions, que celles dont nous venons de parler : elles ont beſoin de beaucoup de régularité dans leur maniere de vivre. Il faut que par leurs ſoins à veiller ſur elles-mêmes, elles regagnent la foibleſſe de leur conſ-

____

(g) Cavendum ne in ſecunda valetudine adverſæ præſidia conſumantur , lib. 1. cap. 1.

titution, un mauvais air, ou trøp d'application à l'étude leur fait perdre du côté de la fanté.

Les gens de cette claffe doivent tâcher d'habiter des maifons bien éclairées, gayes, expofées au vent en été & au foleil en hiver : ils doivent éviter le fommeil du midi, le froid du matin & du foir, les vapeurs de toute efpece. S'ils font gens de lettre, il faut qu'il prennent garde de ne pas fe livrer à l'étude d'abord après le repas. Les gens d'affaires éux-mêmes & les politiques doivent toujours avoir leurs heures de délaffement, & autant qu'ils le peuvent prendre quelqu'exercice avant le repas, monter à cheval par exemple, fe promener, jouer à la paume (*h*) quelques moments ; mais

(*h*) Les Grecs avoient quatre fortes de paumes. La *petite* paume , la *grande* paume, la *paume vuide* ou le *ballon* & le *corycus* , efpece de fac qu'on pendoit au plancher rempli de fable ou de farine , felon que les joueurs étoient robuftes ou foibles.

Les Romains en avoient auffi quatre fortes, favoir le *follis* ou ballon, c'étoit une balle à la main faite de peau & remplie d'air. Suétone dans la vie d'Augufte met ce jeu au nombre de ceux qui faifoient le paffe - temps de ce Prince , & felon

I 3

finir ces exercices dès qu'ils s'apperçoivent de quelque commencement de

Martial c'étoit l'amufement des perfonnes de tout âge.

Folle decet pueros ludere , folle fenes , Lib. 14. pag. 7

La feconde forte de paume des Romains appellée *Trigonalis* fe jouoit avec une petite balle nommée *Trigon* , parce qu'il falloit être trois pour y jouer. Celfe en parle comme d'un exercice très - utile pour les parties fupérieures du corps , & Mercurialis conjecture qu'elle approchoit fort de notre *Tennis* ou jeu de paume ordinaire. " Eo propè-modo quo noftrates fupra funiculum ludunt „.

La troifieme forte de paume des Romains étoit la paume de Village , *Paganica.* C'étoit principale-ment le jeu des Payfans. La balle qu'on y employoit étoit remplie de plumes , plus grande que le tri-gon , & plus dure que le ballon.

Enfin leur derniere efpece de balle , nommée *Harpaftum* étoit une petite paume qui réjailliffoit & rebondiffoit de deffus le terrein , & à laquelle on jouoit à peu près comme on joue à la paume *à cinq* en Angleterre. Merc. de re gymn. Lib. 2. cap. 5.

Je n'ai là-deffus qu'une feule remarque à faire, c'eft que les grands éloges que Galien fait de la *petite paume* , comme du meilleur de tous les exercices pour la fanté , font parfaitement ap-plicables au *Tennis* des Anglois , & ce qu'on ap-pelle en Ecoffe le *Golf* , exercices mâles , & qu'on a grand tort de négliger comme on le fait.

Le *Golf* eft un exercice doux & modéré ; fur un terrein uni on pouffe deux petites boules fort dures , avec des croffes qui y font appropriées , vers des trous fort éloignés & pratiqués dans

ſueur, ou tout au moins d'une laſſi-
de qui ne ſoit pas pouſſée juſqu'à la
fatigue.

Les grands repas (*i*) ne valent rien
aux perſonnes délicates : les ragoûts
& les compotes leur ſont nuiſibles,
pour deux raiſons, premiérement, parce qu'en excitant l'appétit ils portent
à trop manger ; ſecondement , parce
qu'on les digere toujours avec peine,
lors même qu'on n'en prend pas trop.

Regles pour les incidents imprévus.

Ce ne ſeroit pas ſans danger qu'on
paſſeroit ſans précaution d'un lieu où
l'air eſt ſain dans un endroit où il
ſeroit mal ſain. Si l'on eſt obligé de
le faire, il faut prendre pour cela le
commencement de l'hiver.

Il n'y auroit pas moins d'imprudence à paſſer tout d'un coup d'une

CHAPITRE
VII.

---

le terrein ; ils ont un pied de profondeur , & en
viron neuf pouces de circonférence. On compte
les coups qu'on donne à la boule , & celui
qui lui en donne le moins pour la faire tomber dans le trou gagne la partie.

(*i*) Ubi ad cibum ventum eſt , numquam utilis
eſt nimia ſatietas.

I 4

vie fort active à un état d'inaction habituelle : c'eſt peu-à-peu qu'il faut aller d'une extrêmité à l'autre.

Rien n'eſt plus pernicieux à une perſonne qui ſue de fatigue, que de boire de l'eau froide : cela ne convient pas même après avoir éprouvé la fatigue d'un voyage, quoique la ſueur ſoit paſſée.

Le changement de travail eſt un moyen efficace pour diminuer la laſſitude. Quand on eſt fatigué d'un travail auquel on n'étoit point accoutumé, on ſe rafraîchit & on ſe délaſſe en reprenant ſon occupation ordinaire.

Quand on eſt fort las, il n'y a rien de mieux pour diſſiper la laſſitude que le lit dans lequel on couche ordinairement (*k*); un lit auquel on n'eſt point accoutumé ne rafraîchit pas autant, ni à beaucoup près.

Regles pour les différents tempéraments & pour les différents âges.

Une des choſes les plus eſſentielles

____

(*k*) Cela eſt vrai à parler en général, mais eſt ſujet a bien des exceptions.

à la santé & qu'on doit étudier avant tout, c'est la constitution particuliere de chaque personne. Il y a des gens maigres & il y en a de gras ; les uns sont d'un tempérament chaud & les autres d'un tempérament froid ; les uns pituiteux, les autres bilieux, ceux-ci ont le ventre libre , ceux-là l'ont relâché. Or il faut travailler autant qu'on le peut à rectifier ces divers extrêmes ; il faut s'appliquer à corriger par dégré toutes ces mauvaises dispositions habituelles pour assurer la santé.

Un homme maigre, gagnera de l'embonpoint en (*l*) prenant un exercice

CHAPITRE VII.

(*l*) ,, J'ai trouvé le moyen , dit Galien , de faire ,, maigrir en très-peu de temps un homme des ,, plus puissants & des plus gras. Je le faisois ,, courir tous les matins jusqu'à ce qu'il fût bai- ,, gné de sueur. Dans cet état je le faisois frotter ,, fortement , & immediatement ensuite entrer ,, dans un bain chaud ; après cela je lui faisois ,, prendre un petit dejeuné , puis encore un ,, bain chaud ; au bout de quelques heures je ,, le laissois manger copieusement , mais des ,, choses qui lui donnoient très-peu de nourri- ,, ture ; & il travailloit le reste du jour comme ,, de coutume : le même Galien venoit de dire ,, que pour engraisser une personne qui est fort ,, maigre , il faut 1°. lui donner des aliments ,, propres à fournir une bonne nourriture & un

modéré, & interrompu par de longs intervales de repos. Il faut qu'il se procure un lit mollet ; qu'il dorme long-temps ; qu'il entretienne le calme dans son esprit ; qu'il préfere les nourritures grasses ; qu'il mange fréquemment & autant qu'il peut digérer ; enfin, qu'il évite tout ce qui pourroit lâcher le ventre.

Un homme gras, maigrira s'il fait usage des bains chauds (*n*) ; s'il prend un exercice violent ; s'il couche sur la dure ; s'il a les évacuations convenables. Il faut qu'il mange des acides, & qu'il ne fasse qu'un repas par jour.

,, bon chyle ; 2°. assurer à cette bonne nourri-
,, ture son efficace par un exercice modéré ; 3°.
,, faire éviter la chaleur, la fatigue, & tout
,, excès qui pourroit détruire cette efficace par
,, une trop prompte transpiration ,,. Galen. de
Sanit. tuend. Lib. 6. cap. 8.

(*m*) Notez pourtant que les nourritures grasses
sont souvent très-difficiles à digérer, auquel cas
au lieu d'engraisser elles dérangent la santé.

(*n*) Si l'on est curieux de connoître la magnificence, la diversité, l'usage & l'abus des bains parmi les anciens, on n'a qu'à consulter Mercurial. De Gymnast. Lib 1. c. 10. & Danet Diction. Antiq. Rom. & Græc. Parmi nos modernes, voyez entr'autres sur les bains froids, les Docteurs Baynard, Floyer, Wainwright, & Lucas.

Ceux qui font d'une conftitution échauffée, doivent fe rafraîchir en buvant beaucoup d'eau & de liqueurs acides.

Ceux au contraire qui font d'un tempérament froid, doivent faire ufage de la venaifon, des viandes falées & du vin fort.

Ceux qui font d'un tempérament fec, doivent s'humecter par un travail moïndre que de coutume, par une diete plus abondante qu'à l'ordinaire, fur-tout par une boiffon copieufe; à quoi il faut ajouter le bain froid & de l'exercice, accompagné pourtant d'un peu de repos avant qu'on fe mette à table pour dîner.

Les gens d'un tempérament relâché, remédieront à cette mauvaife conftitution, en prenant plus d'exercice que de coutume, en ne faifant qu'un repas par jour, s'ils étoient dans l'habitude d'en prendre deux; en buvant peu & feulement après leur réfection; & en fe tenant tranquilles quelques temps après être fortis de table. Ceux qui font refferrés au contraire, fe rendront le ventre libre s'ils mangent plus qu'ils ne faifoient; s'ils boivent beaucoup &

à grands traits pendant leur repas; & si d'abord après être sortis de table, ils ont soin de se promener.

Quant aux differents âges, on n'en dira ici qu'un mot : c'est que les personnes qui sont parvenues à la vieillesse, doivent être beaucoup plus attentives à observer les regles essentielles à la conservation de la santé, que les jeunes gens, en qui de plus grandes forces sont toujours une grande ressource.

De la différence des Saisons.

En été il faut faire de plus petits repas qu'en hiver, mais plus fréquents : le bain froid convient aussi à cette saison.

En automne il faut prendre garde de ne pas s'exposer à l'air avec des habits trop légers & des souliers trop minces.

Des foiblesses habituelles dans quelques parties du corps.

Ceux qui ont la tête foible, doivent se la laver tous les matins avec de l'eau froide ; manger modérément,

& des mets de facile digeſtion; boire ordinairement du vin & de l'eau ; & en cas qu'ils aient mal à la tête ne boire que de l'eau pure. Ils ne doivent ni écrire, ni lire, ni déclamer, ni même méditer trop attentivement en aucun temps; mais ſur-tout après les repas.

Ce n'eſt pas ſeulement à ceux qui ont la tête foible, que l'uſage de l'eau froide eſt avantageux; il l'eſt encore à ceux qui ſont ſujets aux maux d'yeux & aux maux de gorge. Les premiers doivent s'en laver, les ſeconds s'en gargariſer avec ſoin.

Ceux qui ſont ſujets à avoir le ventre trop libre, doivent s'exercer en jouant à la paume, ou en faiſant quelqu'autre exercice qui donne baucoup de mouvement au parties ſupérieures de leurs corps : il faut qu'ils évitent d'uſer de différentes ſortes d'aliments, ou d'aliments trop ſucculents; de manger des légumes & des plantes qui reſtent peu dans l'eſtomach, & de boire de petits vins, ou des vins doux : il faut qu'ils ſe tranquilliſent & ne s'appliquent à rien pendant un temps aſſez conſidérable après le repas.

CHAPITRE
VII.

Si l'on est sujet à des coliques, on doit ne rien manger ni boire de froid, & éviter avec soin tout ce qu'on sent qui cause des flatuosités.

Les gens qui ont l'estomac foible, sont ordinairement pâles & maigres, sujets à des dégoûts, à des vomissemens, à des maux de tête, principalement lorsqu'ils sont à jeun. Pour y remédier, le meilleur est de ne manger que des choses de facile digestion, de boire des vins austeres, & si l'on peut les supporter, froids. L'exercice qui met en mouvement & en action les parties supérieures du corps, convient aussi.

Ceux qui sont affligés de la goutte, soit aux pieds, soit aux mains, doivent entre les accès de cette maladie, prendre tout l'exercice qu'ils peuvent souffrir dans les parties affectées, afin de les fortifier & de les durcir ; mais dans le temps que la douleur se fait sentir, il n'y a rien de mieux pour eux que le repos ; le commerce des femmes est leur mortel ennemi.

A quelqu'infirmité que l'on soit sujet, il est essentiel de veiller à se procurer une bonne digestion, mais rien surtout n'est plus nécessaire aux goutteux.

PLUTARQUE.

Cet Auteur célebre vécut sous l'Empire de Trajan. Quoiqu'il ne fut pas médecin, il n'a pas laissé de composer & avec beaucoup d'élégance, un dialogue très-intéressant sur la conservation de la santé. Il y déclare d'abord, qu'il tient pour peu décent à un Philosophe de donner tant de soins à perfectionner ses connoissances & ses talens dans la géométrie, la musique & la dialectique, pendant qu'il demeure dans une ignorance profonde sur ce qui concerne le bien de son propre corps. Il y eut un temps, dit-il, où dans leurs plus grandes solemnités, les Athéniens avoient coutume d'ajouter aux spectacles qu'ils donnoient au peuple, une distribution d'argent jetté aux spectateurs, ce qui doubloit le plaisir. De même la médecine, l'un des arts libéraux, le plus élégant, le plus abondant & le plus agréable, a cet avantage sur les autres, qu'il paye en quelque maniere ceux qui s'y perfectionnent, en assurant leur santé par l'observation des sages regles qu'il prescrit (*o*).

Une des premieres observations de Plutarque, & que je considere comme fort importante, quoique plusieurs médecins paroissent en faire peu de cas, c'est qu'on doit apporter une grande attention à empêcher que les extrêmités du corps ne sentent les vives atteintes du froid, parce qu'alors la chaleur se retire dans l'intérieur, & qu'on s'expose à prendre la fievre. Il veut sur-tout qu'on observe cette regle lorsqu'on ne fait des mains aucun ouvrage qui puisse entretenir la chaleur dans tout le corps (*p*).

Une

(*o*) Plutarque lui-même fit heureusement l'épreuve de ce qu'il dit ici à l'avantage de la médecine. Dryden assure dans la vie de cet illustre Philosophe, que par une prudente attention à ménager sa santé, par un régime des plus sobres, & un exercice convenable, il se conserva sans déclin jusqu'à l'âge le plus avancé ; que jusqu'à la fin de ses jours, il fut actif & robuste, au grand avantage du public comme au sien propre.

(*p*) Si cette observation de Plutarque étoit bien fondée pour la Grece & pour l'Italie, combien plus ne doit-elle pas l'être dans nos climats septentrionaux ? Pour moi je ne crains point d'assurer que les personnes qui s'exposent imprudemment à avoir ordinairement froid aux pieds & aux jambes ne sauroient jouir d'une bonne santé. J'ajoute

Une autre observation de notre Auteur, c'est que les personnes qui se portent bien, doivent s'accoutumer dans la santé à pouvoir manger les aliments insipides & fades, dont on nourrit les malades, afin que le cas existant, semblables à de petits enfants, ils ne les ayent pas en horreur, & ne refusent pas de les prendre. Par la même raison, il conseille de s'accoutumer à ne boire quelquefois à table que de l'eau, quoiqu'on ait du vin sous la main ; parce qu'en plus d'une maladie il faut absolument se passer de ce dernier. En un mot, il voudroit que nous nous rendissions les maîtres de nous-mêmes, jusqu'à nous plier à ne faire cas des choses qu'autant qu'elles conviennent à notre santé, & à ne nous voir jamais avec peine appellés à manger des viandes grossieres ou des

CHAPITRE VII.

___

hardiment que l'usage de porter des bas de dessous de laine, est pour les personnes délicates un moyen non-seulement de se tenir chaudement, mais aussi d'entretenir une circulation égale dans ces extrêmités du corps, & de prévenir des douleurs, des maladies, des abbatements, auxquels elles ne manqueroient pas sans cela d'être sujettes.

K

aliments qui ne font pas de notre goût. „Un ancien, ajoute-t-il, l'avoit „fort bien dit, choififfez le genre de „vie le plus raifonnable, peu à peu „vous vous y ferez ".

Une troifieme obfervation de Plutarque, c'eft que les perfonnes maigres font généralement parlant celles qui fe portent le mieux ; d'où il eft naturel de conclure, que la feule crainte de devenir trop gras, devroit empêcher les perfonnes fages , jufqu'au fein de l'opulence, de faire trop bonne chere & de fe nourrir trop délicatement (*q*). Il eft vrai qu'on n'eft pas toujours maître de faire ce qu'on voudroit. On peut fe trouver invité à des tables , où il eft impoffible de ne pas faire trop bonne chere , quelquefois même d'éviter tout excès ; mais cela même eft une raifon de plus , pour vivre habituellement dans la tempérance , afin de ne pas ajouter poids fur poids , feu fur feu. Et au cas qu'on fe

---

(*q*) La conféquence cependant n'eft pas univerfelle , fouvent une nourriture trop fucculente & trop recherchée produiroit la fiévre ou d'autres maux , plutôt que de donner de l'embonpoint.

fente trop preffé dans un temps où l'on ne fauroit fans rifque fe prêter à quelque petit excès , il me femble que , dût-on offenfer les perfonnes chez qui on fe trouve , il eft du bon fens de fe roidir à leurs inftances , & de leur répondre ce que difoit Créon dans une tragédie d'Euripide , j'aime mieux vous déplaire pour aujourd'hui , que de payer ma complaifance de quelque mauvaife attaque qu'elle pourroit m'attirer.

Socrate donnoit à fes difciples un fort bon avis. „ C'étoit d'éviter de „ prendre du goût pour ces aliments „ que l'on mange quand on n'a pas „ faim, & pour ces liqueurs dont on „ eft tenté de boire quand on n'a pas foif ". A la bonne heure qu'on en faffe ufage quand les befoins de la fanté le demandent ; mais il eft toujours dangereux de s'y accoutumer , & encore plus d'en furcharger fon eftomac. Je ne connois pas de gens plus imprudents & qui fe faffent moins d'honneur que ceux qui par pure vanité fe crévent de friandifes à la table des grands , pour aller fe vanter d'avoir mangé des chofes rares & de grand prix. Ils se feroient infiniment plus d'honneur, s'ils avoient assez d'empire sur eux-mêmes pour se priver de tous ces bons morceaux quand ils savent qu'ils en sont incommodés.

Parmi toutes les folies, toutes les extravagances que la volupté suggere au détriment de la santé, il n'en est point de plus ridicule & de plus criminelle que celle de ces gens, qui, esclaves d'une honteuse volupté, payent à haut prix d'illustres courtisanes, les Phrinés & les Laïs de leurs temps, pendant qu'ils négligent leurs propres épouses souvent plus aimables que ces malheureuses. Le Poëte Ménandre introduit un de ces infames qui font métier de corrompre la jeunesse, & fait trouver quelques jeunes gens de bonnes mœurs avec des courtisanes des plus belles & des mieux parées. ,, On se mit à table, mais les ver- ,, tueux convives ne s'occuperent qu'à ,, manger ce qu'on leur servit, regar- ,, dant devant eux & ne daignant pas ,, jetter les yeux sur les indignes ob- ,, jets qu'on n'avoit amenés que pour ,, les perdre ,,.

Il suffit d'avoir le vrai goût du

plaisir pour être tempérant , même
par amour du plaisir. L'intempérance
est la ruine de la santé , & là où la
santé est détruite , quel plaisir peut-on
goûter ? Qu'est-ce que toutes les frian-
dises pour un estomac malade ? Et qui
peut ignorer qu'il n'est point de si bonne sauce que l'appetit ? On dit que
dans une marche Alexandre le grand
renvoya ses cuisiniers , ,, disant qu'il
,, en avoit avec lui de meilleurs ; sa-
,, voir une longue marche à faire le
,, matin, qui lui vaudroit de l'appetit
,, à dîner , & un dîner frugal ; qui lui
,, feroit trouver son souper excellent ".

Je n'ignore pas , continue Plutarque , qu'une grande fatigue , une
chaleur & un froid extrême attirent
quelquefois la fievre ; mais on doit aussi
remarquer , que ces causes extérieures
développent rarement leurs mauvaises
influences sur des gens sobres , & en
qui les humeurs ne surabondent pas.
C'est cette surabondance d'humeurs qui
jette le corps dans des maladies obsti-
nées , à peu près comme un limon
puant étant mis en mouvement par
quelques causes extérieures , infecte
l'air & tout ce qui l'environne. ,, La

K 3

,, pefanteur des membres , dit Hippo-
,, crate , & les laffitudes dont on ignore
,, la raifon , font les avant - coureurs
,, de quelques maladies ". Mais d'où
vient-elle cette pefanteur , finon d'une
plénitude d'humeurs qui compriment
les nerfs ? Envain on croit s'en guérir à force de manger & de boire , il
n'y a que l'abftinence & l'exercice qui
puiffent en délivrer.

Quoique je regarde la volupté ,
pourfuit Plutarque , comme la def-
tructrice du vrai plaifir , je ne veux
point qu'on fe jette dans l'excès oppo-
fé. L'abftinence quand elle eft portée
jufqu'au fcrupule & à l'extrême rigueur , peut avoir des fuites très-fâ-
cheufes , abbattre , rendre impropre au
travail & au plaifir , en jettant dans
une appréhenfion perpétuelle des mauvais effets qui pourroient en naître , &
en empêchant de fe porter à quoi que
ce foit avec un vrai courage & une
magnanimité réelle. Qu'on garde donc
le milieu entre ces deux extrêmes :
qu'on faffe comme le prudent nauton-
nier ; il ne cale pas la voile quand
les vents font favorables , & il ne la
déploie pas dans la tempête.

Il faut dire au reste du sommeil,
ce qu'on vient de dire du régime, de
l'exercice & du plaisir. Si l'on est sage
on ne s'y livrera ni trop, ni trop peu,
& l'on étendra son attention jusqu'à
faire que l'on n'ait que des songes
doux & naturels ; car dès qu'ils deviennent ou extravagants ou effrayants,
on doit compter qu'ils annoncent quelque mauvaise disposition dans les humeurs. Je dis la même chose des tris-
tesses, des craintes, des effrois sou-
dains, qui saisissent sans qu'on en ap-
perçoive la cause. Il est plus qu'apparent qu'on doit en chercher la source
dans les vapeurs malignes dont le corps
est tourmenté ; vapeurs qui se mêlent
avec les esprits & y jettent du désordre.

Il seroit extrêmement utile à la santé
d'observer une chose à quoi l'on ne
pense guere. Ce seroit quand on visite
des amis malades, de s'informer d'un
air naturel, sans affectation de savoir,
& d'une maniere obligeante pour ne
leur faire aucune peine, ce qui a
occasionné leur mal ; si c'est fatigue
ou abstinence, ou quelqu'autre excès. De cette maniere nous appren-

K 4

drions à connoître par l'expérience d'autrui, combien la tempérance eft néceffaire, & à quel point nous devons veiller fur tous les excès qui pourroient nous attirer les maux dont nous les voyons atteints.

Trois chofes furtout, dit notre Philofophe, paroiffent capitalement néceffaires à la confervation de notre fanté, l'exercice, la tempérance & une parfaite connoiffance de notre propre conftitution (r).

Pour commencer par l'exercice, & principalement pour les gens de lettre, (car c'eft pour eux fpécialement que Plutarque paroît écrire) on ne fauroit croire combien il eft avantageux à leur fanté, de lire tous les jours à haute voix, & ils ne fauroient trop en prendre l'habitude. Il en eft de cette lecture à voix haute, au prix d'une converfation animée, comme d'une promenade faite dans une caleche, en comparaifon de bien d'autres exerci-

---

(r) C'eft d'Hippocrate que ces regles font tirées ; mais Plutarque les étend & les développe d'une maniere fi agréable, qu'elles prennent un nouveau mérite fous fa plume.

ces. A mesure qu'on lit ainsi, le son de la voix se plie doucement selon les idées qui affectent, & l'on n'éprouve rien de cette chaleur que le feu de la dispute met quelquefois dans la conversation. Autre chose pourtant est de lire à voix haute, & autre chose est de crier en lisant. Ces violentes déclamations sont quelquefois accompagnées de suites très-fâcheuses, & il n'est pas sans exemple qu'elles aient occasionné la rupture de quelques vaisseaux.

Socrate avoit coutume de dire, ,, que ,, quand on ne danse que pour la ,, santé, une petite chambre y suffit; ,, mais que c'est assez d'avoir une place ,, assis ou debout en quelqu'endroit ,, que ce soit, pour s'exercer, soit au ,, chant, soit à la déclamation ". Il faut pourtant éviter de déclamer, comme de chanter d'abord après le repas, ou à la suite de quelque grande fatigue; bien des gens s'en sont mal trouvés.

La paresse & la fainéantise ont toujours été regardées comme la source de diverses maladies. Un homme qui s'imagine de se procurer de la santé en vivant dans l'inaction, est aussi peu sensé qu'un homme qui se condamneroit au silence pour perfectionner sa voix. Le grand ressort de la santé, c'est le mouvement ; l'indolence la détruit ; & puis à quoi bon la santé, si l'on ne s'en sert jamais pour agir, soit à son propre avantage, soit à celui de ses amis ?

Il y a des gens qui ont recommandé la promenade après souper ; d'autres prétendent qu'elle trouble la digestion & que le repos y est préférable. Ne pourroit-on point entrer dans les vues des uns & des autres, & pour tenir un juste milieu, éviter l'exercice corporel d'abord après le repas ; mais y suppléer par l'exercice aimable d'une conversation amusante, qui fixe l'attention sans fatiguer, & qui occupe l'esprit sans causer la moindre peine ? Tels sont ces entretiens, que quelqu'un a appellé le dessert des repas entre gens d'étude, & qui roulent sur ces riches & agréables sujets, dont l'histoire, la poësie & la philosophie naturelle ouvrent une source intarissable. Ce seroit la meilleure maniere de déférer au conseil des médecins, qui veulent, que pour prévenir les crudités, on mette toujours quelqu'intervalle entre le souper & le lit.

La seconde chose que Plutarque veut qu'on ait devant les yeux pour assurer la santé, c'est la tempérance dans le manger & dans le boire, & généralement dans tout ce qui flatte les sens. On ne pourroit, selon lui, rien faire de plus sage, que de s'accoutumer dès l'enfance à ne point manger de viande du tout. La terre en effet ne nous donne-t-elle pas & le nécessaire & bien au-delà pour nous nourrir? Combien de ses productions n'y a-t-il pas, qu'on peut manger immédiatement comme elles sortent de son sein, & combien que l'art prépare en une infinité de manieres? Mais enfin, puisque la coutume de se nourrir de viande à prévalu, qu'on n'en mange du moins qu'avec modération, au lieu de s'en gorger à la maniere des lions & des loups.

Le vin est la plus excellente liqueur, la boisson la plus utile dans l'usage, la médecine la plus agréable, & de toutes les choses qui flattent le palais, celle qui convient le mieux à l'estomac; mais si l'on est brûlé par la chaleur du soleil, extrêmement fatigué par les affaires, épuisé par de profondes

CHAPITRE VII.

méditations, ou actuellement aux prises avec quelque atteinte de fievre ; un
verre d'eau un peu chaude & toute
pure, ou mêlée avec un peu de vin,
rafraîchira beaucoup plus que le vin
seul, qui par son activité & sa chaleur naturelle augmente le mal & en-
flamme le sang. Qu'on ait donc soin
de le tempérer & de l'adoucir par la
fraîcheur de l'eau, si l'on ne veut en
éprouver que de bon effets.

Mais, en troisieme lieu enfin, ce qui
n'est pas moins essentiel à la santé,
c'est que chacun apprenne à bien connoître sa constitution, ce qui y convient, & ce qui n'y convient pas. L'Empereur Tibere avoit coutume de dire,
„ qu'il étoit honteux à un homme de
„ soixante ans, de tendre le bras à un
„ médecin, & de s'en faire tâter le
„ pouls ". C'étoit outrer la chose. Mais
dans le fond, il seroit naturel qu'un
homme étudia son propre pouls, pour
en connoître les variations ; qu'il con-
nut son tempérament, pour savoir ce
qui l'échauffe ou ce qui le rafraîchit, &
qu'il apprit de l'expérience à démêler
ce qui lui fait du bien, d'avec ce qui
lui fait du mal. De quelle indolence

l'ame ne doit-elle pas être , fi après un long féjour dans le corps auquel elle eft unie, elle eft obligée de recourir à un médecin, pour favoir fi ce corps eft plus échauffé en été qu'en hiver , fi les aliments fecs ou les aliments humides lui valent le mieux, fi fon pouls bat vite ou lentement? On fait donner des directions à un cuifinier fur la maniere d'appréter les mêts dont on fe nourrit , & l'on ne daigne pas s'informer fi ces mêts feront nuifibles, ou s'ils feront avantageux à la fanté. Ce n'eft que le palais que l'on confulte; on a la folie de ne tenir aucun compte de l'effentiel. Et cependant qui doute de l'importance de la fanté? qui a l'efprit affez borné pour ne pas comprendre qu'on peut très-aifément parvenir à la connoiffance des foins qu'elle exige , en étudiant la conftitution dont on eft.

Non content de ces préceptes généraux, Plutarque y ajoute des confeils fur quelques matieres très-intéreffantes, & s'attache entr'autres à défabufer le monde de trois préjugés fort nuifibles.

Le premier, eft de recourir aux purgatifs ou aux vomitifs, dès qu'on fe sent surchargé par des excès d'intempérance, & qu'on en apperçoit les mauvais effets. S'il se trouvoit, dit-il, une ville de la Grece qui fut trop remplie de ses propres habitants ou de Grecs naturels, & que pour s'en débarrasser elle y fit venir encore des Scythes ou des Arabes, rien ne seroit plus ridicule ; & n'est-ce pas là l'illusion ou tombent ceux, qui dans la pensée de vuider leurs corps des superfluités qui l'incommodent, y font entrer toutes sortes de drogues purgatives & violentes? Le plus sur en pareil cas, est d'en venir aux vomitifs sans tant de façon, ou de se résoudre à l'abstinence pour quelques jours.

Une autre erreur que combat Plutarque, c'est celle des personnes qui s'astreignent rigoureusement à de certaines regles d'abstinence, & qui jeûnent périodiquement, dans la persuasion que cette méthode est la meilleure pour se bien porter. C'est se punir soi-même sans nécessité & sans fruit. Dans cette espece d'esclavage, qui réguliérement rend inutile & à soi & aux autres, on ressemble plutot à un de ces coquillages qui demeurent collés fur les rochers, qu'à des êtres qui font faits pour vivre avec leurs femblables, & qui doivent être toujours prêts à leurs être utiles.

Enfin, une troifieme faute dans laquelle on tombe, & que commettent particuliérement les gens d'étude, mais qui n'eft pas moins dangereufe que les précédentes, c'eft de ne fe donner aucun relâche dans leurs occupations. Toujours fur les livres, ou dans des méditations profondes, ils ne laiffent pas le temps à leur corps de reprendre haleine, comme fi cette frêle machine pouvoit fupporter autant de fatigue que l'ame, & fuivre conftamment, fans repos, toutes les opérations de cet efprit immortel. C'eft à peu près le cas du chameau de la fable : obftiné à ne vouloir pas foulager le bœuf d'une partie de la charge qu'il traînoit, quoiqu'on l'eût averti plus d'une fois de ce qui en arriveroit, il fut enfin obligé de porter le tout, & la charge & le bœuf même qui fuccomba fous le travail. Ainfi voit-on tous les jours ces gens qui n'ont aucun ménagement pour leurs corps, & qui dédaignent fes befoins

CHAPITRE
VII.

& ses plaintes, tomber à la fin, dans des maladies, qui faisant plier leur ame sous ce corps, l'arrachent à ses études & à ses méditations, pour la faire gémir dans la langueur & dans la souffrance. Platon plus judicieux, conseilloit de prende soin du corps comme de l'ame, afin que semblables à deux coursiers robustes & bien attelés devant un même char, l'un & l'autre puissent concourir à le traîner d'une égale force. Pendant que l'ame est toute livrée au sublimes spéculations de la vérité & de la vertu, il est natural de donner aux besoins du corps toute l'attention convenable, si l'on veut qu'il ne mette aucun empêchement à de si nobles efforts.

A G A T H I N U S.

Ce médecin contemporain de Plutarque, exerçoit son art à Rome. Galien parle de lui en différents endroits de ses œuvres (s). On trouve dans les recueils

---

(s) In Lib. 1. Hipp. de morb. vulg. comment. 8. Sect. 25, & de different. puls. lib. 4. cap. 10. & 11.

recueils d'Oribafe (*t*), les reflexions d'Agathinus fur l'utilité des bains froids, & comme ce qu'il en dit eft fort clair & bien raifonné, pour convaincre que ces bains, quand on s'en fert à propos, contribuent beaucoup à la fanté, il ne fera pas mal que nous nous y arrêtions un moment. Nous n'aurons pas befoin après cela de revenir fur ce fujet très important dans la médecine.

,, Que ceux, dit Agathinus, qui ont
,, à cœur de couler en fanté les jours
,, de cette vie fragile, faffent fréquem-
,, ment ufage des bains froids. Je ne
,, faurois trouver des termes qui ex-
,, priment affez fortement l'avantage
,, qu'on peut en retirer : dans la vieil-
,, leffe, même la plus reculée, fi l'on
,, s'y eft accoutumé, ils fortifient le
,, corps & lui donnent de la vivaci-
,, té; ils augmentent l'appétit; ils faci-
,, litent la digeftion; ils confervent
,, aux fens toute leur activité; en un
,, mot, ils donnent de la vigueur à
,, toute l'économie animale.

Je fuis bien informé, continue l'Au-

____

(*t*) Medicin. Collect. Lib. 10. cap. 7.

L

teur, que divers peuples barbares sont dans l'usage de plonger tous les jours leurs enfants dans l'eau froide. Nous faisons tout le contraire; nous faisons passer les nôtres par l'eau chaude en mille manieres sur le témoignage des nourrices, qui nous font croire que nos enfants dorment mieux après la fatigue d'un bain chaud, & que leur sommeil est plus tranquille; mais qu'en arrive-t-il? Ces enfants traités de la sorte tombent dans des convulsions & des épilepsies dont on a mille peines à les guérir.

Le bain froid est selon notre méde-cin de Rome, un des moyens le plus sûr pour procurer une bonne diges-tion, ou en d'autres termes, pour dé-gager l'estomac & rendre tout le corps plus léger. Mais une précaution à ob-server, si l'on veut que le bain fasse cet effet, c'est de prendre quelqu'exer-cice modéré, la promenade ou quel-qu'autre, autant qu'il en faut, afin d'a-nimer les esprits immédiatement avant d'y entrer, pourvu néanmoins qu'on ne se fatigue pas trop. Avant que de s'y plonger, on doit se boucher les oreilles avec soin, de peur que l'eau n'y entre, & quand on s'y plonge il faut le faire tout d'un coup. On pour- roit auffi fe faire verfer de l'eau fur le corps; mais je préfére l'autre mé- thode. Si l'on en a la force & le cou- rage, on peut s'y plonger tout entier jufqu'à trois fois; mais foit qu'on ne le faffe qu'une fois, foit qu'on le faffe plus fouvent, il faut être atten- tif à fe faire bien fécher & frotter quand on en eft forti. Au refte, il ne convient ni que l'eau foit à la glace, ni qu'elle foit trop tempérée; mais elle doit toujours être pure & bien limpide. L'eau de mer eft la meilleure, furtout pour les premiers effais.

Quelques perfonnes font d'avis, que les gens qui ne font pas accoutumés à l'ufage du bain froid, ne doivent commencer à s'y faire qu'au milieu de l'été; ,, mais j'ai vu le contraire, des ,, gens qui ont commencé à le pren- ,, dre & avec beaucoup de fuccès dans ,, toutes les faifons de l'année. Si j'a- ,, vois, ajoute-t-il, a en préférer une ,, aux autres, ce feroit le printemps ".

CHAPITRE VII.

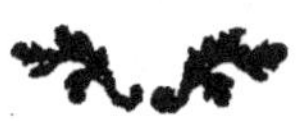

L 2

CHAPITRE VIII.

De Galien & des regles de santé qu'il a le premier prescrites, ou dont on n'avoit traité avant lui que superficiellement.

CLAUDE GALIEN naquit à Pergame dans l'Asie mineure, environ 131 ans avant Jesus-Christ. On trouve entr'autres dans ses œuvres, six livres sur la conservation de la santé, & divers autres traités, tant sur les qualités & la nature des aliments, que sur la diversité des tempéraments. Je vais en extraire quelques regles ; mais seulement les principales, & du nombre de celles qu'on n'avoit pas données avant lui, sans m'engager dans les disputes scholastiques, & dans les digressions inutiles qu'il se permet à tout bout de champ dans ses écrits ; défaut de méthode qu'on doit attribuer au goût de son siecle, plutôt qu'à lui-même. Galien en effet étoit un très-grand homme dont le génie pénétrant, les vaftes connoiffances, & des idées auffi juftes que fublimes des ouvrages de la nature, & de leur magnifique Auteur (*a*), ont fait & feront l'admiration de tous les fiecles.

Avant que d'entrer en matiere, il exhorte fes lecteurs à étudier férieufement les regles qu'il va leur donner, fermement réfolu de les mettre en pratique,, & bien affuré que s'ils les obfervent ils fe conferveront exempts de maladie, jufques dans l'âge le plus reculé.

,, J'étois né, dit il, d'une conftitu-
,, tion foible & infirme, & pendant
,, ma jeuneffe, je fus succeffivement
,, attaqué de diverfes maladies affez
,, férieufes ; mais arrivé à l'âge de
,, vingt - huit ans, & alors inftruit
,, qu'il y avoit des regles fûres pour

CHAPITRE VIII.

(*a*) Ufum partium demonftrando ,, ego condi-
,, toris noftri, verum hymnum compono. Hoc au-
,, tem omne inveniffe, quo pacto omnia potiffi-
,, mum adornarentur, fummæ fapientiæ eft ;
,, effeciffe autem omnino quæ voluit virtutis eft
,, invictæ ac infuperabilis. Quodque nihil fuis be-
,, neficiis privatum effe voluerit, id perfectiffimæ
,, bonitatis fpecimen effe ftatuo ". De ufu. part.
Lib. 3. cap. 10. claff. 1. vers. vulg.

,, la confervation de la fanté, je pris
,, la réfolution de m'y foumettre, &
,, depuis ce temps-là les ayant obfer-
,, vées avec exactitude, j'ai eu le plaifir
,, de me voir délivré de toute maladie,
,, jufqu'à ce moment, à la fievre près
,, que j'ai eu de temps en temps pour
,, un jour (*b*), & qui n'étoit que le
,, fruit des fatigues attachées à ma pro-
,, feffion, & à une pratique pénible.
,, Quiconque fait préferver fon corps
,, de toute humeur vicieufe & nuifible
,, n'a à craindre aucune maladie, à
,, moins qu'elle ne vienne, ou de quel-
,, que contagion, ou de quelque vio-
,, lence extérieure. Et qu'eft-ce qui empê-
,, cheroit qu'on ne réuffit à garantir fon
,, corps de ces pernicieufes humeurs "?

Pour approprier les regles dont nous
parlons, à toutes fortes de perfonnes &
dans toutes fortes de circonftances,
Galien diftingue les hommes en trois
claffes. Il place dans la premiere ceux
qui naturellement fains & robuftes,
ont toute la liberté, toute l'abondance
& tout le loifir néceffaire pour don-

(*b*) De San. tuend. Lib. 5. cap. 1.

ner leurs foins à la confervation de leur fanté. Il met dans la feconde, ceux dont la conftitution eft délicate & foible. Enfin il range dans la troifieme, ceux à qui des occupations indifpenfables, foit en public, foit en particulier, ne permettent de fe régler, ni pour les repas, ni pour le fommeil, ni pour les exercices.

Il repréfente aux premiers, que pour conferver leur fanté & leur vie auffi long-temps que la nature le permet, il faut qu'originairement la conformation de leurs parties organiques fe trouve bonne : „ car, dit-il, il y a des gens „ qui apportent une fi mauvaife conf„ titution en naiffant, qu'Efculape (*c*) „ lui-même ne réuffiroit pas à leur „ faire atteindre l'âge de foixante ans ". Après cela il les confidere en quatre différents périodes, l'enfance, l'adolefcence, l'âge viril & la vieilleffe. Il donne aux enfants & aux vieillards des

----

(*c*) Sunt enim, qui ab ipfo ortu adeo inprofpero corporis funt ftatu, ut ne fi Æfculapium quidem ipfum iis præfeceris, vel fexagefimum annum videant. De San. tuend. Lib. 1. cap. 12. Thoma Linacro Anglo interprete.

I. 2.

préceptes qu'à peine on avoit ébauchés avant lui, & pour ce qui eft des jeunes gens & des hommes faits, c'eft d'Hippocrate & des autres médecins fes devanciers, qu'il emprunte les regles principales qu'il leur prefcrit, de forte que les ayant déjà nous-mêmes indiquées, il ne fera pas néceffaire que nous nous y arrêtions à préfent.

Pour le dire en deux mots, il y a quatre articles fur lefquels Galien a fait plus de recherches que tous fes prédéceffeurs dans l'étude des moyens de conferver la fanté : favoir 1o. l'enfance, 2°. la vieilleffe, 3°. la différence des tempéraments, & 4°. les précautions néceffaires à ceux qui ne font pas les maîtres de leur temps. Je vais tâcher de donner une idée claire des préceptes de Galien fur ces quatre objets avec autant de briéveté qu'il me fera poffible.

I. De l'Enfance.

Autant qu'il eft poffible, il convient que les enfants foient nourris dès leur naiffance du lait de leur mere, qui naturellement leur doit être plus propre qu'un lait étranger. Il faut que les nourrices leur donnent beaucoup de mouvement, soit dans le berceau, soit sur leurs bras ; toujours attentives à remarquer ce qui excite les cris des enfants & ce qui leur cause des agitations violentes, pour empêcher qu'ils ne tombent dans les convulsions, ou qu'ils ne prennent la fievre. „ J'ai connu „ un enfant, dit notre Auteur, qui „ crioit jour & nuit, sans que le mou- „ vement, ni la musique, ni le sein, „ pût l'appaiser un instant. Après bien des „ recherches je trouvai que le lit, les „ langes & le corps de l'enfant étoient „ extrêmement sales; je le fis laver ; on „ lui donna du linge blanc, & le mo- „ ment d'après il tomba dans un doux „ sommeil qui continua plusieurs heu- „ res ". Pour en revenir à la nourri- ture dés petits enfants, le lait est, à ce que croit Galien (d), la seule chose qu'on doit leur donner jusqu'à ce qu'ils aient faits leurs premieres dents ; mais dès-lors il faut peu à peu les accoutu- mer à des aliments plus solides, com- me le pain & d'autres choses légeres,

CHAPITRE VIII.

_____

(d) De Sanit. tuend. Lib. 1. cap. 10.

dont toutes les nourrices font inftruites. Il confeille de les laver tous les
matins avec de l'eau tiede en prenant
foin de les bien frotter & fécher enfuite ; mais il veut que la nourrice
prenne pour cette opération le temps
que l'eftomac de l'enfant eft vuide après
un long fommeil, parce que de le laver & de le frotter quand il a l'eftomac plein, ce feroit lui attirer quelque mal. Bien éloigné d'approuver l'u-
fage des peuples du nord, qui plongent dans l'eau froide leurs enfants
d'abord après qu'ils viennent de naître, il parle de cette coutume avec le
dernier mépris, & va jufqu'à dire,
„qu'il n'a non plus d'envie d'écrire
„pour ces Germains & pour ces bar-
„bares, que pour des ours & pour
„des lions"; moyennant quoi il recommande à fes Grecs & à fes Romains, mieux civilifés, une pratique &
plus douloureufe & plus groffiere que
la leur, qui eft de poudrer de fel tout
le corps de leurs enfants naiffants (e),

____

(e) Ergo recens natus infantulus , cujus corporis conftitutio omni nota vacat , primum
quidem fafciis deligetur , fed corpori prius toti

pour durcir leur peau & fortifier leur santé. Le temps & l'expérience ont heureusement fait tomber cette manière de saler ainsi les enfants, & pour leur bonheur on en est revenu dans plusieurs familles à l'usage du bain d'eau froide, ménagé de la façon que je le remarque au bas de la page (*f*).

CHAPITRE VIII.

sale modicé insperso, quo cutis ejus densior solidiorque reddatur. Ita vero qui secundum naturam sunt infantes, vel solo sale præparati munitique abunde fuerint : quando, qui siccorum myrti foliorum aut aliorum id genus inspersione egent iis plane otiosus status sit. De San. tuend. Lib. 1. cap. 7.

(*f*) Le bain froid en affermissant les solides, & en facilitant la transpiration, procure aux enfants une vivacité, une chaleur, une vigueur qui prévient en eux la noueure, les descentes, les écrouelles, la toux ; tous maux auxquels ils sont plus ou moins sujets. Les anciens en ont jugé là-dessus comme nous. Virgile nous apprend que bien long-temps avant la fondation de Rome, c'étoit l'usage des Italiens, de plonger dans les fleuves leurs enfants nouvellement nés, & de les endurcir dans les glaces.

Durum à Stirpe genus. Natos ad flumina primum
Deferimus, sævoque gelu duramus & undis.
Æn. Lib. 9. vers. 603.

Le Chevalier Guillaume Pen dans sa lettre au Docteur Bénard (Hist. of Cold bath. part. II. p. 291.) nous est de même garant, que dans le

Difons-le pourtant à la gloire de notre Auteur, il lui arrive rarement de fe tromper dans les matieres de pratique. Quoique fa théorie ait fouvent été rectifiée depuis fon temps, on fait encore aujourd'hui le plus grand cas des obfervations du premier genre qu'il nous a laiffées. Mais continuons à le

---

nouveau monde on regarde le bain froid comme un ufage des plus utiles pour les petits enfants. „ Je fais de toute fcience, dit-il, que les Indiens „ de l'Amérique plongent leurs enfants dans les „ fleuves dès le moment qu'ils font nés “. Et en effet je ne vois pas ce qui empêcheroit de baigner dans l'eau froide des enfants qui font nés robuftes, fur-tout fi on ne le fait que dans le premier été après leur naiffance , fans le faire précifément d'abord qu'ils font nés , afin qu'ils ne paffent pas tout d'un coup du degré de chaleur qu'ils ont dans le fein de leur mere à l'extrêmite oppofée. Que fi néanmoins on veut prévenir tout danger à cet égard , qu'on prenne garde à une chofe , qu'on voie fi immédiatement après être forti de l'eau , ou du moins dès qu'on l'a emmailloté , l'enfant a chaud , eft vif & gai; en ce cas j'ofe affurer que l'eau froide lui a fait du bien : mais fi au contraire il en fort pâle , friffonnant , fur-tout fi quelqu'un de fes membres fe trouve alors engourdi ou contracté par le froid , & qu'il demeure dans cet état même après qu'on l'a frotté & de nouveau emmailloté , qu'alors on fufpende le bain pour quelques jours , jufqu'à ce que l'enfant foit plus vigoureux , ou fi ce fymptome revient qu'on ne le baigne plus.

CHAPITRE
VIII.

suivre dans ses directions sur les enfants. Il y insiste entr'autres sur le soin qu'on doit prendre des nourrices, soit par rapport à la diete, soit par rapport à l'exercice, soit par rapport au sommeil, si l'on veut qu'elles aient de bon lait. Et que faut-il pour cela ? Le lait est bien conditionné, selon Galien, lorsque n'étant ni trop clair, ni trop épais, il est parfaitement doux & blanc : il est mauvais quand il a quelque chose d'un peu amer ou salé dans le goût, de désagréable dans l'odeur, & d'éloigné pour la couleur de la blancheur qu'on y souhaite. Galien défend sur toutes choses à une nourrice, d'avoir aucune familiarité avec son mari tandis qu'elle donne le sein ; il veut qu'on la congédie dès qu'on la croit grosse : il défend de laisser jamais goûter du vin aux enfants, parce qu'il jette trop de chaleur dans le corps & qu'il attaque la tête : les enfants n'en ayant pas besoin, ne sauroient se ressentir du bien qu'il peut faire, & se trouvent exposés à tout le mal qu'il fait.

Rien n'est plus nécessaire aux petits enfants que de respirer un air pur, ainsi l'on doit éviter de les tenir dans des chambres trop renfermées , & les éloigner des lieux marécageux , des vapeurs des grandes villes , des endroits qu'infectent ou les exhalaisons des cadavres , ou des plantes corrompues & pourries.

Au reste, il faut faire observer à peu près la même maniere de vivre aux enfants, dans la seconde période septenaire de leur vie, avec cette différence, qu'on ne doit alors leur laisser prendre qu'un exercice modéré, de peur que s'il étoit trop violent, il ne les empêchât de croître (*g*).

Enfin, c'est alors le vrai temps de s'appliquer comme il faut à former l'esprit & le caractere des enfants, en leur donnant les premieres teintures des connoissances utiles, & en les accoutumant de bonne heure à une modestie & à une soumission, qui dans la suite contribueront plus qu'on ne sauroit dire, à la conservation de leur santé.

(*g*) La chose mérite confirmation , c'est à l'expérience d'en décider.

II. De la Vieillesse.

La Vieillesse, qu'on peut bien appeller une maladie naturelle, ou regarder au moins comme un état mitoyen entre la maladie & la santé, est ordinairement seche & froide. Car quoiqu'il n'y ait alors que trop d'humeurs qui attaquent les yeux, le nez & la bouche ; quoique ordinairement les vieillards crachent & toussent, ce ne sont-là que des humeurs excrémentales : les sucs qui nourrissent leur manquent. Pour y remédier, l'usage du vin leur convient, ainsi qu'une nourriture fluide & réchauffante. Il sera bon aussi de recourir à la brosse, ou de les frotter souvent pour augmenter le mouvement de leur sang, entretenir en eux un dégré de chaleur convenable, afin de faciliter la distribution égale de la nourriture dans toutes les parties de leur corps. Après cette opération, ils ne feront pas mal de se promener en voiture ou à pied, pourvu que ce ne soit pas trop loin, & qu'ils ne se fatiguent pas; car au lieu qu'un exercice modéré les fortifieroit, la maigreur en

feroit le fruit s'ils y faifoient de l'excès. Il y a pourtant une maxime à obferver à cet égard, c'eft que les vieillards doivent toujours continuer les exercices auxquels ils fe font accoutumés ; par cela même que l'habitude les leur a rendu plus faciles, ils ne peuvent que leur être plus agréables. Sur-tout eft-il certain qu'ils s'expoferoient, fi tout d'un coup ils vouloient fubftituer un genre nouveau d'exercice à celui auquel ils étoient accoutumés. On a vu des gens à qui la voiture ne faifoit aucun mal, mais qui ne pouvoient pas fupporter la promenade. J'ajoute, que fi quelque partie de notre corps eft plus foible que les autres, il faut prendre garde fur-tout de ne la pas expofer à la fatigue, & tâcher de donner à celles qui font plus robuftes le mouvement dont elles ont befoin, fans que celles à qui il feroit du mal en fouffrent aucune incommodité. Un homme, par exemple, qui eft fujet à des vertiges, doit éviter tout exercice où l'on eft obligé d'aller en tournant, & tous ceux qui fecouent beaucoup la tête : il doit préférer de fe promener en ligne droite, ou dans une voiture
douce

douce qui ne le fatigue point. Un homme qui a les jambes foibles fe trouvera mieux de fe promener en voiture que de fe promener à pied. Quant aux aliments, les vieillards doivent éviter avec foin tous ceux qui produifent des fucs gluants & épais, comme le pain non-levé, le fromage, le porc, le bœuf, l'anguille, les huitres, & en général toute nourriture de difficile digeftion : il faut que leur pain ait du levain & du fel dans la mefure convenable ; il faut qu'il foit bien pétri, cuit à propos, autrement il leur caufe des obftructions dans le foie, dans la rate & dans les rognons.

Si un vieillard fe trouve conftipé pendant deux jours, il faut qu'au troifieme il fe ferve de quelque ingrédient que l'expérience lui aura appris être le plus convenable pour le débarraffer ; mais il faut qu'il évite de fe fervir toujours du même ingrédient, foit nourriture, foit purgatif ; en devenant habituel il perdroit fon effet.

Pour le fommeil, il faut dans un âge avancé tâcher d'en prendre aufli

CHAPITRE
VIII.

long-temps qu'il eſt néceſſaire pour ſe fortiſier & ſe rafraîchir.

,, Antiochus le Médecin (*h*), par-
,, venu à l'âge de quatre-vingts ans ,
,, prit la coutume de ſe promener cha-
,, que jour environ trois ſtades , ou
,, un demi mille , pour aller de ſa
,, maiſon juſqu'au *forum* , c'eſt-à-dire ,
,, à la place publique , où les princi-
,, paux citoyens de Rome ſe raſſem-
,, bloient. Quand il devoit aller plus
,, loin pour voir des malades , il fai-
,, ſoit le chemin ou en chaiſe à por-
,, teurs , ou en chaiſe roulante. Il
,, avoit dans ſa maiſon un cabinet ,
,, qu'il faiſoit échauffer en hiver avec
,, un poéle , & rafraîchir en été ; là
,, tous les matins , il ſe faiſoit bien
,, frotter & broſſer après avoir été à
,, la ſelle. Vers les neuf ou dix heu-
,, res étant au *forum* , il mangeoit un
,, peu de pain avec du miel bouilli ;
,, enſuite il demeuroit là à cauſer ou
,, à lire juſqu'à douze ; alors il pre-
,, noit un peu d'exercice avant ſon
,, dîner , qui étoit toujours fort frugal ,

____

(*h*) Galen. de Sanit. tuend. Lib. 5. cap. 4.

„ & qui commençoit par quelque nour-
„ riture apéritive : à fouper il ne prenoit
„ que quelque chofe de léger à l'écuel-
„ le, à moins que ce ne fût quelque
„ volaille dans fon propre bouillon ".

„ Telephus le Grammairien vécut au
„ moins cent ans. Il prenoit réguliére-
„ ment à fon déjeûner du gruau avec
„ un peu de miel pur comme il fort de
„ la ruche : à dîner il mangeoit ou du
„ poiffon, ou quelque volaille avec un
„ peu de falade : à fouper, il ne prenoit
„ qu'un verre d'eau & de vin avec un
„ peu de pain ".

C'eft de fa propre expérience qu'un
Vieillard doit apprendre fi le lait lui
convient ou non ; car les effets de cet
aliment varient au-delà de ce qu'on peut
dire, felon les conftitutions différentes.
„ J'ai connu un Laboureur (i), dit Ga-
„ lien, qui avoit paffé cent ans, & qui
„ ne fe nourriffoit prefque que de lait de
„ chevre, dans lequel il mettoit tantôt
„ de la mie de pain, tantôt un peu de
„ miel, & où quelquefois auffi il fai-
„ foit cuire des fommités de thym. Un

______

(i) Ibid.

„ de ſes voiſins s'imaginant que c'étoit
„ à l'uſage du lait qu'il devoit une ſi
„ longue vie, voulut s'en nourrir à ſon
„ exemple ; mais de quelque maniere
„ qu'il le prit, il en étoit incommodé,
„ premiérement il lui peſoit ſur l'eſto-
„ mac, enſuite il lui cauſoit une enflure
„ au côté gauche. Un autre qui voulut
„ faire la même expérience, ne s'apper-
„ çut d'aucune incommodité juſqu'au
„ ſeptieme jour qu'il lui vint une tumeur
„ dure au côté gauche, laquelle occa-
„ ſionna une tention avec des ſpaſmes,
„ & ne permit pas de douter qu'il n'eût
„ le foie obſtrué. J'ai encore connu
„ deux autres perſonnes, l'une à qui un
„ long uſage du lait produiſit la pierre
„ dans les reins, & l'autre qui en perdit
„ ſes dents, pendant que pluſieurs y
„ trouverent une ſource de ſanté & de
„ prolongation de vie ". Ceux à qui le
lait convient en retirent certainement de
grands avantages, le ventre libre, des
ſucs doux & une bonne chair , ſur-
tout, lorſque les animaux qui le four-
niſſent ont brouté des herbes douces &
ſaines ; car le lait ne peut pas être bon
lorſque les pâturages ſont trop acres,
trop acides, ou trop aſtringents. Il faut

d'ailleurs que ces animaux se portent bien & soient dans la fleur de leur âge. Sur le tout, je conseillerois de boire alternativement le lait d'anesse & le lait de chevre : ce dernier est fort nourrissant, le premier plus léger, se digere plus aisément.

Pour dire aussi un mot du vin, je remarque d'abord, que celui qui est fort & diurétique, convient le mieux aux vieillards. Il doit être fort pour répandre la chaleur dans tous leurs membres; diurétique, pour en expulser les sérosités superflues, qui, si elles y croupissoient dérangeroient leur santé. Je voudrois donc qu'ils choisissent un vin léger & qui ait un peu de corps, parce qu'il est communément diurétique; mais en même temps, un vin pâle ou jaune, parce que d'ordinaire il est le plus fort : les vins noirs, épais, astringents, ne sauroient leur convenir; ils causent trop facilement des obstructions dans les intestins. Je ne crois pas même que le vin doux soit fort bon pour les vieillards, à moins qu'ils ne soient fort maigres; auquel cas ils ont besoin d'un vin riche, & propre à les bien nourrir ; mais alors encore il faut qu'il soit du

CHAPITRE VIII.

meilleur, pâle ou jaune comme je l'ai dit.

III. *Des différents tempéraments & des différentes constitutions.*

On peut, selon Galien, distinguer neuf sortes de tempéraments dans le corps humain. Les quatre premiers sont simples, savoir, le chaud, le froid, l'humide & le sec; quatre mixtes, savoir le chaud & l'humide, le chaud & le sec, le froid & l'humide, le froid & le sec; & un enfin, qui tient le milieu entre les extrêmes, & qui par cette raison peut être appellé par excellence un parfaitement bon tempérament. Les tempéraments simples se connoissent aisément à la vue & au toucher. Entre les mixtes, ceux auxquels on doit faire le plus d'attention dans la pratique, se connoissent facilement à leurs marques respectives; ce sont le chaud & le sec, & le froid & l'humide. Etant directement opposés dans leur nature, ils doivent aussi être traités tout différemment.

On connoît les gens d'un tempérament chaud & sec, à ces marques principales : ils ont les veines grosses & en-

flées, le pouls fort, la poitrine & les
épaules larges ; leurs membres font robuftes, mufculeux, bien proportion-
nés ; leurs cheveux noirs, épais, naturellement frifés ; leur peau eft rude,
brune & velue. Au contraire, une peau
douce, blanche, unie, des cheveux
clairs, la poitrine étroite, les veines
petites, le corps délicat, & ordinairement pottelé, les membres débiles, le
pouls foible, font les diagnoftics d'une
complexion froide & humide.

Inftruits comme nous le fommes par
l'expérience, que les tempéraments different fi fort les uns des autres, & que
par conféquent, ce qui convient à ceux-
ci eft au contraire nuifible à ceux-là ; il
eft inconcevable qu'il fe foit trouvé des
médecins affez téméraires pour vouloir
prefcrire des regles de fanté, fans aucun
égard à la diverfité des complexions.
Autant qu'il eft impoffible qu'un fou-
lier chauffe bien tous les pieds, autant
l'eft il que le même régime convienne
également à tous les hommes. Ce n'eft
donc jamais, abfolument parlant, qu'on
peut dire d'un aliment quel qu'il foit,
qu'il eft fain ou mal fain ; & il eft au
contraire avéré, que tel conviendra par-

CHAPITRE
VIII.

M 4

faitement aux uns, pendant qu'il rendra les autres malades. ,, Deux de mes ,, amis, pourſuit Galien, eurent un ,, jour une vive diſpute ſur le miel. L'un ,, diſoit que rien n'eſt plus ſain; l'autre ,, que rien n'eſt plus pernicieux; & tous ,, deux en appelloient à l'expérience, ,, ſans prendre garde qu'ils étoient d'un ,, tempérament tout différent. Le pre- ,, mier étoit un vieillard phlegmatique ,, & qui menoit une vie ſédentaire. Le ,, miel qui échauffe & qui s'inſinue ai- ,, ſément dans tout le corps, lui con- ,, venoit admirablement. Le ſecond étoit ,, un jeune homme d'une trentaine d'an- ,, nées, d'une complexion chaude & ,, bilieuſe, & le miel par cela même ne ,, pouvoit que lui faire du mal ''.

Je ferai la même remarque ſur des ſujets tout ſemblables. Il y a des méde- cins qui preſcrivent l'exercice à tout le monde; d'autres qui exhortent tout le monde au repos. Il y en a qui ordon- nent de boire du vin, & d'autres qui ne recommandent que l'eau; mais ſi l'on conſultoit l'expérience, on verroit bien- tôt que tous ces conſeils doivent varier ſelon les perſonnes, parce que la même choſe fait du bien ou du mal, ſelon les

tempéraments. „ Je connois des gens
„ qui, s'ils paſſent trois jours ſans ſe
„ fatiguer au travail, ſont infailliblement
„ malades ; d'autres qui ſe portent par-
„ faitement bien, quoiqu'ils ne prennent
„ que peu ou point d'exercice. Primige-
„ ne de Mitylene, étoit obligé de pren-
„ dre tous les jours un bain chaud, ſans
„ quoi il avoit la fievre ". Les effets des
choſes, c'eſt l'expérience qui les enſeigne ;
mais les cauſes de ces effets, c'eſt le
raiſonnement qui les développe. Pourquoi Primigene devoit-il ſe baigner ſi
fréquemment ? „ C'eſt que la chaleur
„ brûlante de ſon corps, ſa vie ſtudieu-
„ ſe, & un tempérament fort ſec, em-
„ pêchoient en lui la tranſpiration. Sa
„ peau dure & épaiſſe y mettant obſta-
„ cle, le bain chaud y remédioit
„ en l'amolliſſant, & en ouvrant ſes
„ pores. J'ai connu une autre perſon-
„ ne, dont le tempérament n'étoit pas
„ moins chaud que celui de Primige-
„ ne, & à qui cependant le bain ne
„ convenoit point ; parce qu'obligé par
„ ſon commerce d'être toujours à cou-
„ rir, pour vendre ou pour acheter,
„ il étoit d'ailleurs très-hargneux, tou-
„ jours en querelle, & plus d'une fois

„à se battre, ce qui le tenoit dans
„une sueur presque perpétuelle, & pré-
„venoit en lui la fievre. Un troisieme
„aussi, d'un tempérament sec & chaud
„comme les précédents, prenoit beau-
„coup d'exercice ; je l'obligeai à en
„prendre moins, & en cela je suivis
„la maxime d'Hippocrate, qui ordonne
„aux gens de cette complexion de pré-
„férer le repos à un trop grand exer-
„cice; mais d'un autre côté, j'ai réta-
„bli au contraire la santé de plusieurs
„personnes d'un tempérament froid ,
„en les arrachant à une vie oisive , &
„en leur persuadant de travailler ".
Concluons-le donc, il faut absolument
proportionner, tant les différents dégrés
d'exercice, que les différentes sortes
d'aliments aux complexions différentes
des personnes. A la vérité il faut de l'esprit & beaucoup d'attention pour évaluer au juste ces différences, mais l'expérience doit être en cela la directrice
du raisonnement.

Ce que je dois pourtant observer
encore, c'est que ni les bains chauds,
ni un exercice doux & moderé , ne
suffiroient pas pour assurer la santé des
gens dont le tempérament est chaud &

fec. Ils ont avec cela d'autres précautions à prendre. Il faut que les aliments dont ils fe nourriffent, foient propres à produire en eux des fucs doux & fans acreté ; qu'ils faffent de l'eau leur boiffon principale ; qu'ils évitent avec foin la colere, l'étude exceffive, l'ardeur brûlante du foleil : & comme la chaleur de leur tempérament vient d'ordinaire d'un excès de bile, il faut voir fi on peut les délivrer de cette bile par les felles. En ce cas on ne doit pas en craindre les mauvaifes fuites ; la nature y pourvoira ; mais fi cela n'eft pas, il faut en venir à un bon vomitif.

Tous les médecins & les philofophes qui ont traité avec quelque exactitude des éléments du corps humain, fe font accordés à décrier le tempérament fec, jufqu'à le faire regarder comme une forte de vieilleffe, & à célebrer au contraire le tempérament humide, comme celui qui eft le mieux conftitué pour la fanté, & une vigueur qui mene à la plus grande vieilleffe. Il eft vrai, que le tempérament humide expofe à bien des maux dans l'enfance ; mais dans la fuite, il n'eft aucun des tempéraments extrêmes qui foit plus favorable

à la fanté que celui-là. C'eft aux médecins & à tous ceux qui veillent à la
confervation & au bon état du corps
humain, de faire enforte qu'on fe garde
des chofes qui déffechent, & qui ufent
trop le corps, fans fe jetter toutefois
dans des extrêmités oppofées. Pour
garder ce jufte milieu, rien de mieux
qu'un prudent ufage de l'exercice & du
bain ; que de fe tenir réglé autant qu'on
le peut dans les évacuations naturelles,
& fpécialement de ne manger que des
aliments qui ne produifent qu'un bon
chyle, & de ne boire du vin qu'avec
modération.

IV. *De ceux qui ne font pas les maîtres de leur temps.*

Galien prefcrit aux perfonnes publiques, aux politiques & aux gens de
lettres, à qui des occupa   accumulées ne laiffent pas la liberté de difpofer
d'eux & de leur temps ; il leur prefcrit,
dis-je, trois regles. *Premiérement*, que,
toutes les fois qu'ils ont fait des efforts
de travail & d'étude plus que de coutume, ils redoublent de fobriété ; fur
quoi il nous apprend, „ que quand il

„ étoit accablé d'affaires, il se nourris-
„ soit des choses les plus simples, & la
„ plupart du temps de pain seul " .
Et quoi qu'il n'ose pas recommander à
tout le monde une abstinence aussi rigoureuse, il insiste comme sur une chose
absolument nécessaire, sur la convenance de ne prendre que la nourriture la
plus légere, la plus facile à digerer
après qu'on s'est beaucoup fatigué. *Secondement*, il ordonne aux personnes
dont nous parlons, d'observer journellement le régime le plus simple, celui
qui facilite le plus la digestion. *Troisiémement* enfin, il veut que quelles que
soient leurs affaires, ils aient chaque
jour quelque moment consacré à l'exercice, ou si cela est impossible, de se
faire tirer quelquefois un peu de sang,
pour prévenir la pléthôre ; & de prendre de temps en temps quelque doux
purgatif pour se nettoyer l'estomac &
les intestins ; afin de se défaire des
humeurs qui s'y accumulent ; sans quoi
ils ne sauroient manquer d'être attaqués
de divers accidents fâcheux. Il ajoute,
que ceux qui travaillent sous d'autres, &
qui par leur état ne peuvent se dérober
à une application continuelle, & se

défendre de mener une vie inactive & fédentaire, doivent faifir du moins l'occafion des jours de fêtes, pour fe dégager par des purgatifs des humeurs qui les furchargent & qui pourroient leur devenir funeftes. Mais helas ! ajoute-t-il, telle eft l'intempérance générale, qu'au lieu d'employer les jours de fêtes & de repos, à faire du bien aux autres ou à foi-même, on en fait au contraire des jours de débauche, & on s'y livre autant qu'on le peut à une bonne chere, qui, en accumulant les mauvaifes humeurs dans le corps, devient tôt ou tard la mere des rhumatifmes, de la gravelle & de diverfes autres maladies ; triftes punitions des coupables pour le refte de leurs jours.

Tels font en fubftance, les principaux confeils que nous avions à extraire de Galien pour la confervation de la fanté. Qu'on écoute à préfent l'avis que ce grand maître donne à tous fes lecteurs avant que de finir fon ouvrage. ,, J'exhorte, dit-il, toutes les perfon-,, nes qui liront ce traité, de veiller ,, fur elles-mêmes; pour ne pas vivre ,, à la maniere des brutes, en fe livrant ,, comme la vile populace à une hon-

„ teufe intempérance, ne mangeant &
„ ne buvant que ce qui flatte leur pa-
„ lais, & ne confultant à tous égards
„ que les goûts de leurs paffions déré-
„ glées. Qu'ils entendent la médecine,
„ ou qu'ils ne l'entendent pas, je les
„ conjure de confulter la raifon ; d'ob-
„ ferver avec foin ce qui leur convient
„ & ce qui ne leur convient pas,
„ afin de ne fe permettre que les
„ chofes qu'ils auront appris par expé-
„ rience être favorables à leur fanté ;
„ & qu'ils s'interdifent au contraire,
„ celles qu'ils y auront trouvées nuifi-
„ bles, bien perfuadés que s'ils font
„ attentifs & exacts à réduire cette
„ feule regle en pratique, ils fe porte-
„ ront auffi bien qu'on le peut, & n'au-
„ ront que très rarement befoin de mé-
„ decins & de remedes ".

CHAPITRE IX.

De Porphyre, & de tous ceux qui interdisent l'usage de la chair.

PORPHYRE de Tyr vécut vers le milieu du troisieme siecle. Il étoit le disciple favori de Plotin ce fameux Platonicien. Il composa entr'autres un traité *touchant l'abstinence de la chair des animaux*, à dessein de faire revivre la simplicité primordiale de l'ancienne diete, & de détourner de l'usage de la chair dont on se nourrit ordinairement.

Un Philosophe de ses amis, nommé Firmus Castricius, après avoir observé l'abstinence Pythagorique, étoit retourné à son premier genre de vie. Porphyre en prit occasion de lui adresser cet ouvrage à la tête duquel il lui parle ainsi. ,, Quand vous viviez parmi nous, ,, vous tombiez d'accord que les végé- ,, taux étoient préférables à la chair ,, des animaux pour la nourriture de ,, l'homme ,

,, l'homme , foit afin d'entretenir fa
,, fanté, foit pour lui faciliter l'étude
,, de la philofophie ; & aujourd'hui que
,, vous avez changé de méthode , je
,, fuis perfuadé que votre expérience
,, vous aura convaincu que la premie-
,, re étoit la meilleure ". Ce n'eft
fûrement pas du fein des hommes qui
fe nourrirent des productions de la
terre, que font fortis les voleurs, les
meurtriers & les tyrans , c'eft plutôt
des hommes accoutumés à fe nourrir de
chair (a). Nous avons befoin de peu
de chofes pour vivre ; rien de plus aifé
que de les acquérir ; il ne faut pour cela
violer ni les loix de la juftice & de la
liberté , ni les regles de la fanté & de
la paix de l'ame , pendant qu'au contraire l'intempérance pouffe les ames
vulgaires qui s'abandonnent à fes goûts
& à fes caprices , à convoiter les richef-
fes , à facrifier leur liberté , à vendre la
juftice , à perdre miférablement leur
temps , à ruiner leur propre fanté & à
renoncer à la joie d'une confcience fans

CHAPITRE
I X.

(a) Remarque avanturée dont on n'a & dont
on ne peut avoir aucune preuve.

N

reproche. Tous les jours pour récouvrer notre santé & nous guérir de nos maux, nous nous soumettons patiemment à des incisions, à des caustics, à des médicaments désagréables , & nous payons encore ceux qui nous les administrent. Ne nous donnerons-nous donc aucun soin ; ne prendrons-nous aucune peine pour délivrer notre ame immortelle de ses maux ?

Deux propositions principales fixent l'attention de Porphyre , & c'est à en établir la vérité qu'il donne d'abord tous ses soins. La *premiere* est , que rien ne contribueroit davantage à conserver notre santé , & à éloigner de nous toutes les maladies, que de nous rendre maître de nos appetits & de nos passions. La *seconde* , que la nourriture que fournissent les végétaux, nourriture si facile à se procurer , & d'une digestion si aisée, seroit le moyen le plus efficace pour nous élever à cet empire sur nous-mêmes.

Pour justifier la premiere de ces propositions , Porphyre en appelle à l'expérience. Il assure que quelques-uns de ses amis qui étoient tourmentés de la goutte aux pieds & aux mains , jusques-là , que depuis huit ans ils étoient obli-

gés de se faire porter quand ils vouloient
passer d'un lieu à un autre , n'eurent
pas plutôt renoncé aux soucis d'amasser
des richesses , & élevé leur ame à la
méditation des objets spirituels, qu'on
les vit parfaitement rétablis, & tout
à la fois guéris des maux qui les affli-
geoient , & de toute inquiétude pour
la conservation de leur santé (*b*). Quant
à la seconde proposition , il faut l'entendre lui-même , voici comment il
s'exprime ; ,, Donnez-moi un homme
,, qui considere sérieusement ce qu'il
,, est, d'où il vient & où il doit aller ,
,, & qui plein de ces pensées prenne la
,, ferme résolution de ne pas soumettre
,, son ame à la tyrannie des passions;
,, que cet homme me dise , si de se
,, nourrir de la chair des animaux cou-

Chapitre
IX.

(*b*) Si les amis de Porphyre s'étoient attirés la
goutte par leurs excès, ce qui est assez vraisem-
blable, il est bien certain , qu'en se nourrissant
pauvrement, en vivant d'herbages & de lait , &
en persévérant dans ce régime , ils purent parvenir à se remettre ; mais est-ce là une preuve ,
qu'une abstinence totale de la chair des animaux soit un moyen nécessaire , ou seulement
convenable , pour prévenir toutes sortes de maladies.

N 2

„ te moins de peine , & excite moins
„ les paſſions, que de vivre des végé-
„ taux ? Mais ſi cet homme , ni aucun
„ médecin , ni qui que ce ſoit qui ait
„ le ſens commun , n'oſe ſoutenir
„ cette theſe, pourquoi je vous prie,
„ nous ſoumettons-nous à cet uſage
„ de la chair ? Pourquoi ne nous affran-
„ chiſſons-nous pas tout à la fois , &
„ de l'intempérance , & de la peine qui
„ y ſont attachées " ?

Voilà un échantillon des déclamations de Porphyre. Il auroit pu aiſément
apprendre à raiſonner plus juſte , en
liſant le traité de Galien ſur la nature
des aliments. C'eſt là qu'il auroit vu ,
que le mélange de la chair des animaux
avec les végétaux fournit au corps une
nourriture qui ſe digere beaucoup
mieux , & qui donne plus de force aux
perſonnes foibles , que celle qui ſe tire
des végétaux ſeuls. Mais pour dire la
vérité , tout ce que l'Auteur avance ſur
ce ſujet, tient plus du goût d'un enthou-
ſiaſte que d'un philoſophe , & tend
plus à préparer des hermites aux morti-
fications & aux macérations de la péni-
tence , qu'à donner de juſtes idées des
choſes dont il traite. Cependant tout

est plein de semblables traits dans son livre. Personne n'ignore quelle est la source de ces travers. C'est le dogme ridicule de la Métempsycose, qui joint à quelques autres notions non moins absurdes, a fait naître la pensée dans plusieurs Sectes de Philosophes & parmi leurs admirateurs, de s'abstenir entiérement de la chair des animaux, à l'imitation de Pythagore, & c'est ce que plusieurs font encore aujourd'hui (*c*).

Je n'ignore pas que le sage Plutarque, écrivit deux discours en faveur de cette abstinence ; cependant on sait aussi qu'il ne l'observoit pas, & qu'il mangeoit

(*c*) Tous les Payens des Indes orientales croient encore aujourd'hui la Metempsycose, ou le passage des ames d'un corps dans d'autres corps. Quoique quant au fond ils professent tous la même religion ; ils sont divisés en quatre-vingt-quatre sectes ou tributs, dont chacune a ses rits particuliers. La premiere & principale de ces tributs est celle des Bramines, qui se divise en dix autres. Les cinq premieres vivent de grains & d'herbages sans manger jamais de la viande d'aucun animal quel qu'il soit, en quoi ils sont suivis de toute la tribu des Banians. Il faut voir là-dessus le Voyage de Gemelli.

de la chair comme les autres. Mais ce feroit m'écarter de mon sujet, & entrer dans des détails fort inutiles pour la conservation de la santé, que de m'engager ici dans de plus longues discussions sur l'histoire d'un sentiment insoutenable. Il faut seulement que je dise un mot de l'approbation qu'y a donné, du moins en partie, notre savant compatriote le docteur Cheyne, & qu'il a inferé parmi ses conseils sur la santé. Quand je lis les derniers écrits de cet ingénieux & singulier auteur, je ne puis m'empêcher de distinguer en lui l'enthousiaste du médecin. C'est dans sa qualité d'enthousiaste qu'on lui entend dire (d), qu'il est persuadé que l'intention primitive du Créateur, ne fut aucunement que les hommes se nourrissent de la chair des animaux; que s'il l'a permis, c'est pour les punir en les laissant tomber dans les excès de l'intempérance ; excès qui leur attirent des maladies, dont l'effet devroit être de les guérir de la gourmandise qui les leur cause, & de les ramener à Dieu & à la vertu.

____

(d) Discours II. pag. 54, 55, &c.

Mais quand enfuite comme médecin, il envifage ces mêmes objets avec
la tranquilité & l'impartialité d'un
Philofophe; après avoir balancé le pour
& le contre fur la préférence qu'on doit
donner ou ne pas donner aux végétaux,
il tient un tout autre langage. Il reconnoît (*e*) que divers végétaux, & plufieurs des compofitions qu'on en fait,
comme les oignons, la moutarde, la
mufcade, la faumure, les épiceries,
les aromates, & fur-tout les liqueurs
fermentées, font des aliments plus
échauffants & plus nuifibles, que ne
l'eft la chair de divers animaux.

Mais fi la chair des animaux n'a pas
été originairement deftinée à faire partie de nos aliments, & fi d'un autre
côté, plufieurs des végétaux dont on
fe nourrit, font plus échauffants & plus
dangereux que la chair de quelques-
uns de ces animaux, comment conci-
lier les deux opinions oppofées en cette
matiere? Comment rapprocher ici le
médecin judicieux & l'écrivain enthou-
fiafte?

______

(*e*) Ibid. pag. 75.

N 4

Notre Docteur, comme médecin instruit par l'expérience, prend à la fin lui-même le dessus sur l'enthousiaste, & tout bien examiné, voici comment il se rapproche de lui-même. La chair des animaux, dit-il (f), avec les liqueurs fermentées, si l'on en fait un usage modéré, est la nourriture la plus propre pour fortifier le corps; mais il semble que les végétaux & les liqueurs non fermentées valent mieux pour les opérations de l'ame. Ainsi, afin de garder un juste milieu dans les soins que l'on prend pour conserver au corps sa force, & à l'esprit sa vigueur, le plus sage seroit, que les gens d'une bonne constitution & qui se portent bien, se contentassent de manger par jour une livre ou une demi-livre de chair, & de boire une pinte ou une demi-pinte de liqueur fermentée; mais que les valétudinaires & les gens d'étude demeurassent au-dessous de cette proportion, jusqu'à ce que l'expérience & des observations réitérées leur ayant appris de combien ils peuvent dimi-

____

(f) Ibid. pag. 88.

nuer l'un & l'autre dans leur nourriture, ils s'y fixaſſent, fallut-il pour
cela deſcendre totalement juſqu'à l'uſage des végétaux, du lait & des liqueurs
non fermentées.

Je l'ajouterai néanmoins; malgré les
ſingularités du Docteur Cheyne, on
ne laiſſe pas de trouver dans les écrits
de ce ſavant médecin des aphoriſmes
ſur la ſanté, dont quelques-uns méritent d'autant plus d'attention, qu'ils
contiennent des préceptes que l'on n'a-
voit pas donnés avant lui, j'en trouve
quatre entr'autres, que je me fais un
devoir de placer en cet endroit.

1. Celui qui veut inceſſamment (g)
ſe bien porter, doit être long-temps
malade; c'eſt-à-dire, ſe traiter lui-même
comme convaleſcent à divers égards.
Aph. 8.

2. Monter à cheval eſt le meilleur
exercice qu'on puiſſe faire pour rétablir
la ſanté dérangée; ſe promener eſt celui
qui convient le mieux pour empêcher
qu'elle ne ſe dérange. Aph. 25.

CHAPITRE
IX.

(g) Pract. eſſai. on the regim. of. diet. pag.
60. &c.

3. L'attention à se coucher & à se lever de bonne heure , contribue infiniment à conserver la santé & à fortifier les esprits ; qu'on se couche à dix heures & qu'on se leve à six. Aph. 30.

4. Prendre souvent & à propos quelque vomitif, est le seul antidote, la seule panacée convenable dans la Grande Bretagne. Les gens cacochymes ne peuvent y recourir trop souvent , si leur tempérament le comporte ; ils s'en trouveront toujours admirablement bien (h).

(h) L'Auteur veut dire , qu'on sait par expérience que des vomitifs doux & fréquents font le meilleur remede pour guérir les affections hypocondriaques , & les désordres des nerfs qu'occasionnent la bonne chere & une maniere de vivre trop délicate.

CHAPITRE X.

*Des écrits d'Oribase, d'Ætius & de
Paul Æginete sur la santé. D'Actuarius & de quelqu'autres, tels que
le moine Roger Bacon, & le Lord
Verulam, ou grand Chancelier Bacon,
qui se sont imaginés qu'on pourroit
trouver quelque antidote ou quelque
panacée pour prolonger la vie &
assurer la santé.*

ORIBASE & les médecins Grecs,
qui après lui ont écrit sur la santé, n'ont
fait presque autre chose qu'être les co-
pistes de Galien. On doit cependant
reconnoître à l'honneur d'Oribase, qu'il
est le premier d'entr'eux qui ait proprement recommandé l'exercice du cheval pour se bien porter (*a*). Il dit en

______

(*a*) Quoiqu'il soit vrai qu'Oribase ait le premier recommandé l'exercice du cheval en termes exprès, il faut reconnoître qu'il en avoit

termes exprès, que cet exercice l'emporte fur tous les autres pour fortifier

pris l'idée de Galien , dont les écrits ont été une fource abondante de connoiffances pour les Medecins qui font venus après lui , comme les écrits d'Hippocrate avoient été pour lui une grande fource de lumieres. Platon avoit été d'opinion „ que le mouvement qu'on fe donne „ à foi-même en fe promenant , en courant , ou en „ jouant à la paume , eft préférable à celui qu'on „ reçoit dans une voiture , foit qu'on aille en „ chariot , foit qu'on aille à la voile ". Enfuite fur la notion de ces deux fortes d'exercices , Galien (de fanit. tuend. lib. 2. cap. 11.) avoit dit „ que „ le mouvement du cheval procure une forte „ d'exercice mixte & compofé des deux au- „ tres ". En effet , fi le cheval eft comme la voiture qui tranfporte le cavalier , le cavalier y prend en même-temps un mouvement qui lui eft propre , foit en gouvernant le cheval , foit en fe tenant dans la pofture convenable. Si l'on confidere fur-tout que dans ces anciens temps l'ufage des étriers étoit inconnu ; on comprendra aifément que l'exercice du cheval devoit être tout autrement fatigant , qu'il ne l'eft aujourd'hui. Il eft donc affez clair qu'en recommandant de monter à cheval , Galien a fait naître à Oribafe la penfée d'en parler comme il a fait. Que s'il falloit prouver , que long-temps avant Oribafe & Galien lui - même , on tenoit l'exercice du cheval pour extrêmement fain , nous n'aurions qu'à produire Xenophon dans fes Economiques. (Lib. 2. Sect. 3.) Il introduit Ifchomachus difant à Socrate , „ qu'il monte ordinairement à cheval , pour „ aller voir fes gens à la campagne , laboul'eſtomac, pour nettoyer les organes & pour rendre les ſens plus aigus (*b*).

ÆTIUS écrivit vers la fin du cinquieme ſiecle. Il entre un peu plus que Galien dans le détail des ſoins qu'on doit prendre pour la ſanté des enfants (*c*), & pour le choix des nourrices; mais preſque toutes les autres regles qu'il a données ſur la ſanté, ſont tirées de Galien.

PAUL ÆGINETE, qui ſelon notre ſavant & exact Docteur Freind, vécut environ l'an 621, conſacra tout ſon premier livre ſur la médecine (*d*) à traiter de la ſanté; mais on n'y trouve preſque rien de nouveau.

Le dernier des médecins Grecs qui en a fait l'objet de ſes recherches, c'eſt ACTUARIUS. Il vécut à la fin du trei-

---

„ rer, ſemer, planter, & ajoutant qu'il va
„ va ainſi par toutes ſortes de chemins pour
„ prendre de l'exercice ". A quoi Socrate répond, „ Par Junon, cette maniere d'exercice
„ me plait beaucoup, puiſque tout à la fois
„ elle vous donne & de la force & de la
„ ſanté ".
(*b*) Medic. collect. Lib. 6. cap. 24.
(*c*) Tetrabibl. 1. Serm. 4.
(*d*) De re medica.

fieme fiecle, & pratiqua avec beaucoup de réputation à Conftantinople. Il traite de la fanté comme en courant, dans fon troifieme livre fur la méthode de guérir ; mais il y fait beaucoup moins d'attention aux regles générales pour la conferver , qu'aux antidotes qu'il y croit propres. J'en donnerai un exemple tiré de ce qu'il avance fur l'antidote qu'il appelle *fanté*. Il fuffit, à l'en croire (*e*), de prendre chaque jour la groffeur d'une lentille de ce remede pour n'avoir jamais aucune maladie ; avec cela il fe vante de pouvoir guérir infailliblement toute forte d'inflammations, & même de pouvoir *chaffer les forciers & les mauvais efprits*. Cette drogue, les gens fiévreux doivent la prendre dans de l'eau , & les autres dans du vin.

Les ingrédients de cette admirable compofition font, de la rue, du poivre , de la myrrhe, du faffran, de la cannelle, du nard celtique, de l'euphorbe, de la mandragore, du pavot, & plus de vingt fimples encore, le tout mêlé avec du miel.

(*e*) Method. medend. Lib. 5. cap. 6.

Déjà pluſieurs ſiecle avant Actuarius, on avoit infatué le monde de ce préjugé ridicule, qui s'eſt continué juſqu'à nos jours, qu'on peut trouver un remede univerſel à tous les maux ; mais on peut dire qu'Actuarius a été le premier médecin de quelque réputation, qui ait donné tête baiſſée dans ce ridicule travers.

Homere, avoit célébré „ le *Nepen-* „ *thes* (*f*), ou cordial d'Egypte, com- „ me un remede qui répandoit la gaieté „ & la joie en tous ceux qui le pre- „ noient, & qui les délivroit de tout „ ce qui s'appelle mélancholie ".

„ Pline décrit une plante (*g*) qu'on „ appelloit *Dodecatheon*, c'eſt-à-dire, *les* „ *douze Dieux*, qui reſſembloit à une „ laitue, & qui, infuſée dans de l'eau, „ guériſſoit auſſi les maladies de toute „ eſpece : il parle encore d'une ſorte de „ pivoine à laquelle on donnoit le nom „ de *panacée*, à cauſe de ſa vertu contre „ toute ſorte de maux ".

Du temps de Herophile, une com-

***

(*f*) Odyſſ. Lib. 4. V. 221.
(*g*) Lib. 25. cap. 4.

position à la mode, portoit le nom magnifique de *main des Dieux*. Galien y fait une fort bonne remarque. ,, Héro,, phile (*h*), dit-il, a bien raison d'af,, surer que cette composition consi,, rée en elle-même n'est d'aucun prix ; ,, & qu'elle peut même être nuisible, ,, quand elle est administrée par une ,, main ignorante ; mais que lorsqu'un ,, médecin habile & expérimenté fait ,, la donner à propos, les bons effets ,, qu'elle produit, méritent bien qu'on ,, l'appelle comme on fait *la main des* ,, *Dieux* ".

Il faut avouer que cette méthode de chercher la conservation de la santé & la guérison de tous les maux dans un seul remede universel, est bien plus courte & bien plus aisée que l'observation des regles d'Hippocrate & de Galien, qui obligent à la *sobrieté* & à *l'exercice*. Si l'on pouvoit trouver un pareil remede, il mériteroit sans doute d'être recherché de tout le monde ; mais tous ceux qu'on a proposés comme tels, se sont trouvés très-éloigné de l'efficace

---

(*h*) De comp. medicam. local. Lib. 6. cap. 3.

l'efficace qu'on leur prêtoit, dès qu'on les a examinés. Telle est néanmoins le foiblesse de l'esprit humain, qu'on a toujours vu dans tous les pays, parmi les personnes même les plus judicieuses & les plus pénétrantes, des gens infatués d'une prévention décidée pour quelque *panacée universelle*, propre à la vieillesse la plus reculée sans aucun mal, ou du moins persuadés, qu'on pouvoit au moyen de quelque peu de remedes choisis, reculer les bornes de la vie au-delà de la mesure ordinaire, qui n'a pas varié depuis le temps du Psalmiste jusques à nos jours (*i*).

Parmi le grand nombre des personnes qui se font laissées prévenir en faveur des panacées, je ne parlerai ici que du moine Bacon, & du Lord Verulam : c'en est assez pour faire toucher au doigt les bornes de l'esprit humain ; car qui peut se flatter de ne pas tomber dans les pieges de l'erreur, depuis que ces grands hommes n'ont pu s'en défendre.

Dans un grand ouvrage dédié au

(*i*) Pf. XC. 10.

CHAPITRE X.

O

Pape Clement IV. le moine Bacon dit, que la raiſon pour laquelle la vie humaine eſt ſi fort accourcie, au prix de ce qu'elle étoit originairement, vient de ce qu'on a négligé dans tous les ſiecles de garder le régime le plus convenable à la ſanté. ,, Cette négligen-
,, ce, dit-il, a été univerſelle ; tous les
,, médecins ſe ſont oubliés : dans la
,, jeuneſſe perſonne ne penſe à ſa ſan-
,, té ; quand on avance en âge, un
,, ſur trois mille, peut être, y fait réfle-
,, xion, & c'eſt trop tard d'y penſer,
,, pour arrêter la mort lorſqu'elle eſt
,, à la porte. Mais, pourſuit-il, n'y
,, auroit-il donc aucun moyen pour
,, remédier à un mal que l'inattention
,, & l'ignorance de concert, ont rendu
,, ſi univerſel ? L'art eſt-il donc ſi im-
,, puiſſant, ou la nature eſt-elle ſi pau-
,, vre, qu'il n'y ait aucun remede ſe-
,, cret à découvrir pour ramener la ſan-
,, té, & de plus longs jours parmi les
,, hommes ? Non ſans doute ; il y a eu
,, des gens, qui par leurs recherches,
,, ont ſu arracher à la nature ce ſe-
,, cret, & découvrir des antidotes ſuf-
,, fiſants pour faire parvenir à l'âge le
,, plus avancé. Il eſt entr'autres un fa-

„ meux obfervateur (*k*), qui dans fon
„ livre fur le régime qui convient au
„ vieillards (*l*), donne une defcrip-
„ tion myftérieufe d'une compofition,
„ qui, lorfqu'on l'entend, met en état de
„ reculer de plufieurs années les bor-
„ nes ordinaires de la vie ". En voici
la recette. Prenez ce qui eft tempéré
au quatrieme dégré, ce qui nage
dans la mer, ce qui végete à l'air,
ce que la mer rejette, ce que l'on
trouve dans les inteftins d'un animal
qui vit fort long-temps, la plante des
Indes, avec deux reptiles dont on fe
nourriffoit à Tyr en Egypte, & pré-
parez le tout d'une maniere convenable. Bacon explique ainfi cette énigme.
Ce qui eft tempéré au quatrieme dégré,
c'eft l'*or* préparé chymiquement; ce qui
nage dans la mer, c'eft la *perle*; ce qui
végete à l'air, c'eft le *romarin*; ce que
la mer rejette, c'eft le *fperma ceti* ou
blanc de baleine; ce qu'on trouve dans
les inteftins d'un animal qui vit long-

CHAPITRE
X.

____

(*k*) Pierre de Maharn-Court Picard, que Bacon
appelloit dominus experimentorum.
(*l*) Ce livre eft fi rare que je n'ai pu le
trouver nulle part.

temps, c'eſt *un certain os pris d'un cerf de cinq ans*; la plante des Indes, c'eſt l'*aloes*; & les reptiles ſont des *ſerpents* dont la chair doit être bien préparée; ,, Cet antidote, dit Bacon, prévient la ,, corruption dans toutes ſortes de tem- ,, péraments, & les infirmités de la ,, vieilleſſe pour pluſieurs années ".

Mais hélas! avec ſon antidote, notre bon moine ne put pas empêcher ſon grand protecteur le Pape Clement, de payer bientôt tribut à la mort, & de le laiſſer lui à la merci de ſon ancien ennemi Nicolas III. qui le tint long-temps priſonnier à Paris. Et lui-même, ce pauvre Bacon, digne d'un meilleur ſort, après avoir long-temps ſouffert de la part d'un monde ignorant & ſuperſtitieux, il mourut à Oxford âgé de 78 ans, l'an 1294, laiſſant une preuve convaincante de la folie des ſecrets, & de leur vanité, même entre les mains les plus habiles.

FRANÇOIS BACON LORD VERULAM, Grand Chancelier d'Angleterre, commence ſon livre intitulé *l'hiſtoire de la vie & de la mort*, en ſe moquant de ce mot d'Hippocrate, que la vie eſt courte & l'art de guérir fort long (*m*). Il tourne enfuite en ridicule (*n*), les éloges pompeux que les Chymiftes donnent à leurs fecrets, & le cas aveugle qu'on a toujours fait de certaines panacées ; & puis, comme s'il oublioit lui-même fes fages principes, il propofe une méthode de prolonger la vie, qui fe trouve au moindre examen auffi vaine & auffi trompeufe, que le font les plus belles promeffes des empyriques.

„ Il y a, dit-il (*o*), deux caufes géné-
„ rales de la mort : la premiere c'eft
„ l'efprit, qui femblable à une flamme
„ légere, mine & détruit le corps :
„ la feconde, c'eft l'air qui le feche
„ & l'épuife ; deux caufes qui agif-
„ fant fur nous de concert, détruifent
„ nos organes, & les rendent enfin
„ impropres à continuer les fonctions
„ de la vie ". Mais ce grand homme eft d'opinion, que ce que l'efprit in-

---

(*m*) Hift. vitæ & mortis. pag. 1.
(*n*) Ibid. 194.
(*o*) Caufa periodi eft, quod Spiritus inftar flammæ lenis perpetuo de prædatorius, & cum hoc confpirans aër externus qui etiam corpora fugit, & arefacit officinam corporis, & organa perdat, & inhabilia reddat ad munus reparationis.

O 3

térieur confume au-dedans de nous, peut y être réparé, 1°. en épaiffiffant fa fubftance à force de prendre des *opiates* en petites dofes & à des temps marqués ; 2°. en modérant fa chaleur, ce qui peut fe faire, dit-il, par un bon ufage du *nitre*.

„ Il confeffe (*p*) à la vérité, avec „ une candeur digne de lui, qu'il n'a „ pas fait l'expérience de tous les re-„ medes qu'il indique, parce que fa „ vocation & fes affaires ne le lui ont „ pas permis ". Cependant, ce n'eft qu'à force d'expériences réitérées qu'on peut s'affurer de la folidité des con-feils de la nature de ceux qu'il donne ; & quand on confidere que cette expé-rience a appris que l'*opium* affoiblit les nerfs, & que le *nitre* les réfroidit trop, il eft tout naturel d'en conclure, que ces drogues ne font pas fort convena-bles à la vieilleffe, temps où la cha-leur & la vigueur naturelle commen-cent à s'éteindre.

(*p*) Diferte profitemur non nulla ex iis quæ proponimus experimento nobis non effe probata, neque enim hoc patitur noftrum vitæ genus. Hift. vit. & mort. pag. 203.

Pour ce qui eſt de l'*air* qui nous environne, & dont Bacon fait la ſeconde cauſe générale qui accélere la mort, il veux qu'on lui oppoſe les *bains d'eaux minérales*, & les *onctions graiſſeuſes*; mais d'un autre côté, concevant que ces remedes pourroient empêcher la tranſpiration & occaſionner des maladies, il veut qu'on emploie les lavements & les purgatifs, pour chaſſer du corps les humeurs ſuperflues, en prevenant l'obſtruction de ſes pores, méthode que la pratique ne juſtifieroit pas toujours.

Pour tout dire en un mot, l'illuſtre auteur traite moins la matiere en médecin qu'en philoſophe profond, dont les vaſtes connoiſſances & le génie ſublime, pénétrent au delà des apparences dans les choſes naturelles, & qui à l'aide de ces grandes lumieres eſſaye d'étendre la vie humaine, s'il étoit poſſible, au-delà de ſes bornes communes. Mais Bacon ne s'eſt que trop bien réfuté. Quoique pendant les trente dernieres années de ſa vie, il prit réguliérement tous les matins trois grains de ce *nitre*, qui étoit ſon remede favori, il ne paſſa pas 66 ans.

CHAPITRE X.

O 4

Les regles générales que le Lord Vérulam donna pour prolonger la vie,
font beaucoup mieux fondées, que les
remedes qu'il avoit imaginés pour vivre
long-temps. Premiérement il obferve
qu'une des chofes qui contribue le plus
à égayer les vieillards, & à prolonger
leurs jours, c'eft d'ofer fe rappeller
fouvent les plaifirs de leur jeuneffe.
Vefpafien faifoit fi grand cas de cette
maxime, qu'étant devenu Empereur,
on ne put l'obliger à aller demeurer dans
une autre maifon que celle de fon
pere, quoiqu'elle ne fut pas digne de
lui, parce qu'il ne vouloit rien perdre
de ce que l'habitude y faifoit trouver
d'agréable à fes yeux, & de ce qui lui
rappelloit fon enfance. Par la même
raifon il avoit coutume les jours de
fête, de boire dans une coupe de bois
ornée d'un cercle d'argent qui avoit
fervi à fa grand mere.

La feconde chofe que confeille l'illuftre Chancelier, c'eft d'employer le
temps de la jeuneffe & de l'âge viril de
maniere qu'on puiffe après cela fe retirer de la fatigue des affaires quand on
commence à devenir vieux, pour fe
livrer tout entier à des études, à des

amufements, au plaifir de planter & de bâtir à la campagne , & à tout ce qui peut contribuer foit à l'agrément de l'efprit, foit à la vigueur du corps.

Un troifieme confeil qu'il donne, c'eft d'avoir un foin particulier que l'eftomac, que quelqu'un a appellé *le pere de famille* , foit toujours en bon état , à quoi rien ne contribue davantage que de prendre de temps en temps de légers purgatifs , qui tiennent le ventre libre autant qu'il le faut fans caufer aucun mal.

Enfin , la derniere regle que nous empruntons de notre auteur , c'eft que quand on commence à devenir vieux , il faut au moins une fois tous les deux ans , travailler à changer toutes les humeurs du corps , & à les attenuer par quelques jours d'abftinence & de diete , dans le manger & dans le boire , pour adoucir le fang & renouveller la vigueur (*q*).

CHAPITRE X.

(*q*) Boerhaave adopte en grande partie cette regle ; car voici ce qu'il dit. ,, Mutationes fere ,, radicales humorum per refolventia , horum ,, dein excretiones fuccedentes --- fæpè difponunt ,, corpus--- ad vitam longam ". Vid. inft. med. fect. 1059. 1062. Mais nous y reviendrons dans la fuite.

CHAPITRE XI.

De la médecine des Arabes & de son origine. Préceptes de Rhases & d'Avicenne sur la santé. Retour de la médecine de chez les Arabes en Europe. De Tacuin ou Elluchasem Elimithar.

De la Grece, la médecine passa entre les mains des Arabes & des Perses. Il faut l'y suivre , & voir ce qu'elle a gagné chez ces nouveux sages pour la conservation de la santé.

Deux événemens contribuerent à la transplanter dans les parties Orientales de l'Asie. Le premier fut le mariage de Sapor Roi de Perse avec la fille de l'Empereur Aurelien (*a*), qui la fit accompagner de quelques médecins grecs. Ceux-ci porterent la doctrine d'Hippocrate , à Nibur capitale du Chorasan

____

(*a*) Freind's hist. of Physic. part. 2. pag. 10.

fondée par Sapor l'an de Jefus-Chrift 272 ; & ce fut des écoles de Nibur, comme le conjecture le célebre Freind, que fortirent dans la fuite ces illuftres médecins Rhafes, Haly-Abbas, & Avicenne.

L'autre événement fut la prife d'Alexandrie par les Sarrafins en 642. Il eft vrai que la fameufe bibliotheque de cette ville n'exiftoit plus ; mais il eft fort probable qu'on y avoit épargné les livres des anciens médecins grecs, par cela même qu'ils étoient des livres de médecine, car les Arabes font des hommes comme les autres, & tous protégent ce qui favorife les moyens de leur conferver la fanté (*b*).

RHASES fut le premier entre fes compatriotes, qui donna des regles générales fur cette matiere ; le premier du moins qui nous foit connu. Il étoit né en Perfe, & à peine il eut atteint l'âge de 30 ans qu'on l'appella à Bagdad, où il fut choifi fur cent autres médecins, pour avoir l'infpection du fameux hôpital de cette grande ville, où il

CHAPITRE XI.

____

(*b*) Ibid. pag. 4.

mourut octogenaire. Almanzor Emir de Chorafan le fit fon médecin particulier. Rhafes lui dédia plufieurs ouvrages, entr’autres un *traité fur la confervation de la fanté.*

C’eft un abrégé de la plupart des meilleures regles qu’on puiffe donner fur ce fujet ; quoique prifes de la doctrine des médecins grecs, on ne fera peut-être pas fâché de les trouver ici raffemblées, & d’y jetter du moins un coup d’œil : les voici donc en fubftance.

1. Le grand moyen de fe conferver en fanté, c’eft de prendre avec beaucoup de régularité, l’exercice convenable, & d’obferver les autres chofes *non naturelles* ; de fixer fa demeure dans un lieu propre ; & de continuer l’ufage des chofes auxquelles on s’eft accoutumé, à moins que cet ufage ne foit mauvais en foi-même, auquel cas encore, il faut bien fe garder de s’en défaire tout d’un coup, mais feulement peu à peu & par degrés.

2. Il ne faut faire de l’exercice que quand l’eftomac eft vuide, & il faut le finir dès qu’on s’apperçoit qu’il coûte, qu’il fatigue trop.

3. Quand on a grand appetit & que

la faim preſſe , il ne faut pas différer ſon repas ; mais il ne faut jamais manger juſqu'à ſe ſurcharger l'eſtomac & à ſe mettre la poitrine à malaiſe.

4. Quand on ſe ſent du dégoût pour la nourriture , il faut jeûner pendant quelque temps , ou recourir à quelque doux purgatif.

5. Il n'y a pas de liqueur comparable à de bon vin.

6. Si l'on mange beaucoup & qu'on ne faſſe que peu d'exercice , il faut uſer fréquemment de quelque léger purgatif.

7. Dès qu'on apperçoit , que quelque changement extraordinaire s'eſt fait dans le corps depuis quelques jours , qu'on ne dort pas par exemple, ou qu'on ſue, ou qu'on a d'autres évacuations plus ou moins que de coutume ; il faut ſans délai tâcher de découvrir la ſource du mal afin de la tarir , avant qu'elle ait eu le temps de produire des effets plus pernicieux.

8. La gaieté augmente la force & les eſprits ; la triſteſſe épuiſe & abbat.

9. Les gens maigres doivent fuir l'excès du mariage , comme ils fuiroient un aſſaſſin ; c'eſt au contraire un excellent remede pour calmer les tranſ-

ports des gens dont la paſſion eſt extrê-me , & pour leur faire perdre de vue , du moins quelque temps , l'objet cheri de leur cœur.

10. Généralement parlant , une mé-decine douce convient mieux aux gens d'âge que la ſaignée ; & le bon vin trempé d'eau , eſt la boiſſon qu'ils doivent préferer à leur ordinaire. Quant à l'exercice , celui qu'ils prennent doit leur faire plaiſir & être proportionné à leurs forces. Il faut que leur nourriture ſoit facile à digerer & qu'ils dorment long-temps.

Avicenne naquit à Bochara dans la Perſe , l'an de Chriſt 964 & mourut âgé ſeulement de 58 ans. Son ouvrage connu ſous le nom de *Canon* , lui fit une ſi haute réputation , non ſeulement en Aſie, mais encore en Europe , qu'à peine enſeignoit-on autre choſe dans les Ecoles de médecine , juſqu'au retabliſ-ſement des lettres à la fin du XV. ſiecle. Mais j'avoue , qu'après avoir lu , avec toute l'attention dont je ſuis capa-ble , ce qu'Avicenne a écrit ſur la con-ſervation de la ſanté , tant dans ce céle-bre *Canon* , que dans ſon livre ſur les *fautes que l'on fait dans l'uſage des ſix* choſes néceſſaires (c) à *la vie humaine* ; les éloges qu'on lui a donnés m'ont paru très-outrés & hyperboliques : il n'a preſque fait que cop'er Galien ; ce ſont ſes regles ſur la ſanté qu'il a renouvellées, en ſe les rendant propres & en leur prêtant un air original, par l'affectation ou la ſingularité étudiée de ſon ſtyle, qui n'a ſouvent abouti qu'à les rendre preſque inintelligibles (d). Voici pourtant quelques additions qu'il y a faites.

1. Un homme qui ſe trouve agité par les tranſports de la colere, doit éviter les nourritures qui échauffent ; & un homme au contraire que la terreur a ſaiſi, celles qui refroidiſſent.

(c) De removendis nocumentis, quæ accidunt in regimine ſanitatis ex errore uſus rerum non naturalium.

(d) Ars cuſtodiendi vitam illa eſt, quæ corpus humanum perducit ad hanc ætatem quæ vocatur terminus vitæ naturalis, ſecundum obſervationem convenientium & neceſſariarum rerum, quæ ſunt ſeptem. Æqualitas complexionis. Electio eorum quæ comeduntur & bibuntur. Purgatio ſuperfluitatum. Rectificatio ejus quod per nares attrahetur. Rectificatio indumentorum de ſumma tangentium. Moderamen motionum corporearum & animalium, inter quas ſunt ſomnus & vigilia. Ex libro canonis doctrin. 1. Dictionis tertiæ.

2. On doit être plus sobre que de coutume les jours qu'on prend médecine.

3. Il est mal sain de se livrer au sommeil d'abord après la saignée.

4. Après avoir long-temps jeûné, soit sur mer en voyage de long cours, soit sur terre en temps de famine, il faut prendre garde de ne pas trop manger, & ne revenir que peu à peu à faire des repas complets, de peur d'abréger ses jours. C'est ce qui arriva aux habitants de Bochara : obligés par la famine à ne se nourrir que d'herbes & de racines ; quand ensuite l'abondance revint, ils abuserent de la facilité qu'ils avoient de manger du pain & de la viande ; mais la plupart tomberent malades & moururent.

5. Les corps foibles se trouveront fort bien du bain & des eaux minérales.

Outre ces regles, Avicenne en prescrivit quelques autres, qui nous paroissent ou bien absurdes, ou bien incommodes. J'en indiquerai une ou deux.

1. Si quelqu'un se trouve extrêmement fatigué à la suite d'un long voyage, qu'on fasse venir quelque bête à lait, qu'on tire du lait de cet animal

sur

sur sa tête , & qu'après cela il aille dormir.

2. Si l'on entreprend un long voyage dans une région éloignée , il faut avoir soin de porter avec soi un peu de la terre du lieu d'où l'on est, afin d'en jetter dans l'eau qu'on boira. Cette terre natale , si on la mêle à cette eau étrangere , qu'on l'y remue bien , & qu'après cela on la laisse tomber au fond du vase , épurera l'eau de ses qualités nuisibles , & en préviendra les mauvais effets. „ C'étoit une précau-„ tion que la Religion des Arabes „ pouvoit avoir suggérée. En leur dé-„ fendant de boire du vin , elle les „ mettoit dans la nécessité d'être fort „ attentifs sur le choix des eaux dont „ ils se servoient ".

En voila plus qu'il n'en faut pour donner une idée du sort de la médecine chez les Persans & les Arabes , quand les Grecs l'y eurent portée. Après avoir fait connoître quelques-unes des regles que leurs deux principaux médecins prescrivirent pour la conservation de la santé , nous n'avons maintenant qu'à revenir sur nos pas , & qu'à rentrer en Europe avec la médecine , qu'on y re-

P

CHAPITRE
XI.

porta de l'Arabie à l'occasion d'une Croisade ; mais que dès le VIIIe. siecle, les Maures avoient déja établie en Espagne, où ils avoient fondé des hôpitaux à Cordoue & à Seville.

Il faut en faire l'aveu de nouveau. La médecine étoit presque tombée en Europe depuis ce temps-là ; quand au milieu du XVe. siecle, les Turcs se rendirent maîtres de Constantinople (*e*). En se refugiant en Italie, les Savants de la Grece y vinrent avec leurs manuscrits & leur érudition. On les reçut à bras ouverts, & de généreux Mécenes, sur-tout les Grands Ducs de Toscaue, en leur accordant un asile dans leurs Etats, les aiderent par leurs bienfaits à y répandre de tous côtés la lumiere, & les sciences qui les avoient suivis. Avec leur secours, on se mit à lire & à expliquer les ouvrages des anciens médecins de la Grece. On vit jusqu'où les médecins Arabes les avoient suivis, & en quoi ils s'en étoient éloignés. Peu à peu ces premieres recherches frayerent le chemin à des découvertes plus essentielles.

(*e*) Constantinople fut prise en mai 1453.

Bien des siecles avant cette heureuse époque, & pendant que d'épaisses ténebres couvroient le monde savant, l'on avoit vu paroitre le TACUIN, ou *tables sur la santé*. C'est le premier ouvrage connu sur cette matiere, qui ait vu le jour dans ces temps d'ignorance : deux juifs l'avoient composé par les ordres de Charlemagne , & publié sous le nom d'*Elluchasem Elimithar*. C'est un livre des plus rares : on ne le trouve guere que dans les bibliotheques publiques ; mais la perte n'est pas grande : ce n'est qu'un amas indigeste & singulier de mauvaises choses, ou de choses très communes, & qui ne méritent aucune attention (*f*). Je n'en parle ici que parceque je le trouve quelquefois cité par les savants.

Au lieu d'instruire , ces tables ne servent qu'à embrouiller , à confondre

---

(*f*) Le P. Daniel nous apprend dans la vie de Charlemagne, que ce Prince „ avoit une horreur „ extrême de tous les régimes de médecine , & „ qui alloit presque jusqu'a ne pouvoir souffrir „ la présence d'un Médecin ". Si les Auteurs du Tacuin étoient ses Médecins , la chose n'est pas fort étonnante.

par des divisions & des subdivisions
innombrables. J'en donne un échantillon au bas de la page (*g*).

(*g*) Cum Dei auxilio compono tabulas conti-
nentes cibos & potus, & alias res necessarias circa
ipsos, ad hoc quod sit compendiosum regibus &
dominis conspicere in ipsis, & dividam tabulas
per domos. In prima domo ponam numerum;
in secunda nomen; in tertia naturam; in quarta
gradum; in quinta melius illius speciei; in sexta
juvamentum; in septima nocumentum, in octava
remotionem nocumenti, in nona humorem qui
generatur ex ea, & consequenter in aliis qua-
tuor domibus, convenientias ejus secundum,
complexiones ætates, tempora anni, & naturas
regionum. In domo quatuordecima opiniones ho-
minum in ea. In quindecima electiones & pro-
prietates; Deinde faciam canones universales,
in genere illius de quo loquimur. Et in rubrica
primi marginis juxta quod dixerunt Astrologi
de illo.

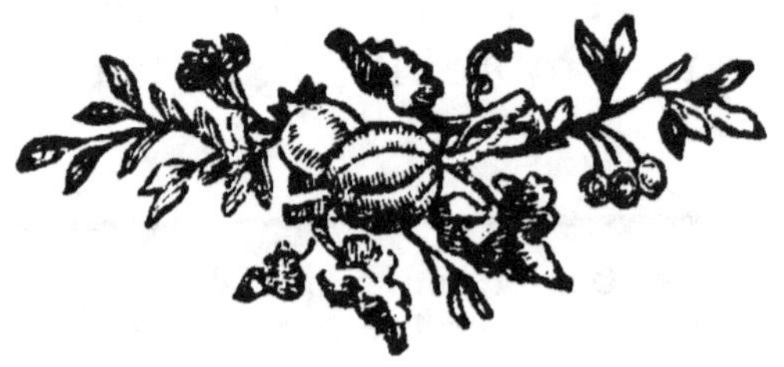

CHAPITRE XII.

De l'Ecole de Salerne & de quelques autres ouvrages de Poësie sur la conservation de la santé.

Après le Tacuin, suit l'*Ecole de Salerne* écrite vers la fin du XIe. siecle pour l'usage de Robert Duc de Normandie, & fils de Guillaume le Conquérant. Au retour de la terre sainte où ce Prince s'étoit signalé parmi les Croisés, il passa à Salerne pour y consulter les médecins sur une blessure qu'il avoit reçue au bras, & qui étoit devenue fistuleuse. Ils composerent à cette occasion le poëme dont nous parlons, afin que quand Robert n'auroit point de médecin à sa portée, il put à l'aide des directions qu'on y trouve, prendre les précautions convenables pour sa santé. Et cet ouvrage fut si généralement & si long-temps estimé (*a*), que

______

(*a*) Le Docteur Freind nous apprend qu'un

vers le XIVe. siecle, Arnaud de Villeneuve qui florissoit à la Cour de Frede-
ric Roi de Sicile & de Naples, ne crut
pouvoir rien faire de mieux pour sa
propre gloire, que d'en devenir le
commentateur. Qu'on ne s'en étonne
pas ! Toute gothique qu'est cette composition, elle étoit admirable pour ces
temps-là. Aussi dans quelques éditions
est-elle intitulée *la fleur de la médecine* (b).

Des six choses nécessaires à la vie,
l'article des aliments est celui qui fait
proprement le sujet de l'Ecole de Salerne; si l'on y parle des autres, ce
n'est que par occasion, & comme en
passant.

Tout le monde souscrira sans peine
au conseil qui y est donné aux gens
de lettres, de s'accoutumer à souper
légérement (c). Mais ce qui est mieux

célebre Juif, Benjamin de Tudéle, revenant en
1165, d'un voyage qu'il avoit fait dans presque
tout le monde connu, recommandoit Salerne
comme le meilleur seminaire de médecine qu'il
y eût parmi les enfants d'Edom, c'est-à-dire, les
Chrétiens.

(b) Hoc opus optatur quod flos medicinæ vocatur.

(c) Ex magna cœna stomacho fit maxima pœna,
Ut sis nocte levis, sit tibi cœna brevis.
cap. 5. X. 1.

encore, & qui peut-être vaut le plus dans ce poëme, c'est la description des quatre principaux tempéraments, le sanguin, le colérique, le phlegmatique, le mélancolique; & des signes auxquels on peut juger quel est celui qui prédomine. Les sanguins, dit l'Auteur, ont de l'embonpoint, le visage rubicond; ils sont gais, généreux, braves, bienfaisants. Les colériques au teint jaunâtre, sont maigres, secs, vifs, hardis, impétueux. Les phlegmatiques sont pâles, gras, paresseux, foibles, pesants. Les mélancoliques sont blêmes, silencieux, ils dorment peu, ils sont timides, fins, obstinés.

J'avoue pourtant, que malgré toutes ces belles remarques, l'Ecole de Salerne, dépouillée des notes dont Arnaud de Villeneuve & quelques autres savants l'ont enrichie, me paroît bien peu de chose, & que volontiers je souscrits au jugement que Lommius (*d*)

(*d*) Minus placet quod fieri hodie à multis video, versiculos aliquot inconditos, scholamque sequentibus salernitanam, quâ vix scio, an quicquam in litteris medicorum inelegantius sic aut indoctius. Lom. Comment. in Celsi librum prim. de san. tuend. epist. nuncupatoria.

en a porté, en difant, qu'il ne connoît rien dans tous les écrits des médecins, où il y ait moins d'élégance &
de favoir.

Au refte JEAN DE MILAN, Auteur
de l'Ecole de Salerne, n'eft pas le feul
qui ait donné en vers des regles pour
la fanté. Il en eft d'autres, qui à fon
imitation ont fait parler aux Mufes le
langage de la médecine. Je vais les pré-
fenter ici tout de fuite à mes lecteurs :
le nombre n'en eft pas grand ; quoiqu'ils aient vécus en différents temps,
nous les aurons bien-tôt fait pafler en
revue.

Le fecond après Jean de Milan, eft
CASTOR DURANTE (e), qui a cer-

____

(e) Il débute par une defcription courte,
mais très-élegante du choix de l'air où on doit
vivre.

> Si cupis incolumen vitam producere, cælum
> Effuge corruptum nebulis, nidore, lacunis.
> Quodque movet madidus morbofis Africus
>   auris
> Purum ama, & ad folem nafcentem, & lu-
>   mine apricum
> Purgatumque Euro & Boreali frigore terfum.

Mais je ne peux m'empêcher de faire ici une
remarque, c'eft qu'il eft aflez dangereux de fe

tainement écrit avec plus d'élégance
& de jugement que son prédécesseur.
Natif de Rome & médecin de Sixte-
Quint, il dédia son poëme à ce Pon-
tife, & pour faire plaisir à quelques
Dames, il (*f*) le commenta en langue

CHAPITRE
XII.

servir du langage des Muses pour donner des préceptes sur une matiere aussi delicate que la
santé. Quelquefois en élevant son style, le Poëte
sort de son sujet, & parle moins en Médecin
qu'en Poëte. Il est facile de justifier ce que j'en
dis par un exemple. Durante voulant, d'après
Hippocrate, décrire les qualités essentielles à l'eau
pour qu'elle soit bonne, parle ainsi :

> *Sic aqua clara fluat, qualis nitidissimus aër,*
> *Dulcis, & exigui ponderis, & geli...*
> *Et tenuis currat, nullo perfusa luto,*
> *Sitque sapor nullus, sit procul omnis odor.*
> *Frigescat breviter, modico semul igne calescat*
> *Utilis & duris apta legumnibus.*

> *Hanc mihi si quis aquam dederit, vinosa valete*
> *Pocula, nam vincit optima Nympha merum.*

Ainsi parle le Médecin ; mais le Poëte se ressou-
venant apparemment que *sæc vivere carmina possunt*
quæ scribuntur aquæ potoribus, ajoute immediatement.

> Vina bibant homines, animalia cætera fontes

> *Absit ab humano pectore potus aqua.*

(*f*) Il thesoro della sanita.

italienne, sous le titre de *Tréfor de la
santé.*

Ce Tréfor n'eft autre chofe qu'une
compilation claire & abrégée des préceptes d'Hippocrate & de Galien fur
fur les fix articles nécefiaires à la fanté, avec quelques remarques de la
façon de l'Auteur, appropriées au lieu
où il vivoit. Ainfi, par exemple, il recommande de chanter les Pfeaumes (*g*),
& de lire de p'eufes hiftoires, pour
nourrir & élever l'ame, afin de la rendre capable de réfifter aux infirmités du
corps & d'en triompher. Ce qu'il y a
de plus fingulier, c'eft que Durante,
affez prolixe fur le chapitre des aliments qui de fon temps étoient communément en ufage, paroît entr'autres
faire cas des rats (*h*), des grenouilles (*i*) & des porcs-épics (*k*).

(*g*) Il cantare i falmi, & attendere all' iftorie
theologiche dilettando all' animo, lo pofcono in
modo, che tutte le virtu diventano piu forti a
refiftere all' infermita, & a fuperarle.
(*h*) Nil juvat umbrofi latitare cabilibus antri.
Glis tibi, vita & mors hic tibi fomnus erit.
pag. 216.
(*i*) Ranarum alba caro, fed femper durior efca.
pag. 282.
(*k*) Utere Echino hilaris, ftomachum fovet,

Mais de tous les poëmes qui roulent sur la santé, & qui me sont connus, le meilleur sans comparaison est à mon avis (*l*) *l'Art de conserver la santé*, par le Dr. ARMSTRONG. Si je voulois indiquer tous les beaux passages qu'on y trouve, & toutes les élégantes descriptions qu'on y lit, il faudroit le copier entiérement. Du reste il n'y a rien de neuf dans ce poëme. Le grand but de l'Auteur est, d'y exciter à une sage observation des judicieux préceptes des anciens sur la matiere. C'est pour cela qu'il a rimé leurs préceptes, & qu'il a mis tout son art à les orner des graces de la poésie, pendant que par son exemple il a confirmé ce que l'antiquité avoit tant de fois dit & répeté, sur l'efficace de la médecine, des instruments & du chant.

CHAPITRE XII.

---

ilia mollit, pag. 222. edit. Bonibell. Venet. an. 1596.

(*l*) Art. of. preserving. health.

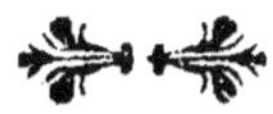

CHAPITRE XIII.

*De Marsile Ficin & de quelques autres,
qui crurent devoir associer l'astrologie
à la médecine pour conserver la santé.
Un mot en finissant sur Platine de
Cremone.*

JE reviens à la prose. On sait qu'avant
la prise de Constantinople, quelques
savants illustres parmi les Grecs (*a*),
attirés & entretenus à Florence & à
Venise par les Medicis & par quelques
autres grands Seigneurs, y avoient répandu la connoissance de leur langue,
& les trésors de leur érudition. Quand
en 1453, les Turcs se furent rendus
maîtres de la capitale de l'Empire d'O-
rient, quantité de ces Grecs habiles (*b*)
suivirent les autres, passerent en Italie,
y porterent leurs manuscrits, & y furent reçus avec empressement par une

_____

(*a*) Entr'autres Jean Argyropile & Emanuel
Chrysoloras.
(*b*) Comme Théodore Gaza, Lascaris, &c.

multitude de gens de lettre, curieux d'apprendre leur langage & de participer à leurs lumieres. Toutes les sciences suivirent ces doctes fugitifs, & vinrent se transplanter avec eux dans notre Occident. La médecine qui y étoit comme mourante, donna bien-tôt par leurs soins quelques signes de vie; mais accablée sous le poids des préjugés, & défigurée par les extravagances de la superstition, de l'astrologie, & de la magie, qui l'avoient rendue méconnoissable depuis qu'elle étoit sortie de l'ancienne Grece, elle ne put se rétablir qu'avec peine, & il lui fallut du temps pour cela.

MARSILE FICIN, admirateur fameux & savant traducteur de Platon, fut le premier des médecins, qui après la renaissance des lettres écrivit sur la santé. Né à Florence & élevé dans la famille du grand Cosme de Medicis, il avoit eu l'honneur d'être le précepteur de ses fils, & comblé de ses bienfaits. Parmi les nombreux ouvrages qui sortirent de sa plume, l'on en trouve un qui roule uniquement sur les soins nécessaires pour prolonger la vie, & pour conserver la santé. Dans la dédicace confacrée à Laurent de Medicis, petit-fils de Cofme, Ficin célebre Galien comme le plus habile médecin qui ait été pour le corps, & Platon pour l'ame. Tout plein des principes philofophiques de l'éleve de Socrate & de Plotin, l'un des plus habiles Platoniciens, il affocie d'un bout à l'autre de fon traité, les fubtilités de fes maîtres aux regles importantes qu'il emprunte de Galien. Ce qu'il ajoute de fon propre crû, ne fait honneur ni à fon goût, ni à celui de fon fiecle : ce font des préceptes obfcurs, peu fenfés, & dont la fuperftition choquante, ne peut que révolter aujourd'hui les perfonnes mêmes les moins inftruites.

1. Ficin confeille, par exemple, de confulter tous les fept ans quelque habile aftrologue (c), fur les dangers dont on eft actuellement menacé, pour prendre enfuite les précautions & les remedes indiqués par les médecins.

(c) Tu igitur fi vitam producere cupis ad fenectutem, quoties feptimo cuilibet propinquas anno, confule diligenter aftrolcgum : unde immineat tibi difcrimen edifcito ; deinde vel adito medicum, vel prudentiam. De Studios. vit. produc. cap. 20.

2. Il recommande aux vieillards l'u-
fage de l'or, de l'encens & de la myrrhe, à l'imitation des mages, qui, dit
il, offrirent ces dons au Créateur des
étoiles, pour obtenir les benignes influences des trois principales planetes,
le Soleil, Jupiter & Saturne (*d*).

3. Ce qui eft plus abfurde encore, il
les exhorte d'imiter les folles pratiques
de ces vieilles forcieres, qu'on prétend
avoir eu l'art de rajeunir (*e*).

Peut être croira-t'on qu'une fuperftition fi groffiere ne s'eft pas long-temps
foutenue, & a trouvé peu de partifants
parmi les médecins. Mais je n'ai garde
d'abufer de la patience du lecteur, en
mettant ici fous fes yeux la honteufe
lifte de tous ceux qui ont donné dans
ces indignes travers de l'aftrologie judi-
ciaire, & qui fur les traces de Ficin,

CHAPITRE
XIII.

(*d*) Sicut magi thus, aurum, & myrrham, tria
dona pro tribus planetarum dominis, Jove fcilicet,
Sole & Saturno, ftellarum domino obtulerunt,
ita fenes accipiant eadem vitalia dona. Ib. c. 11.

(*e*) Communis quædam eft vetus opinio, ani-
culas quafdam fagas, infantum fugere fanguinam
quo pro viribus juvenefcant cur non & noftri fenes
fanguinem moderare miffum è vena adolefcentis
fani fugant. Ibid. c 19.

se sont signalés dans leur profession par une puérile crédulité.

Il faut pourtant que je dise un mot de MARTIN PANSA, célébre médecin d'Allemagne au commencement du XVIIe. siecle, & par conséquent de beaucoup postérieur à Marsile Ficin, qui florissoit avant l'an 1470.

Martin dédia au Sénat de Leipsick en 1615. un traité, sous ce titre pompeux, *Livre d'or sur les moyens de conserver la vie* (*f*). Il attribue aux planetes les plus grandes vertus sur la santé : il veut qu'on étudie avec soin les aspects & les conjonctions des astres, qui sont favorables ou nuisibles, selon le tempéramment dont on est, afin de s'établir & de se domicilier dans les lieux sur lesquels ils versent leurs plus favorables influences (*g*). Il insiste spécialement sur la nécessité de veiller de près à l'interêt de la santé, au retour de chaque année climactérique, c'est-à-dire,

____

(*f*) Aureus libellus de proroganda vita.

(*g*) Ut ad quamcunque regionem potissimum inhabitandam & excolendam tuum sidus te admonerit, eandem tibi deligendam esse arbitreris. Part. I. cap. 29.

à-dire, de chaque septieme année, parce, dit-il gravement, que Saturne,
planete malfaisante, gouverne chaque
septieme année de notre vie, qu'il est
nuisible aux esprits vitaux, & toujours
disposé à produire quelque fâcheuse
révolution dans l'économie animale,
de sorte qu'on ne sauroit prendre trop
de précaution & trop appeller l'art à
son secours pour prévenir le danger
dont on est alors menacé (*h*).

Je dois néanmoins l'avouer, tout
n'est pas de ce goût dans ce livre de
Martin Pansa. On y trouve des endroits
où il rectifie en quelque sorte ces vi-
sions astrologiques par des conseils d'un
tout autre genre. C'est ainsi, par exemple, qu'il recommande fortement la
propreté dans les personnes, dans les
maisons, dans les habits & dans les
ameublements, parce, dit-il, judicieu-
sement, que la malpropreté empêche
la respiration, engendre de la vermine,
occasionne la gale, & donne lieu à

(*h*) Si quæ vero ex infaustis aspectibus pericula
impendent, tuum est arte & prudentiâ illa pre-
venire. Ibid.

Q

quantité d'autres éruptions fâcheuses ſur la peau.

Il donne auſſi de fort bons conſeils aux gens de lettres; c'eſt de ne ſe livrer profondément à l'étude que le matin, & de garder pour l'après-dînée les lectures d'amuſement; c'eſt encore de réſerver les plus grands efforts d'application pour l'hiver, & de ſe ménager en été, crainte d'épuiſement; à quoi enfin il ajoute une obſervation, dont il ſeroit bien à ſouhaiter que tous les gens de lettres fiſſent leur profit, ſavoir, que ceux qui ſe laiſſent aller à une humeur critique & mordante, toujours charmés de trouver des fautes dans les autres, & toujours prêts à les relever avec aigreur, comme s'ils ne pouvoient établir leur gloire que ſur les ruines de la réputation d'autrui (i), conſument par-là plus vîtement toute la partie balſamique de leurs eſprits, & s'attirent ſouvent une mort prématurée.

____

(i) Cette diſpoſition eſt l'annonce ordinaire d'un petit génie. Longin penſoit bien differemment. Il proteſte que jamais il n'avoit vu avec plaiſir des fautes dans quelque Auteur que ce fut. ſect. 33.

Qu'on ne croie pas que j'oublie un Auteur plus ancien que Martin Panſa, & preſque contemporain de Ficin. Antoine Gazius de Padoue ne m'eſt pas inconnu. Je ſais qu'en 1491 il publia un traité ſur la ſanté & les moyens de vivre long-temps, ſous le titre de *Couronne fleurie* (*k*) ; mais quelque peine que je me ſois donné pour me procurer cet ouvrage, il m'a été impoſſible de le déterrer nulle part.

Platine de Crémone adreſſa en 1529 un petit écrit ſur la ſanté au Cardinal Roverella. Il n'étoit pas médecin ; preſque tout ce qu'il dit eſt tiré de Celſe, je n'en fais mention que parce qu'il eſt, autant qu'il m'en ſouvient, le premier qui a recommandé aux perſonnes délicates, de bien mâcher les aliments (*l*), ſi elles veulent que leur eſtomac faſſe ſes fonc-

Chapitre
XIII.

(*k*) *Corona Florida.*

(*l*) Que les gens qui ont perdu leurs dents profitent de l'avis pour couper ce qu'ils mangent auſſi menu qu'ils le peuvent, afin d'en faciliter la digeſtion ; c'eſt auſſi une leçon pour les vieillards & une raiſon qui doit les engager à prendre moins d'aliments ſolides & plus de liquides.

tions comme il le faut ; „car, dit-il,
„quand on dévore ce qu’on mange,
„il eſt impoſſible de n’en être pas puni par des crudités & des vents “.

✛✛✛✛✛✛✛✛✛✛✛✛✛✛✛✛✛✛✛✛✛

CHAPITRE XIV.

*De Louis Cornaro & de quelques autres
qui ont porté l’attention , la curioſité
& l’exactitude , juſqu’à peſer leurs
aliments , pour mieux aſſurer leur
ſanté.*

Louis Cornaro, noble Vénitien, a
fleuri peu de temps après Platine. Il
s’eſt rendu célebre par un excellent petit traité, intitulé *de la vie ſobre &
réglée* ; j’en vais donner ici le ſom-
maire en faiſant parler l’Auteur.

L’Empire de la coutume, dit-il d’entrée, a un pouvoir étonnant, & ſouvent un aſcendant ſur l’eſprit qui eſt
plus fort que la raiſon. C’eſt par-là
que la gourmandiſe & l’yvrognerie
gagnent de plus en plus du terrein en
Italie, & qu’on y eſt venu juſqu’à faire

gloire d'une intempérance qui y enleve
plus d'habitants que la peste & la guerre
n'en pourroient détruire.

Combien, à mon grand regret, n'ai-
je pas vu de mes amis, gens d'esprit
d'ailleurs & pleins de sentiments, fau-
chés à la fleur de leur âge, par cette
malheureuse intempérance ? Combien
n'en a-t-elle pas emporté, qui pourroient
encore faire honneur à leur patrie &
être un ornement à la société ?

Né d'une constitution des plus foibles, si j'avois continué de m'abandonner à la bonne chere en vivant comme
tant d'autres, je n'y aurois pas long-
temps résisté. Déjà j'étois sujet à plusieurs maladies, douleurs d'estomac,
coliques, atteintes de goutte ; j'avois
presque toujours une fievre lente & une
altération insupportable. Depuis l'âge de
trente cinq ans, jusqu'à celui de quarante, je ne cessai de lutter contre ces
maux & l'on désesperoit de m'en guérir.

En vain les plus habiles médecins
essayerent pour me tirer d'affaire, tout
ce que l'art pouvoit fournir de ressources, ils en virent à la fin l'entiere im-
puissance, & ils me déclarerent, qu'ils
ne savoient qu'un seul remede pour

sauver mes jours, si j'avois le courage de l'entreprendre & de le continuer. C'étoit une vie sobre & réglée qu'ils m'exhorterent de suivre, en m'assurant que si les excès m'avoient attiré tant d'infirmités, une tempérance soutenue ne manqueroit pas de m'en délivrer; ils ajouterent, qu'ils n'y avoit pas de temps à perdre; qu'il falloit incessamment opter entre le régime & la mort, & que si je differois encore quelques mois, je ne serois plus.

D'abord, je ne me trouvois pas autrement docile à leurs austeres leçons; mais je sentois mes maux s'augmenter, & je ne me sentois encore aucune envie de mourir; ainsi je pris mon parti, je me résolus de suivre leurs conseils, & je m'engageai à pratiquer sans délai le régime qu'ils me proposoient.

Je n'eus pas lieu de m'en repentir. A peine eus-je observé quelque-temps la diete qui me fut prescrite, que j'en ressenti les effets; & je ne fus pas au bout de l'année, que non-seulement j'apperçus de l'amendement dans mon état; mais que je me trouvai parfaitement guéri de tous mes maux.

On est impatient, sans doute, d'ap-

prendre en quoi confiftoit cette diete;
le voici. Je m'accoutumai à ne prendre chaque jour que douze onces de
nourriture folide, en pain, foupes,
jaunes d'œufs, viande, poiffon, &c.
avec quatorze onces de liquides : cependant je ne négligeai pas d'autres
précautions; j'évitai autant qu'il me fut
poffible le grand froid & le grand
chaud, les exercices violents, les veilles, & tout ce qui s'appelle excès funeftes à la fanté.

Il eft vrai, qu'on ne fauroit ni pré-
voir, ni prévenir une infinité d'accidents, qui trompent la vigilance la
mieux foutenue; mais j'ai trouvé par
expérience, que le régime de la bouche en empêche les fuites fâcheufes.
Deux exemples remarquables juftifie-
ront ce que je dis.

Nous perdîmes, contre toute juftice, un procès de conféquence pour
notre famille. Un de mes freres & quelques autres de mes parents, qui étoient
très-éloignés de mener une vie auffi
frugale que moi, furent fi affectés de
cette perte qu'ils en tomberent malades & en moururent. J'étois le plus
intéreffé à l'affaire; cependant ma fanté

n'en fut point dérangée, je vécus pour voir des jours plus heureux. Une autre fois j'eus le malheur de verser violemment d'un chariot, dont les chevaux que je preſſois trop, prirent le mors aux dents : je fus traîné aſſez loin avant qu'on pût les arrêter ; on me tira de cette voiture, la tête & le corps fracaſſés, un bras & une jambe diſloqués, en un mot, dans un état pitoyable. D'abord les médecins voulurent me faire ſaigner & purger pour prévenir l'inflammation ; mais perſuadé que la vie réglée que je menois depuis long-temps m'avoit empêché de contracter des humeurs dont je duſſent craindre le mouvement, je m'oppoſai à leur ordonnance. Je les priai de me faire remettre le bras & la jambe, & ſans prendre aucun remede, je fus bien-tôt guéri au grand étonnement de toutes les perſonnes de ma connoiſſance.

Une autre vérité de la plus haute importance, dont l'expérience m'a convaincu, c'eſt que ſi après avoir long-temps obſervé l'auſtere régime que je m'étois preſcrit, on oſe changer ce train de vie, l'on s'expoſe à un péril extrême.

Il y a environ quatre ans, que toute
ma famille appuyée de mes médecins,
se réunit pour me persuader de prendre un peu plus de nourriture à cause
de mon grand âge & de ma foiblesse.
J'eus beau leur repréfenter, qu'à mesure que les forces diminuent, la digestion se fait avec plus de peine ; &
que par conséquent loin de me nourrir plus que je ne faisois, je devois au
contraire manger moins & donner
moins d'occupation à mon estomac
que de coutume ; ils ne se laifferent
point perfuader à mes remontrances,
& je me laiffai entraîner à leur ten-
dres & preffantes follicitations. J'aug-
mentai ma nourriture de deux onces &
ma boiffon d'autant ; deforte que j'en
pris quatorze de folides & feize de
liquides ; mais qu'en arriva-t-il ? Au
bout d'une dixaine de jours, au lieu
d'être plus vigoureux & plus gai, je me
trouvai pefant, abbatu, de mauvaise
humeur, & incommode à tous ceux
qui m'environnoient. Le douzieme jour
je fus attaqué d'une violente colique
qui me dura vingt - quatre heures,
& qui fut suivie pendant trente - cinq
jours d'une fievre continue, qui ne

CHAPITRE
XIV.

me laiſſa point de repos ni jour ni nuit, & qui me mit à deux doigts du tombeau. J'en revins enfin, graces à Dieu & à mon ancien régime, & me voici à l'âge de 83 ans en pleine & parfaite ſanté de corps & d'eſprit.

Je monte ſeul à cheval & ſans avantage, je vais de mon pied au haut d'une montagne ; & tout recemment j'ai compoſé une comédie, qui ne manque (ſi j'oſe le dire) ni du ſel d'une innocente raillerie, ni d'un badinage amuſant & enjoué. Quand après avoir fini mes affaires particulieres, ou aſſiſté au conſeil, je rentre dans ma maiſon, j'y trouve onze petits fils, dont l'éducation, les amuſements, les chants, les petites bouffonneries me divertiſſent ; ſouvent je mêle ma voix à la leur, & je l'ai encore auſſi claire & auſſi forte que jamais. En un mot, je me trouve l'homme du monde le plus heureux à tous égards. Loin de traîner une vie languiſſante & moribonde, j'ai l'œil & l'oreille bons ; je ſuis gai, rien ne m'incommode, & je n'ai pas la moindre atteinte des maux dont l'intempérance eſt la ſource.

Que reſte-t-il donc, & qu'ai-je à

faire de mieux, dans les bras de cette précieuse sobriété à laquelle je dois des jours si heureux, que de la recommander de tout mon pouvoir à mes semblables? Puissent mon exemple & mes leçons les y encourager! Puissent toutes les personnes qui ont de la raison & quelqu'empire sur elles-mêmes, en faire usage, pour s'ouvrir une source de santé, qui est préférable à toutes les richesses de l'univers!

LEONARD LESSIUS, savant Jesuite de Louvain, qui vécut sur la fin du XVI. siecle, est un des hommes qui a le mieux profité des leçons de Cornaro. Son traité de la vie sobre & réglée lui étant tombé entre les mains, il le goûta tellement qu'afin d'en appuyer les maximes & de les accréditer, il composa son *Hygiasticon*, ou *véritable méthode de conserver la vie & la santé jusques dans la vieillesse la plus reculée.* C'est un éloge perpétuel de la sobriété, considerée comme la principale source de la santé. D'abord Lessius la définit en disant, que, par vivre sobrement, il entend ne manger & ne boire qu'autant qu'il le faut, selon les différentes constitutions, pour que l'ame foit en état de faire aifément toutes fes opérations. Enfuite développant lui-même fa penfée, il dit, que la mefure du manger & du boire pour chaque individu, c'eft la quantité précife que l'eftomac peut en digérer parfaitement, & qui eft fuffifante pour aider l'ame & le corps à faire leurs fonctions refpectives, dans la vocation où la Providence l'a placé. Mais comme on pourroit encore fe tromper, foit fur la mefure de ce que l'eftomac peut parfaitement digérer, foit fur ce qui eft fuffifant pour foutenir les hommes dans les devoirs de leurs vocations refpectives, le docte Jefuite donne là-deffus quatre regles principales.

Premiere regle. Quiconque mange & boit dans telle mefure, que fon efprit fe trouve par-là hors d'état de s'acquitter de quelqu'un des devoirs de fa vocation, il fe nourrit trop, il doit fe retrancher. Et fi dans un travail purement corporel, il fe trouvoit actif & vigoureux avant le repas; mais qu'après le repas au contraire, il fe fentit las & pefant, ce feroit de même une marque infaillible qu'il auroit donné dans l'excès : car fi l'on mange & fi l'on boit, c'est pour réparer les forces du corps & non pour l'accabler.

Seconde regle. Quoiqu'il ne soit pas possible de réduire à une mesure fixe & uniforme, la quantité convenable du manger & du boire, à cause de la différence des personnes, des âges, des tempéramants & des professions, on croit pouvoir dire, qu'aux gens délicats & sédentaires, douze à quatorze onces de nourriture solide, soit pain, soit chair, soit poisson, suffisent, avec à peu près une égale quantité de liquide. L'expérience a justifié cette proposition (*a*), surtout pour les gens de lettres, dont l'étude & la méditation font l'occupation ordinaire.

Troisieme regle. Peu importe de la qualité des choses qu'on mange & qu'on boit (*b*), pourvu qu'elles soient du nombre de celles dont l'usage ordinaire a fait connoître la bonté, qu'elles

---

(*a*) En ceci nous croyons que Lessius se trompe, & que dans presque tous les cas on doit plus boire que manger.

(*b*) Remarquez pourtant que ceci ne regarde que les gens forts & robustes. Les personnes foibles & délicates s'en trouveroient fort mal.

n'aient rien qui repugnent à la conftitution propre de celui qui s'en fert, &
qu'il ne les prenne que dans la mefure
requife.

Quatrieme regle. Afin de vous guérir
peu à peu de votre paffion pour la
bonne chere, accoutumez-vous à confiderer les mets qu'on vous préfente, non
tels qu'ils font quand on vous les fert
fur la table, mais tels qu'ils feront
peu après que vous en ferez nourri.
Penfez que plus le fumet & le goût vous
en paroiffent agréables, & plus ils pro-
duiront de corruption & d'acreté dans
votre corps, au detriment de votre
fanté.

Pour confirmer ces quatre regles,
Leffius en appelle à l'expérience. Il
confirme tout ce qu'il a dit à l'avantage
de la fobriété, par l'exemple de plufieurs
perfonnes qui en ont fait l'épreuve &
qui confinées dans les deferts, y ont
atteint & paffé les cent ans, fans autre
nourriture que du pain & de l'eau, des
dattes & de la falade. Tel, dit-il, Paul
l'hermite vecut 115 ans, dont au rapport de S. Jérome, il en paffa près de
cent dans les déferts, ne vivant les
quarante premieres années que de dattes

& d'eau pure, les autres de pain & d'eau. Tel S. Antoine parvint à l'âge de 105 ans, dont, selon S. Athanase, il passa près de quatre-vingt dans les solitudes, ne se nourrissant aussi que de pain & d'eau, à quoi il ajouta vers la fin un peu de salade. Tel Arsenius, précepteur de l'Empereur Arcadius, atteignit l'âge de 120 ans, dont il passa d'abord soixante-cinq dans le monde, & ensuite cinquante-cinq aux déserts dans la plus sévere abstinence. Tel Epiphane se conserva 115 ans, au moyen de la plus rigoureuse diete. Et pour couronner ces exemples par le plus récent & le plus frappant de tous, selon l'intention du docte Jesuite de Louvain ; ainsi Cornaro démontra la sagesse de ses regles & le prix de la sobriété, en poussant sa carriere au-delà de cent ans, qu'il avoit passés, quand il mourut à Padoue en 1566.

CHAPITRE XV.

Des Médecins du XVI. siecle qui écrivirent sur la santé avant que Sanctorius florit, & qui sont, Thomas Philologue de Ravenne ; Vidus Vidius ; Jérome Cardan ; Alexandre Trajan Petrone ; Levin Lemnius ; Jason Pratensis ; Antoine Flumanel ; Jean Valverd de Hamusco ; Guillaume Gratarole ; Henri de Rantzavv ; Æmile Dusius ; Ferdinand Eustache ; Oddo de Oddis.

THOMAS PHILOLOGUE de Ravenne, adressa au Pape Jules III. un traité latin sur *le moyen de vivre 120 ans* (a) qu'il dit avoir tiré avec beaucoup de peine & de soin des écrits des savants. Il y gemit des funestes progrès que l'avarice & la sensualité ont fait à Venise, où, au lieu qu'on voyoit autrefois dans les rues plusieurs Sénateurs plus que centenaires, & non moins vénérables

____

(a) *De vita ultra 120 annos protrahenda.*

vénérables par leurs cheveux blancs, que remarquables par leurs riches robes, on n'en voyoit pas un de son temps, qui fut seulement nonagenaire. Pour ramener les choses sur l'ancien pied, il exhorte ses contemporains à la chasteté & à la sobriété ; il recommande de préférer, autant qu'on le peut, les lieux où l'air est pur & sain, & si je ne me trompe, c'est lui qui le premier entre tous les médecins, a élevé sa voix contre la pernicieuse coutume d'avoir dans les grandes villes des cimetieres, qui en infectent l'atmosphere, & qui y attirent de dangereuses maladies, par les exhalaisons qui s'y élevent des cadavres. ,, Je ne conçois pas, dit-il, ,, comment on peut approuver au- ,, jourd'hui un usage que les sages ,, nations de l'antiquité ont proscrit ,, par les loix les plus solemnelles ''.

Vers le milieu du XVIe. siecle VIDUS VIDIUS Florentin, publia un gros volume *sur la santé du corps en général & de chacun de ses membres en particulier* (*b*) ; ouvrage épuré, s'il faut l'en

---

(*b*) De tuenda Valentudine generatim libri sex membratim libri quatuordecim.

croire, de toutes les erreurs des Grecs & des Arabes. François I. l'attira à Paris où il enseigna la médecine jusqu'à la mort de cet auguste & magnifique protecteur des sciences, qu'il revint dans sa patrie en 1557 jouir de la faveur de Cosme grand Duc de Toscane.

Dans cet ouvrage, Vidius a tellement suivi la théorie de Galien, sans l'illustrer seulement par quelque exemple tiré de sa propre pratique ; il est si abondant, si prolixe en distinctions & en divisions tirées d'Avicenne ; il se borne si totalement à ces maîtres de l'art, qu'on ne peut pas dire, qu'il y ait un seul précepte nouveau tant soit peu important à glaner dans tout le livre, quoique l'auteur eût indisputablement un savoir fort étendu.

Je dois dire à peu près la même chose du fameux Jerome Cardan. Quoique très volumineux dans ses écrits sur la santé, il n'y a presque ajouté aucune regle intéressante sur la matiere, à celles qu'on trouve dans les ouvrages de ses dévanciers. Cardan, descendu d'une famille noble de Milan, étoit né à Padoue en 1500 que la peste obligea fa mere de quitter. Il y a des gens qui le célebrent comme un favant, dont les connoiffances étoient des plus vaftes; & en qualité de médecin, on lui fait honneur du glorieux fuccès avec lequel, appellé d'Italie en Ecoffe pour traiter l'Archevêque de St. André d'une maladie dangereufe, il réuffit à l'en guérir; mais d'autres font peu d'eftime de lui. En reconnoiffant qu'il y a d'excellentes chofes dans fon livre fur les moyens de conferver la fanté & de prolonger les jours, ils prétendent que Cardan eft un écrivain fort inégal. Ce qu'il y a de certain c'eft qu'il a ofé critiquer Hippocrate & Galien fur des chofes que tout le monde y approuve excepté lui feul. On n'a jamais vu un pareil ennemi de tout exercice, pour peu qu'il fatigue ou qu'il accelere la refpiration, ou qu'il faffe fuer. Il vous dit gravement que les arbres vivent plus long-temps que les animaux, parce qu'ils ne fortent jamais de leur place. A l'en croire, le traité de Galien fur la fanté eft plein d'erreurs, & la grande preuve qu'il allegue pour en donner une mauvaife idée, c'eft, que Galien eft mort avant 77 ans; mauvaife objection dont il a eu l'imprudence de faire sentir la futilité à toute la terre, en se laissant mourir lui-même à 75.

Rendons pourtant à Cardan la justice qui lui est due, il est le premier qui ait spécifié les indications & les symptomes qui promettent de longs jours à ceux en qui ils se trouvent réunis. C'est 1°. d'être né , du moins d'un côté, de parents qui ont long-temps vécu , 2°. d'être d'une heureuse complexion , gaie & supérieure aux inquiétudes & aux soucis rongeants, 3°. d'être bon dormeur , long-temps & fortement assoupi.

Admitateur de Cornaro & de son régime , il recommande comme lui de prendre peu d'aliments. Peut-être même la diete qu'il prescrit , trop austere pour les personnes qui menent une vie active & laborieuse , épuiseroit-elle leur force & nuiroit-elle à leur santé ; mais celle qu'il ordonne aux gens d'une constitution délicate , à ceux qui menent une vie sédentaire, & à ceux qui sont affligés de soins & d'inquiétudes , n'est surement pas l'endroit de son ouvrage le moins digne d'estime.

,, Voici , dit-il , la vraie regle pour

„ le manger & pour le boire, c'eſt
„ qu'après le repas on ne ſe ſente ni
„ foibleſſe ni peſanteur d'eſtomac,
„ mais qu'on ſe trouve d'abord en état
„ de ſe promener ſi l'on en a envie,
„ ou d'écrire s'il le faut ; que le ſom-
„ meil ne ſoit ni accourci, ni interrom-
„ pu par le ſouper, que le matin en
„ s'éveillant on n'ait ni mal de tête,
„ ni mauvais goût dans la bouche, &
„ qu'au contraire on ſe trouve allegé
„ & rafraîchi par le ſommeil ".

Ce qui eſt le plus agréable de tout l'ouvrage de Cardan c'eſt ſon quatrieme livre. Il roule ſur la vieilleſſe. On aime le ton ſociable & l'humeur joviale qu'il y montre à l'âge de 73 ans. C'eſt un plaiſir d'y voir les vives eſpérances qui l'animent juſqu'aux bords preſque du ſepulchre. „ Je ſuis plus gai,
„ s'écrie-t'il, que je ne le fus jamais
„ dans ma jeuneſſe. A la vérité il fau-
„ dra mourir & laiſſer ſes amis ; je le
„ ſais ; mais je ſais auſſi qu'ils me ſui-
„ vront & qu'en attendant j'en trouve-
„ rai d'autres au lieu ou j'irai ".

Il n'y avoit pas long-temps que Car-dan étoit mort, quand ALEXANDRE TRAJAN PETRONE dédia à Grégoire

XIII. & publia son traité *sur les aliments des Romains & la conservation de leur santé.* Il y traite de la situation de l'air, des vents, des eaux, & des saisons favorables dans cette capitale de l'Italie, de la maniere dont on s'y nourrit, des jeunes solemnels qu'on y observe, & des maladies épidémiques qui y regnent. C'est un ouvrage écrit avec beaucoup de jugement & d'exactitude, un excellent modele pour tout médecin qui voudroit rendre un pareil service à la ville où il demeure.

Plusieurs autres Auteurs, outre ceux que je viens de nommer, ont écrit dans le XVIe. siecle avant Sanctorius, sur les soins qu'on doit prendre pour la conservation de la santé. Je ferai mention des principaux, afin qu'on puisse les consulter si l'on en est curieux, mais sans m'étendre sur leurs ouvrages. On la fort bien remarqué (*c*), ,, les regles ,, pour la conservation de la santé & ,, ce qu'il y a à dire sur les qualités & ,, le choix des aliments, est un des sujets

____

(*c*) Le Clerc. plan de l'histoire de la médecine. pag.

„ où il y a le moins de variation depuis
„ les temps les plus anciens " , depuis
les Grecs & les Arabes, jusqu'au célebre Sanctorius à la fin de ce fiecle.

A la tête de ces Auteurs que je vais
indiquer dans leur ordre chronologi-
que , eft LEVINUS LEMNIUS, né l'an
1505 en Zélande , où il pratiqua avec
honneur la médecine plufieurs années.
Touché de la mort de fa femme il entra
dans les ordres facrés , & de-là fes écrits
devinrent tout à la fois des leçons de
morale & des préceptes de médecine.
Il débute fes exhortations à mener une
vie vertueufe pour entretenir la fanté
de l'ame & du corps , en faifant obferver , qne , „ la fanté fe conferve par
„ la tempérance dans le manger &
„ dans le boire , où tout excès n'eft pas
„ moins indécent qu'il eft pernicieux ,
„ & par une modération foutenue dans
„ les chofes que Galien appelle les gar-
„ diennes de la fanté (*d*) , & les mo-
„ dernes les fix *chofes non naturelles* ;
„ non que réellement elles foient telles ,

CHAPITRE
X V.

____

(*d*) Lemnius ne fit pas attention que c'étoit
Galien qui le premier avoit introduit cette dénomination des fix chofes non naturelles.

„ mais parce qu'en effet elles n'appar-
„ tiennent pas au corps comme le fang
„ & les humeurs, quoiqu'elles aient
„ affez d'influence fur fon état pour le
„ déranger & le détruire quand on ne
„ les emploie pas comme on doit ".

Jason Pratensis, Zélandois comme Lemnius, écrivit auffi, comme
lui, un traité fur *la confervation de la
fanté* (e) qui parut en 1538. Il s'y
plaint de ce que des occupations accumulées & une maladie de neuf mois,
ne lui ont pas permis de développer
fes idées fur ce fujet comme il l'auroit
fouhaité & felon qu'il l'avoit conçu.
Malgré tout cela on trouve en lui un
homme plein d'efprit, qui écrit d'un
ftyle nourri du langage des bons auteurs,
& qui a fu répandre des graces dans un
ouvrage, où, quand au fond, il n'y a
rien de nouveau.

Antoine Flumanel de Vérone
écrivit en 1540 *fur le régime qui convient
aux vieillards* (f). Il y déclare lui-
même qu'il ne s'eft point écarté des fen-
timents d'Hippocrate & de Galien.

(e) De tuenda fanitate.
(f) De fenum regimine.

JEAN VALVERD DE HAMUSCO étoit espagnol. Ce fut en 1552 qu'il fit paroître le traité qu'on a de lui sur *la santé du corps & de l'esprit* (g). Ce traité adreffé au Cardinal Jerome Véral, eft court, mais très judicieux. Comme l'Auteur avoit beaucoup voyagé, & dans des régions fort éloignées, il s'étoit mis en état de fonder fur fa propre expérience la néceffité de cette maxime, qu'il faut diverfifier la maniere de vivre felon la maniere du climat où l'on eft. „ En „ Ecoffe, dit-il par exemple, je ne „ pouvois pas m'empêcher de manger „ plus fréquemment que je n'étois „ accoutumé de le faire dans mon pays „ natal (h) ".

On a de GUILLAUME GRATAROLE Piémontois, un Livre *fur la fanté des gens de lettres & des Magiftrats* (i) imprimé en 1555. Il y recommande la

---

(g) *De animi & corporis fanitate ad Hieronimum Vallum Cardinalem.*

(h) Cum ego, qui meridionalem magis incolo regionem, apud fcotos agerem, non poteram me continere, quin pluribus vicibus cibum affumerem, quam antea effem confuetus.

(i) De litteratorum qui magiftratum gerunt confervanda valetudine.

tempérance , nommément dans ces cinq chofes , le manger , le boire , le travail , le fommeil & le mariage ; & il s'appuie dans fes préceptes fur l'autorité d'Hippocrate & de Galien , qui ont , dit-il , recommandé cette modération comme ce qu'il y a de plus efficace pour conferver la fanté.

HENRI DE RANTZAW gentilhomme danois , écrivit en 1573 *fur la confervation de la fanté , à l'ufage de fa famille* (k). Le premier & principal précepte de ce livre eft d'adorer & de fervir Dieu , & de lui demander par fes prieres qu'il veuille conferver la fanté ; car , dit-il , quoique les aftres aient leur influence , il eft toujours vrai que les prieres qui partent d'un cœur pieux en ont encore davantage (l).

ÆMILIUS DUSIUS compofa en 1582 , fon livre fur le *foin qu'on doit prendre de la fanté* (m) , & le dédia à Charles Duc de Savoye. Tout ce qu'il y a de

---

(k) De confervanda valetudine in privatum liberorum fuorum ufum.
(l) Aftra valent aliquid ; plus pia vota valent.
(m) De tuenda valetudine ad Carolum Sabaudiæ Ducam.

meilleur dans cet ouvrage eſt copié de
Galien.

J'ai encore à indiquer FERDINAND
EUSTACHE , fils de Barthelemi ce fameux anatomicien. Il dédia en 1589
à Sixte V. un traité intitulé *de la prolongation de la vie humaine par le ſecours de
la médecine* (*n*). Il y refute fort bien les
raiſonnements que l'on fait , pour prouver que la médecine ne ſauroit prolonger nos jours, mais il n'y dit rien des
moyens qu'elle emploie pour les conſerver en effet.

J'ennuyerois le lecteur ſi j'entrepre-
nois de parler ici de tous les médecins
qui ont hazardé quelques ſpéculations
ſingulieres , ſur les proportions qu'on
doit mettre entre les divers aliments
dans les différents repas , précautions
néanmoins qu'ils ſe ſont imaginés être
fort eſſentielles à la ſanté. ODDO DE
ODDIS , par exemple , publia en 1570
un traité ſur la proportion entre le dîner
& le ſouper (*o*). Il veut qu'on dîne légérement & qu'on ſoupe à fonds.

(*n*) De vitæ humanæ à facultate medica proro-
gatione.

(*o*) De cœnæ & prandii proportione.

CHAPITRE XVI.

De Sanctorius. Découverte importante de ce Médecin sur la transpiration insensible, & observation là - dessus. Médecins qui ont approprié la méthode de Sanctorius à leurs climats respectifs, tels que Dodart en France, Keil en Angleterre, de Gorter en Hollande, Rogers & Robinson en Irlande, & Linen à la Caroline. Leurs aphorismes. Inspiration de l'humidité de l'air, & remarques qu'y a fait le Docteur Jones.

SANCTORIUS SANCTORIUS étoit né dans l'Istrie, région d'Italie, sous la domination des Vénitiens. Il fit ses études à Padoue & il devint un des Professeurs les plus célébres dans cette université. On l'appella de Padoue à Venise, & quoique pour aller y pratiquer la médecine il dût renoncer au Professorat, la République lui témoigna sa considération en ordonnant qu'il en conserveroit les gages, dont il jouit en effet jufqu'à fa mort qui arriva en 1636, la 75e. année de fa vie.

Sanctorius ouvrit dans la médecine un champ tout nouveau & parfaitement inconnu à tous les médecins & à tous les Philofophes avant lui, par une fuite d'expériences continuées avec une affiduité incroyable durant trente ans, il établit les diverfes loix de la *perfpiration infenfible* qui fe fait en nous, ou plutôt il publia fur ce fujet des aphorifmes dont quelques-uns font d'un ufage fi fûr pour la fanté, qu'on ne fauroit les paffer fous filence. Mais il y faut du choix ; il faut favoir diftinguer ceux que l'expérience a confirmés comme fondés dans la nature, d'avec ceux qui n'en ont que l'apparence & qui font uniquement appuyés fur la théorie erronée qui prit le deffus parmi les médecins du temps de Sanctorius. Peut-être ne fera-t-on pas fâché de comparer ici les expériences que cet habile homme fit *en pefant le corps humain*, avec les obfervations que les anciens avoient faites fur la *tempérance & l'exercice*, pour remarquer l'harmonie des unes avec les autres. En partant de deux différents principes, ils ont les uns &

les autres abouti à donner les mêmes regles pour la conservation de la santé ; ainsi leurs expériences & leurs observations s'éclaircissent & se confirment réciproquement.

Il n'y a point de doute que Galien n'ait connu en général l'insensible perspiration de nos corps, je n'en veux d'autres preuves que les paroles suivantes de ce grand médecin „ cette vapeur „ excrétoire, dit-il (a), est poussée „ hors du corps par de petits orifices „ que les Grecs appellent des pores, & „ qui se trouvent répandus par tout le „ corps, spécialement sur la peau, „ elle en est, dis-je, chassée, en partie „ par la sueur, en partie par une insen- „ sible perspiration qui échappe à la vue „ & dont peu de gens savent seulement „ l'existence ".

Depuis Galien jusqu'à la fin du XVIe siecle, tous les médecins en général ont eu une idée vague de cette transpiration imperceptible, ils ont tous su que le corps se defait par cette voie d'une partie de ses humeurs superflues.

____

(a) De Sanit. tuend. Lib. 2. cap. 12. sub finem.

Mais c'est à Sanctorius qu'étoit reservée
la gloire d'évaluer à la balance la quantité précise de cette perspiration ; de
démontrer que l'évacuation qui se fait
en nous par cette voie, est plus forte
que celle qui se fait par toutes les autres voies ensemble ; & de donner des
regles pour la faire plus surement contribuer à la santé.

Il est vrai que l'on transpire plus ou
moins selon les climats où l'on vit.
Mais cela-même a fait naître aux médecins de différents pays, la pensée de
réiterer les expériences de Sanctorius.
Ils ont jugé la chose importante, dans
la persuasion que par ce moyen l'on
parviendroit à comparer la transpiration
qui se fait dans le corps humain, soit
sensiblement, soit insensiblement dans
les différentes régions, avec celle que cet
habile homme avoit observée en Italie.

Monsieur DODART, médecin François, très savant, & observateur aussi
droit & vrai, qu'industrieux & habile,
fut le premier (*b*) qui entreprit ces
expériences. Il les commença en 1668,

(*b*) Voy. dans l'Hist. de l'Académie des Sciences
l'éloge de M. Dodart , & notez que sa *Médecine*

& les continua presque sans interruption pendant trente-trois ans.

Le Dr. Jaques Keil, fit en Angleterre la même chose que Dodart avoit fait en France ; il publia en 1718 la table de ses propres observations faites pendant une année entiere sans intermission ; & il y joignit le détail des essais qu'il avoit fait à diverses reprises durant les dix ans qui avoient précédés.

M. de Gorter, entra en Hollande dans la même carriere & la fournit glorieusement. Dès l'an 1728 il donna en Latin son livre de la Perspiration insensible & l'on en fit en 1736 une seconde édition. Graces aux observations de ces deux savants médecins, le D. Keil & Mr. de Gorter, tous deux d'un discernement & d'une exactitude geométriques, on est parvenu à corriger les calculs de Sanctorius qui n'étoient pas justes pour les habitants des pays froids. M. de Gorter sur-tout, dirigé par Boerhaave, répandit un grand

____

statique fut imprimée en François par les soins de M. Noguez, qui y ajouta une explication des aphorismes de Sanctorius.

grand jour fur ce fujet par fes expériences réiterées & par fes judicieufes réfle-
xions.

Il ne faut pas que j'oublie ici la production curieufe d'un Gentilhomme
Irlandois. Ayant lu Sanctorius, avec
le commentaire dont le Dr. Lifter l'a-
voit accompagné, il confulta le traité
du Dr. Keil fur la même matiere. Voyant que, felon ce dernier, la tranfpiration infenfible étoit beaucoup moins
abondante dans la grande Bretagne
qu'en Italie, il refolu de faire fur lui-
même un cours de cette ftatique expé-
rimentale pendant un an entier, &
voici ce qu'il en écrivit avec une modef-
tie admirable au Dr. Rogers. „ J'ai
„ fait quelques obfervations irrégulie-
„ res depuis le 20 novembre 1720
„ jufqu'au 1 de mai 1721; elles méri-
„ tent à peine que j'en parle, mais
„ les tables que j'ai dreffées dans la
„ fuite font plus exactes. Si j'avois pu
„ penfer qu'elles feroient rendues publi-
„ ques, j'y aurois encore donné plus
„ de foin & mis plus de correction ".
Dans un autre endroit de cette lettre
il ajoute, „ n'ayant pas affez de
„ place ici, je paffe fous filence toutes

„ les obſervations que j'ai faites ſur
„ la diete & l'exercice , & je ne parle de
„ celles que j'ai faites ſur les évacua-
„ tions à la ſelle pendant deux mois
„ ſeulement ".

Cet écrit parut pour la premiere fois en 1734 avec l'ingenieux Eſſai du Dr. Rogers *ſur les maladies Epidémiques* (c) , & malgré toute la modeſtie de l'auteur , il devint entre les mains de M. Rogers , une piece parfaite en ſon genre , „ car , dit-il , par les expé-
„ riences rapportées dans ce traité , la
„ médecine ſtatique ſe trouve avoir
„ été pouſſée en Irlande beaucoup au-
„ delà de ce qu'elle l'avoit été en Ita-
„ lie par les attentions & les expériences
„ du fameux Sanctorius ". Peut-être ſera-t-on ſurpris qu'un Gentilhomme campagnard d'Irlande , ait fait dans quelques mois , des expériences auſſi déciſives ſur la matiere dont il s'agit , que le celebre médecin d'Italie en avoit pu faire en pluſieurs années. Mais enfin ce qu'il y a de vrai , c'eſt que les expériences & les obſervations de notre Gen-

____

(c) Eſſay on epidemical diſeaſes.

tilhomme, ainsi que les regles & les aphorismes qu'ils en a déduits, quelle qu'en soit la source, sont d'un très grand usage & annoncent beaucoup de genie.

On trouve aussi dans le IXe. Tome des Transactions Philosophiques, de très bonnes expériences de statique faites par le Dr. JEAN LINEN à Charlestown, dans la Caroline méridionale, depuis le mois de mars 1740 jusqu'au mois de mars 1741. Ce médecin s'y trouva engagé par les recherches qu'il faisoit alors sur la cause d'une maladie épidémique, qui revient périodiquement de temps en temps dans ce pays là. Mais des tables générales, dressées dans un climat si différent du nôtre & dont on n'a déduit aucunes regles d'un usage universel, ne peuvent pas servir à grand chose pour conserver la santé dans les lieux que nous habitons.

La derniere production qui est venue à ma connoissance sur ce sujet, c'est une dissertation du Dr. BRYAN ROBINSON, il la publia en 1748. (*d*) Elle roule *sur la nourriture & les évacuations du*

(*d*) Dissert. on the food and discharges of human body.

corps humain ; mais l'auteur y a fait tant de calculs, il s'y eft exprimé d'une maniere fi alambiquée, fi fupérieure à la portée du commun des lecteurs, que je ne faurois en faire ufage fans fortir de mon plan. M'entendroit-on fi je difois ici, comme il le fait à la page 77 de cette Differtation, ,, que la co-
,, lere & la joie augmentent, & que la
,, crainte & la trifteffe diminuent com-
,, me la tranfpiration & les urines ; que
,, quand le corps eft fatigué par la cole-
,, re, l'ame, qui par le moyen de l'Æther
,, a beaucoup d'influence fur lui, excite
,, dans cet Æther qui eft comme fon
,, fenforium intérieur, un mouvement
,, violent de vibration, lequel fe com-
,, munique par le canal des nerfs à tou-
,, tes les parties du corps " ? Il faut avouer du moins que ce n'eft pas là parler clairement.

Je reviens donc à Sanctorius. Ses aphorifmes fur la médecine ftatique, font divifés en fept livres ou fept fections. Il y traite fucceffivement, 1o. du poids de la tranfpiration infenfible, 2°. de l'air & des eaux, 3°. du manger & du boire, 4°. du fommeil & de la veille, 5°. de l'exercice & du repos,

60. du mariage, 70. des paſſions. Je vais tâcher de rapporter à ces ſept points tout ce que Sanctorius a propoſé de plus utile pour la conſervation de la ſanté. J'y inſérerai même ſans diſtinction ce que j'ai trouvé de meilleur dans les médecins dont je viens de parler, & qui ont écrit comme lui ſur la médecine ſtatique.

I. SECTION. *Du poids de la tranſpiration inſenſible.*

1. La tranſpiration inſenſible qui ſe fait tant par les pores de la peau que par la reſpiration, eſt plus conſidérable elle ſeule que toutes les évacuations ſenſibles priſes enſemble. Si un homme fort & robuſte, qui dans un beau temps, prend un exercice moderé, mange & boit le poids de huit livres par jour, il en évacue nq livres par la tranſpiration inſenſible, & quand elle ſe fait ſans obſtacle, il en eſt plus allegé que par toutes les autres évacuations.

2. Tant que chaque jour le corps revient au même degré de peſanteur, parce qu'il tranſpire dans la même meſure, la ſanté ſe conſerve ſans al-

tération. Elle décline quand le corps conferve fon poids ordinaire, par une plus abondante évacuation des excrements ou des urines que de coutume. Mais fi au bout de quelques jours, le corps ne recouvre pas fon poids ordinaire , foit par une tranfpiration copieufe , foit par des évacuations fenfibles , il faut s'attendre à la fievre ou à quelqu'autre maladie prochaine.

3. Plus la tranfpiration eft pure & fubtile , c'eft-à-dire , dégagée de toute autre humidité qui forte fenfiblement du corps , & plus elle eft faine.

4. Se fentir le corps pefant quand il confte par la balance qu'il eft léger, c'eft l'annonce d'une difpofition tout autrement mauvaife, que de le fentir péfant quand il l'eft en effet. Au contraire le fentir léger quand à la balance il eft plus pefant , c'eft figne qu'on fe porte excellemment bien.

5. La douleur de tête , ou de quelqu'autre partie du corps , diminue la tranfpiration.

6. C'eft un figne certain de fanté , que de pouvoir monter fur une hauteur avec plaifir.

7. De légers purgatifs ne diminuent

pas la tranfpiration , ils aident doucement à fe décharger d'un poids inutile ; mais il en eft tout autrement des
violents purgatifs ; ils empêchent la
tranfpiration & font dangereux par
plus d'un endroit.

8. Dans de jeunes gens d'une bonne
fanté & qui vivent modérément , le
corps s'accroît tous les mois de deux
ou trois livres. Quelquefois vers la fin
du mois ils fe trouvent la tête pefan-
te , ou plus ou moins de laffitude &
d'abattement ; mais bien-tôt une éjec-
tion d'urine un peu trouble , ou quelqu'autre évacuation , les remet dans
leur état ordinaire.

9. Diverfes caufes contribuent à arrêter la tranfpiration , mais les principales font , un froid humide , une
nourriture gluante, le jeûne , la frayeur,
des nuits inquiétes , & quelque évacuation trop abondante.

10. Les jeunes gens tranfpirent plus
que les vieillards , & la mefure de
cette tranfpiration varie felon la diverfité des tempéraments , de la maniere
de vivre , des climats & des faifons.

11. Mais comment favoir précifément combien on doit tranfpirer, pour

se conserver en bonne santé jusques dans la vieillesse ? Le problême est des plus importants. Chacun a intérêt d'être informé si l'on peut sûrement le résoudre. Et Sanctorius prétend qu'on le peut, en s'y prenant comme je vais dire.

Après avoir copieusement soupé, il faut calculer au bout de douze heures, combien on a perdu de son poids par la transpiration insensible, & je suppose qu'on en aura perdu 50 onces. Une autre fois il faut se peser le matin quand on n'aura ni soupé la veille, ni fait aucun excès dans le dîner précédent, & je suppose qu'alors on trouvera qu'on a perdu par la transpiration 20 onces. Cela posé il faut tâcher de s'astreindre à une diete, à un exercice, à un usage modéré des six choses non naturelles, qui procure une transpiration insensible dans le juste milieu entre 50 onces & 20. Ce milieu sera 35 onces, & en se mettant journellement à ce poids, on attendra, selon Sanctorius, en bonne santé l'âge de cent ans. Mais outre que ce seroit un assujettissement extrême que de vivre si réguliérement selon cette méthode , il faut que l'Auteur lui-même n'ait pas pu s'y soumettre , car il est mort à l'âge de 75 ans.

Le Docteur KEIL a prescrit une autre regle. Il veut que l'appetit , un appetit naturel & où il n'y a rien de désordonné, soit la mesure de la diete qu'on observe. En suivant les conseils de ce Directeur , on n'aura pas besoin, à ce qu'il assure , de se peser chaque jour pour savoir jusqu'à quel degré l'on doit manger & boire , la nature se contente de ce qu'il lui faut , elle ne demande ni plus ni moins.

Le savant de GORTER n'est pas éloigné de ce sentiment. ,, Je me suis , ,, dit-il, convaincu par des expériences ,, réitérées à la balance , que si un ,, homme qui se porte bien, mange & ,, boit autant qu'il est nécessaire pour ,, n'avoir ni faim ni soif, ensorte qu'il ,, quitte la table d'un côté sans s'être ,, chargé l'estomac , & de l'autre sans ,, appetit , ses évacuations égaleront ,, journellement sa nourriture , ou ce ,, ce qui revient au même , il jouira ,, d'une bonne santé , car la santé dépend ,, principalement de l'égalité de ,, ces choses.

„ Si l'on veut donc , continue ce
„ célebre Profeſſeur , jouir d'une ſanté
„ ferme & conſtante , il faut chaque
„ jour faire de l'exercice & uſer des
„ autres choſes néceſſaires à la vie ,
„ avec la modération & dans la me-
„ ſure convenable , pour entretenir
„ journellement cet appetit naturel de
„ manger & de boire , & ſe ſatisfaire
„ après cela en prenant des aliments
„ & de la boiſſon , non-ſeulement qui
„ ſoient ſains & bienfaiſants en eux-
„ mêmes , mais encore en y gardant
„ toujours la modération qu'on vient
„ de recommander ".

C'eſt là notre avis , la vraie réponſe
à la queſtion de Sanctorius , réponſe
dont il n'eſt perſonne qui ne puiſſe ,
ſans beaucoup de peine , juſtifier la
vérité par ſa propre expérience.

II. Sect. *de l'Air & de l'Eau.*

1. La tranſpiration eſt indubitable-
ment ſupprimée dans un air froid ,
pur & ſain, mais les fibres y gagnent
de la force , & la matiere ſupprimée
ne ſauroit cauſer ni accident ni douleur. Au contraire dans un air humide

& mal-fain, la respiration est retenue, les fibres sont relâchées, & la matiere obstruée peut causer bien du désordre & du mal.

2. Tout air trop froid, trop humide, ou fort tempétueux, arrête la transpiration.

3. L'air des villes, est généralement parlant, plus mauvais que l'air de la campagne. Chargé des exhalaisons des habitants, il en est plus grossier, plus propre à émousser l'appetit.

4. L'air & le bain froid réchauffent les corps robustes & font qu'on se trouve léger ; c'est tout le contraire pour les gens foibles & débiles ; ils en sortent plus glacés, plus pesants ; & plus ce froid est soudain, plus il est dangereux.

5. Un air frais & agréable est plus mal-fain au corps quand on est bien échauffé, qu'un air fort froid, ou même que de l'eau froide, parce que le premier obstrue en relâchant, ce qui rend le corps pesant, au lieu que du moins l'autre en obstruant fortifie, ce qui donne de la légéreté.

6. Il est très-agréable d'aller se baigner dans de l'eau froide après un

violent exercice, mais c'est un plaisir très-dangereux.

7. Le jeu de l'éventail arrête la transpiration ; il échauffe la tête & la rend pesante.

8. Une pluie continuelle est plus mal-saine qu'une continuelle sécheresse, parce qu'elle appesantit.

9. On se plaint ordinairement davantage de lassitude en été qu'en hiver, non qu'alors on soit dans la vérité plus pesant, car au contraire on se trouve à la balance plus leger de trois livres ou environ, mais parce qu'un air chaud relâche les fibres & affoiblit.

10. Les gens robustes transpirent le plus pendant le jour en été, mais en hiver c'est pendant la nuit. Et au lieu qu'en été la transpiration supprimée les dispose aux atteintes des fievres malignes, en hiver au contraire elle est de peu de conséquence, parce que la matiere que l'on transpire est plus acre dans la chaleur que dans le froid.

11. De toutes les saisons, l'automne est la plus mal-saine, parce que la matiere de la transpiration y est facilement arrêtée & facilement corrom-

pue. Pour éviter ce double mal, il faut se tenir bien habillé & user d'un régime convenable. De cette maniere on tiendra toujours à peu près le corps au même degré de pesanteur.

12. En se déshabillant trop tôt au printemps & en s'habillant trop tard en automne, on court risque d'avoir la fievre en été & des fluxions en hiver.

III. Section. *Du Manger & du Boire.*

1. Le corps transpire peu, soit lors que l'estomac est trop vuide, soit lors qu'il est trop rempli.

2. Manger beaucoup ne peut que nuire aux gens qui ne prennent presque pas d'exercice, mais c'est une nécessité à ceux qui se donnent bien du mouvement, quoique jamais violemment.

3. Si connoissant la quantité de nourriture que vous prenez chaque jour, vous savez y proportionner l'exercice que vous faites, comptez que vous possedez l'art de vivre en bonne santé jusques dans la vieillesse la plus reculée (*e*).

(*e*) Cet aphorisme, ainsi que bien d'autres, est pris d'Hippocrate.

4. Les aliments qui pefent le moins à l'eftomac & qu'on y fent le moins, font ceux qui donnent la meilleure nourriture & la plus facile tranfpiration. Quant à la quantité qu'il convient d'en prendre, on peut dire qu'elle eft au point defiré, lors qu'après le repas, le corps fe fent auffi léger & & auffi actif que fi l'on n'avoit rien mangé.

5. Se coucher fans fouper quoiqu'on ait faim, c'eft le moyen de tranfpirer peu. Si on le fait fouvent on court rifque d'attraper la fievre.

6. Une excellente nourriture légere & de facile digeftion, c'eft la chair des jeunes animaux, de bon mouton & du pain de froment préparé avec foin, c'eft-à-dire, où il y ait la qualité convenable de levain & de fel & qui ait été bien pétri.

7. Quand on a mangé quatre onces d'un aliment fort & nourriffant, tels que font le pourceau, l'anguille, ou quelque poiffon gras, le corps paroît plus pefant que fi l'on avoit mangé fix onces de quelqu'aliment qui nourriffent moins, comme du poiffon de riviere, des poulets, de petits oifeaux;

car c'eſt une regle, que là où la digeſtion eſt difficile, la tranſpiration eſt
lente & embarraſſée.

8. Des jeûnes inuſités rendent le corps
trop leger, & trop ſouvent réitérés, ils
alterent la ſanté.

9. Six livres de nourriture, priſes
tout de ſuite dans un ſeul & même
repas, cauſent plus de peſanteur & de
mal-aiſe, que huit, priſes en deux ou
trois fois. C'eſt ruiner peu à peu ſa
conſtitution, que de ne faire qu'un
repas par jour, dans quelque meſure
qu'on y mange.

10. Qui mange plus qu'il ne peut
digérer, ſe nourrit moins qu'il ne doit
& conſéquemment doit maigrir.

11. Il eſt imprudent de manger d'a-
bord après une grande fatigue de corps
ou d'eſprit, parce que le corps fatigué
ne tranſpire pas.

12. Chacun a ſa capacité propre,
des vaiſſeaux qui peuvent prêter & s'é-
tendre juſqu'à un certain point, &
après cela ſe rétablir d'eux-mêmes dans
leur état naturel. Quatre livres de ſo-
lide & de liquide ſont autant, ou
plus qu'il en faut à quelques perſonnes, pendant que d'autres pourroient

CHAPITRE
XVI.

fans inconvenient, en donner le double à porter à leur eſtomac.

13. Généralement parlant, on devroit prendre à ſon repas la moitié plus de liqueur temperée dont on s'abreuve, que des aliments ſolides dont on ſe nourrit.

14. Le vin, quand il eſt d'une bonne qualité, & qu'on en uſe ſobrement, favoriſe la digeſtion & facilite la tranſpiration.

15. Un grand feu en hiver, fait ſur la tranſpiration le même effet que le ſoleil en été, il l'augmente.

IV. Section. *Du Sommeil & de la Veille.*

1. Selon Sanctorius, un ſommeil tranquille eſt ſi favorable à la tranſpiration dans les perſonnes ſaines & robuſtes, que ſouvent elle y donne 50 onces en ſept heures de temps, le double plus que dans la veille ; mais ſi l'on conſulte les tables de Keil & les expériences réiterées de Mr. de Gorter, on verra que la tranſpiration nocturne donne à peine ſeize onces, & qu'en Hollande, comme dans la grande Bretagne, on tranſpire le jour plus

que

que la nuit. „ Cependant, & quel-
„ que grandes que foient ces différen-
„ ces, dans la quantité de la matiere
„ qu'on tranfpire, felon les divers cli-
„ mats où l'on vit, il demeure certain
„ qu'un profond & tranquille fom-
„ meil eft rafraîchiffant dans tous les
„ pays, & que non-feulement il faci-
„ lite la tranfpiration infenfible, la-
„ quelle feroit beaucoup moins confi-
„ dérable fans cet heureux repos, mais
„ qu'outre cela il reftaure les efprits &
„ & fortifie le corps fenfiblement ".

2. Après une bonne nuit on fe fent
le corps plus léger, tant parce qu'on
a acquis de nouvelles forces, que parce qu'on s'eft débarraffé d'un fardeau
importun en tranfpirant.

3. Tout ce qui empêche le fommeil
arrête la tranfpiration, que rien n'in-
terrompt davantage qu'une nuit in-
quiete.

4. La tranfpiration eft plus dérangée par un vent frais du midi, pendant le fommeil, que par un grand
froid durant la veille.

5. Il fuffit de changer de lit pour
diminuer la tranfpiration, parce que
les chofes auxquelles nous ne fomnics

T

pas accoutumés nous conviennent rarement, lors même qu'en foi elles feroient
préférables.

6. Quand au fortir du fommeil on
baille & qu'on s'étire bien dans le lit,
la tranfpiration s'en accroît.

7. Comme on tranfpire plus au lit
qu'ailleurs, & que la matiere qui s'é-
chappe par les pores y eft retenue par
les couvertures, c'eft là fur-tout que
des gens qui ne fe portent pas bien,
communiquent leurs maladies aux perfonnes en fanté avec qui elles cou-
chent; là même que quelquefois les
gens qui fe portent bien, s'incommodent refpectivement, en fe communi-
quant des humeurs, qu'il auroit mieux
valut qu'ils ne fe tranfmiffent pas.

8. On fent qu'on a fûrement bien
dormi, quand au matin on fe trouve
l'entendement net, le corps vif &
agile.

9. Trop de fommeil rend le corps
froid, pefant, ftupide.

10. La tranfpiration eft plus empêchée, lorfqu'en dormant on fe défait
de fes couvertures, que lorfque durant
la veille on fe dépouille de fes habits.

11. Un doigt de bon vin fait dor-

mir & facilite la tranfpiration ; dès qu'on en prend plus qu'il ne faut, il met obftacle à l'un & à l'autre.

V. SECT. *De l'Exercice & du Repos.*

1. Le corps tranfpire beaucoup mieux quand on fe tient tranquille dans le lit, que quand on s'y remue & s'y agite.

2. Un exercice modéré donne au corps de la légéreté & de la vigueur. Cet exercice nettoie les mufcles & les ligaments de toute faleté, & prépare la matiere à fe diffiper par la tranfpiration.

3. Si après le fouper on demeure tranquillement au lit une dixaine d'heures, on ne ceffera point d'y tranfpirer librement ; paffé ce temps-là on ne fera, en y féjournant, que diminuer & la tranfpiration infenfible & les ex-crétions les plus groffieres.

4. De violentes agitations du corps & de l'ame, fi elles durent, accéle-rent la vieilleffe & hâtent la mort.

5. Si après avoir digéré deux fois dans le jour les aliments dont nous nous fommes nourris, notre corps fe trouve

T 2

à peu près de la même pesanteur avant que nous prenions un nouveau repas, c'est signe que l'exercice nous a fait tout le bien possible.

6. Le mouvement du cheval augmente la perspiration des parties supérieures du corps, plutôt que du bas au dessous de la ceinture. Cet exercice fait d'un pas doux est beaucoup plus sain que le rude trot. Que s'il est des personnes infirmes, & voisines ou déja atteintes de la consomption, qui se trouvent mieux d'une voiture commode que de l'exercice du cheval, il faut leur laisser préferer la premiere, parce qu'il est question de soutenir leurs forces & non pas de les épuiser.

7. Trotter & galoper fortement dans un mauvais chemin, ou bien s'y faire traîner de même, soit en carrosse, soit en chaise roulante, est de tous les exercices, le plus violent, le plus mal-sain. Outre qu'il précipite la perspiration & qu'il fait transpirer des matieres encore crues & non préparées, il ébranle trop les parties solides du corps, sur-tout les reins. Par la même raison il est mal-sain & dangereux de se livrer au plaisir de sauter.

8. On n'aide certainement pas autant la transpiration par le mouvement de la litiere, de la chaise à porteur, ou du bateau, qu'en se promenant. Cependant, si ces exercices sont continués quelques temps, ils ne peuvent que faire du bien en disposant le corps à une facile transpiration.

9. La danse, si elle est modérée, facilite encore davantage la transpiration. C'est un des exercices les plus sains.

10. Les meilleurs exercices à prendre sous le toit, sont la paume à la main, le volant, la danse, les armes (*f*) ; & à l'air, la promenade, la boule (*g*), le cheval & les voitures.

11. La où manque la transpiration, il faut recourir à l'exercice : c'est le grand remede.

VI. SECTION. *Des Femmes.*

1. L'abstinence entiere & l'excès dans

(*f*) On peut y ajouter le *tremoussoir*, qui imite le mouvement du cheval & qui est excellent pour faciliter la digestion.

(*g*) Il ne faut pas oublier le *golf*, dont il est parlé ci-devant, & qui offre un exercice si convenable, quand on a une plaine assez étendue pour y jouer.

T 3

l'ufage du mariage, font l'un & l'autre nuifible à la tranfpiration, mais furtout le dernier.

2. L'excès en ce genre affoiblit l'eftomac, diminue la chaleur naturelle, obftrue la tranfpiration ; d'où naiffent l'indigeftion, les vents, les palpitations de cœur, la gravelle, les catharres, & la perte de la mémoire.

3. Il eft encore plus pernicieux en été qu'en hiver, parce qu'en été la digeftion fe fait plus foiblement, deforte que ce qu'on perd fe répare alors avec plus de peine. Ajoutez que la tranfpiration étant plus ouverte dans cette faifon, l'on s'apperçoit d'abord du plus léger empêchement qui y furvient.

4. Après l'eftomac, rien ne fouffre tant de l'excès dans le commerce des femmes que les yeux ; il a plus d'une fois attiré la goutte ferene.

5. On peut s'affurer qu'on ne s'eft point excédé, quand après ce qu'on s'eft permis, le fommeil n'eft fuivi ni de foibleffe, ni d'abattement ; & qu'au contraire la refpiration eft libre & facile, l'urine d'une couleur & d'une confiftance convenables, tout le corps alerte & vigoureux.

6. Le moindre effort de cette espece est funeste aux vieillards, tout ce qu'ils en remportent c'est du froid, de la pesanteur & de la foiblesse.

VII. SECTION. *Des Passions.*

1. La colere & la joie augmentent la transpiration, la crainte & la douleur la diminuent. Les autres passions agissent selon qu'elles participent, ou qu'elles répugnent plus ou moins à la nature des précédentes.

2. Ce principe est la clef de ce qu'on observe dans les personnes timides & mélancoliques ; elles sont sujettes à des obstructions dans les intestins, à des tumeurs dures dans les diverses parties de leurs corps, à des désordres hypocondriaques , & à d'abondantes sueurs froides. Rien ne rend la perspiration plus languissante que la crainte & l'affliction ; rien ne l'anime davantage que le contentement & la gaieté.

3. Les maladies que l'on contracte par l'effort des passions , ne se guérissent pas par les remedes de la médecine ; ce sont des passions contraires qu'il faut y opposer ; du reste , pourtant , quelques

remedes propres à faciliter ou à affoiblir la tranfpiration, félon l'exigence du cas, n'y font pas inutiles.

4. Une douce joie, aide le corps à fe décharger du fuperflu d'une matiere qui n'a pas tranfpiré, mais quand elle eft extrême & foudaine, elle expulfe jufqu'au néceffaire, & fi cela dure elle nuit au fommeil & diffipe les forces.

5. Une nourriture de facile digeftion, augmente la gaieté avec la tranfpiration : au contraire celle qu'on digere avec peine, diminue la tranfpiration & occafionne la mélancolie.

6. Quand la tranfpiration a été trop violente, par une fuite de l'effort des paffions, on ne fe rétablit pas auffi-tôt de l'épuifement qui en réfulte, que s'il eut été occafionné par un violent exercice.

7. Les gens, qui, trop fenfibles au gain, jouent avec trop d'ardeur, feront bien de ne pas jouer fouvent. La joie du gain nuiroit à leur fommeil, ce qui affoibliroit leur fanté, ou bien le dépit que leur cauferoit de trop fréquentes pertes, altéreroit en eux la tranfpiration, par l'obftacle qu'il y mettroit.

8. Il eft plus avantageux à la fanté de

remporter une victoire médiocre qu'une victoire brillante. Tous les extrêmes nuisent.

9. Une violente passion donne un choc plus rude à la santé, que le plus violent exercice.

10. Les passions variées, tantôt de la colere & tantôt de l'allégresse, tantôt de la crainte & tantôt de la tristesse, contribuent sur le tout à une transpiration plus aisée & plus saine, que d'être continuellement à la chaine d'une même passion, quelque agréable qu'elle soit.

11. C'est par cette raison qu'on étudie avec plus d'assiduité & de plaisir, quand on y est poussé par différentes passions, que quand une seule y anime, ou qu'aucune n'y engage. Un homme, par exemple, qui étudiera une heure avec contention, mais pas au-delà si aucune passion ne l'y détermine, en donnera quatre au travail avec gaieté, si quelque passion particuliere l'y aiguillonne. Que si semblable aux gens qui jouent à un jeu de hazard, où la perte & le gain excitent continuellement en eux des mouvements contraires, il passe alternativement des agitations d'une passion dans celle d'une autre, on le

verra capable de travailler plusieurs heures de suite avec une ferveur étonnante.

Il paroît des détails ou nous venons de nous engager , qu'un torrent de matiere imperceptible, ou de vapeurs insensibles , coule du corps humain. Mais il faut savoir d'un autre côté, que ce même corps attire continuellement à soi des parties humides de l'air dont il est environné ; & tant qu'il n'y a point d'excès, rien ne contribue davantage à entretenir la santé que cette espece de succion, en conservant aux parties intérieures du corps, la souplesse dont elles ont besoin pour exécuter les mouvements auxquels elles sont destinées. C'est à l'aide de cette attention , que l'on explique pourquoi la quantité de la transpiration est moindre en hiver qu'en été, à cause de la plus grande humidité de l'air, comme elle est aussi moindre quand il pleut, que quand il fait sec, & moindre encore de nuit que de jour, par la même raison. Par là encore on sent combien il importe de se loger dans une maison propre, de respirer un air pur & sec, & de se couvrir bien le corps pendant la nuit, si l'on veut jouir d'une santé bien affermie.

Ce que nous attirons de l'air qui nous environne, par la voie dont nous parlons, est plus considérable qu'on ne pense. On trouve dans les observations de Keil sur la IVe. Table, qu'une seule nuit il attira en dormant jusqu'à 18 onces d'humidité. Le Dr. Linen a aussi observé que dans un changement de temps, qui de serein & sec qu'il étoit, devint humide & couvert de nuages, l'inspiration excéda la transpiration. Et le Dr. Robinson atteste de même, que dans un semblable changement, son corps devint plus pesant, quoiqu'il eut pris moins de nourriture.

Ce que j'ai lu de meilleur sur ce sujet, c'est la dissertation inaugurale du Dr. Jones sur les veines résorbantes, qui correspondent à une multitude d'autres, par lesquelles la transpiration s'exécute. Elevé dans l'Université d'Edimbourg, ce médecin a bien fait voir par ce premier essai de sa plume, quels étonnants progrès un jeune homme qui a de l'application & du génie, peut faire dans cette Ecole des sciences & des beaux arts, aussi bien dans les parties

CHAPITRE
XVI.

de la médecine les plus curieuses que dans les plus utiles. Les Professeurs qui font l'ornement de cette Académie sont tous gens d'un mérite distingué ; ils y remplissent leurs fonctions avec une assiduité constante, & dans le grand & magnifique hôpital de la ville, ils ont tant d'occasions, soit de pratiquer la médecine & la chirurgie, soit d'en expliquer les mysteres par des raisons de la nature & de la structure du corps humain, que nous osons dire hardiment qu'en toute l'Europe il n'y a pas une seule Université qui l'emporte à cet égard sur celle d'Edimbourg.

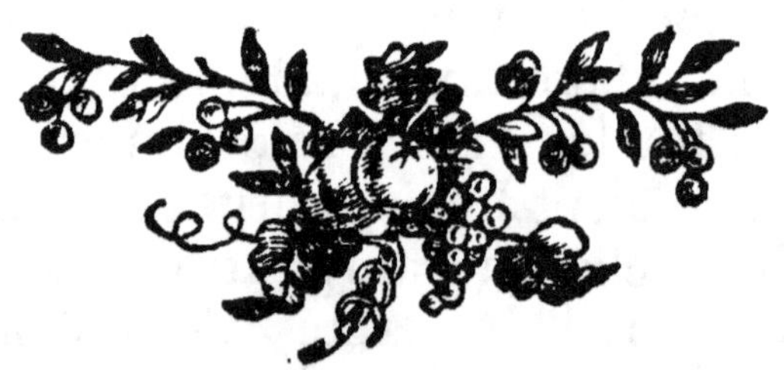

CHAPITRE XVII.

Des Auteurs étrangers à la Grande Bretagne, qui ont écrit sur la santé depuis Sanctorius ; tels que Rodrigue de Fonséca, Aurelius Anselme, François Ranchin, Rodolphe Goclenius, Claude-Diodati, Jean Johnston, Pierre Lotichius, & Bernardin Ramazzini.

QUOIQUE le corps humain, construit avec une sagesse infinie, réponde constamment & parfaitement bien (*a*) aux vues de sa destination, à l'aide des parties & des mouvements dont Dieu l'a doué, il est pourtant vrai que le méchanisme intime des actions humaines est encore, à bien des égards, inconnu à l'homme, & qu'il s'est écoulé bien des siecles avant que les médecins aient

______

(*a*) A nullo quidem edocta natura, citraque disciplinam ea quæ conveniunt efficit. Hipp. de morb. vulg. Lib. 6. Sect. 5. aphor. 2.

été capables d'expliquer le myftere de
l'économie animale d'une maniere un
peu plaufible.

Il eft vrai qu'entre les anciens, Hippocrate & Galien d'une attention infinie
à obferver la nature dans fes opérations
& à en fuivre la marche de fort près,
donnerent d'excellentes regles pour la
confervation de la fanté ; mais leurs
lumieres fur le méchanifme de nos
corps furent très défectueufes & leurs
raifonnements fort obfcurs.

Sanctorius y jetta du jour. Ses découvertes fur la nature & fur la quantité
de l'infenfible tranfpiration, donnerent
aux médecins des ouvertures de la
derniere importance, fur les raifons &
les fondements des regles que l'ancienne médecine avoit prefcrites.

Mais on peut dire que quand vers
l'an 1628, le fameux Harvey eut
publié fon immortelle découverte de
la circulation du fang, ce fut comme
par torrents que la lumiere fe répandit
fur l'économie animale. A cet afpect
s'évanouirent tout d'un coup les ténebres
où elle étoit en quelque forte plongée ;
l'admirable fageffe de Dieu, dejà fi
marquée dans la ftructure de l'homme,

brilla d'un éclat tout nouveau, & du
sein de ce grand jour sortit aux yeux
de l'univers étonné, une théorie de la
médecine également nouvelle, raison-
nable, & digne de l'esprit humain. En
un mot cette découverte fit toucher au
doigt, par des raisons tirées du méchanisme même de nos corps, que les
regles de la santé puisées dans les observations des anciens, & confirmées par
les expériences de Sanctorius, se trouvoient fondées en raison, & depuis ce
moment il a suffi de savoir comment
notre corps est construit, pour demeurer
convaincu que ces regles ne sauroient
être trop soigneusement observées.

La théorie de la santé fut donc, presque tout d'un coup, considérablement
perfectionnée par la connoissance de la
circulation du sang, mais les regles de
l'art de conserver la santé n'ont pu avoir
le même sort. Elles ont dû se perfectionner peu à peu, parce qu'encore qu'elles
aient leur fondement dans la nature,
c'est par l'expérience de plusieurs siecles
qu'elles ont été vérifiées, long-temps
avant qu'on fut instruit du mystere de
la circulation.

Je vais parcourir d'une vue rapide,

CHAPITRE
XVII.

quelques-uns des auteurs étrangers à la Grande Bretagne, qui depuis cette époque ont écrit fur la santé dans le XVIIe. & le XVIIIe. fiecle. Je parlerai enfuite de ceux de nos compatriotes qui ont traité la même matiere.

Qu'on faffe néanmoins ici une remarque avant que nous allions plus loin : c'eft qu'il eft bien des auteurs qui figurent peu dans l'Hiftoire de la fanté, & qui ne laiffent pas d'être très eftimables. Encore qu'ils n'aient donné que peu ou point de regles nouvelles & inconnues à leurs dévanciers, il ne laiffent pas d'avoir chacun leur mérite particulier. On les lira toujours avec fruit, ne fut ce que parce qu'ils préfentent avec clarté une méthode demontrée, pour affermir ce qu'il y a de plus précieux dans la vie, une heureufe conftitution & le bon état de la fanté. Rien n'eft indifférent pour la confervation d'un avantage qui fert de fondement à tous les autres. Peu importe que les avis qu'on donne là deffus foient d'ancienne ou de nouvelle date. Tout ce qu'on demande, c'eft qu'ils foient folides & clairement exprimés.

Rodrigue de Fonséca Portugais, natif

natif de Lisbonne, & premier profes-
feur de médecine d'abord à Pife, enfuite à Padoue, publia en 1602 un traité
fur la *conſervation de la ſanté & la prolongation de la vie* (*b*), qu'il adreſſa au
grand Duc de Toſcane, Ferdinand de
Médicis. Le but de ce traité, eſt de
conduire les perſonnes les plus foibles
comme les plus fortes juſqu'à une heureuſe vieilleſſe. L'auteur reconnoît qu'il
à pris les regles qu'il donne, ſoit dans
les médecins Grecs, ſoit dans les Arabes,
particuliérement dans les ſix livres de
Galien ; ſur ce ſujet il appelle les ſix
choſes non-naturelles, les *ſix inſtruments*
(*c*) qui conſervent la ſanté. Et l'on ne
peut diſconvenir qu'en homme de jugement & de ſavoir, il n'ait fait une
compilation très-judicieuſe & très-utile
des préceptes des anciens ſur la matiere
dont nous parlons.

Aurelius Anselme Mantouan,

(*b*) De tuenda valetudine & producenda vita,
ad Ferdinandum Medicem magnum Hetruriæ Du-
cem.

(*c*) Inſtrumenta illa, cum quibus ſervatur ſa-
nitas, diligenter explicanda ſunt. Hæc vero ſunt
numero ſex, aër, cibus, potus, &c.

V

donna en 1606 un écrit fur la *maniere
dont les vieillards doivent fe gouverner.*
Quoique jeune, il étoit actuellement
premier médecin du Duc de Mantoue,
& ce qui le détermina à écrire fur la
fanté des vieillards, c'eft, comme il le
difoit, qu'on ne vit à proprement parler, qu'à cet âge, & qu'il l'emporte
en lumieres & en fageffe fur tous les
autres périodes de la vie ; c'étoit parler
des vieillards d'une façon très-obligean-
te, & en même temps leur donner des
confeils dont on s'avouoit rédevable à
l'expérience d'autrui.

FRANÇOIS RANCHIN, Profeffeur
à Montpellier, s'exerça fur le même
fujet que le médecin de Mantoue, il
publia en 1625 un écrit *fur la confervation des vieillards & fur la cure de leurs
maux* (d). C'eft un fort bon morceau,
& qui annonce un auteur de beaucoup
de fens & de lecture.

RODOLPHE GOCLENIUS avoit en
1608 publié un traité *fur la prolongation
de la vie* (e). Il eft dédié à Fréderic

(d) Gerocomice, de fenum confervatione, &
fenilium morborum curatione.
(e) De vita prorogandâ.

Comte Palatin du Rhin, & à Othon Landgrave de Hesse. C'est une compilation, ou un recueil de divers matériaux empruntés tant des historiens, que des philosophes & des médecins anciens & modernes. L'Auteur y a confirmé ses préceptes par des faits, & adroit à se servir des détails historiques pour appuyer les leçons de la médecine, il s'y est rendu amusant en se rendant utile.

CLAUDE DIODATI médecin de l'Evêque de Basle, prit un vol plus haut. Ce fut en 1628. Il écrivit sur les *moyens de vivre cent vingt-ans en bonne santé (f)* ; beau titre, grande promesse, auxquels l'ouvrage répond peu. Parmi cent traits de jactance & d'ostentation à la maniere des chymistes charlatans, on y trouve moins des regles sages & judicieuses pour le gouvernement de la santé, que des déclamations en faveur de quelques panacées, ou de quelques remedes particuliers.

JEAN JOHNSTON étoit un médecin Polonois de réputation (g) : en 1661 il

____

(f) Pantheon Hygiasticon Hippocraticum Hermeticum, de hominis vita ad centum & viginti annos salubriter producenda.

(g) Sur son nom je l'aurois cru Ecossois, mais

V 2.

dédia à un noble de son pays un traité intitulé ; *Idée juste de la conservation de la santé* (h). Il y discourt en beau latin sur les *six instruments* de la santé, & y repete les regles ordinaires sur ce sujet.

Vers ce temps-là quelques auteurs s'aviserent de prendre la plume, pour décrier quelques-uns des aliments dont on fait le plus d'usage. J'en alléguerai du moins un exemple. C'est celui de JEAN PIERRE LOTICHIUS. Il écrivit en 1643 un traité *sur le mal que fait le fromage* (i) ; c'est plutôt un badinage, qu'un écrit sérieux & utile.

Mais une production d'un genre bien différent de toutes les précédentes, & qui aussi mérite par plus d'un endroit de nous arrêter un moment, c'est l'ouvrage que publia en 1710 BERNARDIN RAMAZZINI Professeur de médecine dans l'université de Padoue, & qu'il dédia à Raynald , Duc de Modene ,

---

ces paroles m'ont désabusé „ Non ingratum tibi
„ & reliquæ nobilitati futurum , si patriis laribus
„ restituerem , reddita tandem , per Sueci regis
„ mortem pace ".
(h) Idea Hygicines recensita.
(i) Tractatus medicus philologicus novus de casei nequitia.

fous le titre de *Traité fur la confervation
de la fanté des Princes* (k). La fanté
d'un bon Prince, dit cet habile homme, eft une des plus grandes bénédic-
tions pour les peuples. Et il le confirme
en rappellant la confternation générale
dont les Romains furent frappés, quand
ils apprirent que Germanicus étoit
tombé dangereufement malade à Antio-
che. Sur le bruit qui fe répandit tout
d'un coup que ce Prince étoit hors de
peril, ils coururent tranfportés de joie
au Capitole, en enfoncerent les portes &
y entrerent en criant : *Rome eft fauvée !
la Patrie eft heureufe ! Germanicus vit* !
Mais bien-tôt après, fûrement inftruits
de fa mort, ils ne garderent plus de
mefure. Dans leur fureur ils renverfe-
rent les temples des Dieux, ils briferent
les autels & ils traînerent dans les rues
les Divinités tutelaires de Rome.

Or, continue Ramazzini, tout Prince qui fent le prix de fa fanté, doit
permettre à fon médecin de lui remon-
trer diverfes chofes.

1. En chaque renouvellement de fai-

(k) De principum valetudine tuenda commea-
tatio.

V 3

son, il doit être prié de faire approprier à celle où l'on entre, son palais,
ses meubles, ses habits & toute sa façon
de vivre.

2. Lorsque quelque maladie épidémique se manifeste, il doit en être
averti à temps, afin qu'il puisse s'éloigner & aller fixer sa résidence dans un
air plus sain.

3. Comme la table d'un Prince est
servie avec profusion & délicatesse, &
que la tentation y invite à l'excès, il
doit être exhorté à se ménager, en ne
se nourrissant que des choses qui conviennent à sa constitution, & en se
réglant pour leur quantité comme pour
leur qualité, sur ce que l'expérience lui
en aura appris.

4. Point d'affaires qui puissent fatiguer d'abord après le dîner, & point
du tout après le souper. Auguste ne
vouloit pas seulement écrire ni lire une
lettre le soir après le repas, crainte
d'empêcher son sommeil.

5. Il est honteux à un Prince de donner dans les excès du vin & de s'égayer
avec cette dangereuse liqueur, jusqu'à
devenir l'amusement de la compagnie.
Claude Tibere Neron mérita, en s'avil-

liſſant de la ſorte, d'être appellé par dériſion *Caldius Biberius Mero.* Mais ce n'eſt pas lui qu'un Prince qui a des ſentiments, prendra pour modéle; il imitera Jules Céſar, qui au rapport de Suétone, étoit fort ſage buveur, *vini parciſſimus fuit*, ou Auguſte qui buvoit rarement juſqu'à trois verres de vin à ſouper.

CHAPITRE
XVII.

6. Les exercices les plus mâles, ſelon l'uſage du Pays, ſont ceux qu'on doit recommander à un Prince & particuliérement le cheval. Les Princes doivent avoir auſſi leurs amuſements & leurs récréations, mais des amuſements innocents, des récréations dignes d'eux, & où ils puiſſent toujours admettre, comme il convient, la jeuneſſe de leur cour.

7. Ce que le médecin d'un Prince doit principalement étudier, ce qu'il doit connoître par deſſus toutes choſes, c'eſt ſon tempéramment, ſa conſtitution, afin d'y régler ſon régime, d'y aſſortir ſon exercice & d'y accommoder ſes évacuations.

8. Perſonne n'ignore combien ſont funeſtes à la ſanté, les tranſports des paſſions violentes; plus d'une fois la colere, l'effroi, la douleur, ou même

une joie exceſſive, ont cauſé la mort
par leurs vives atteintes ; & malheureu-
ſement les Princes, loin d'y être moins
en bute que leurs ſujets, y ſont ſouvent plus expoſés qu'eux. „ Qu'on liſe,
„ dit notre Auteur, le XLVᵉ. Chapi-
„ tre du VIIᵉ. livre de l'Hiſtoire natu-
„ relle de Pline (*l*), qu'on y voie les
„ accidents, les périls, les craintes, les
„ malheurs effectifs auxquels Auguſte ſe
„ trouva expoſé, & qu'enſuite on diſe
„ en conſcience ſi l'on envieroit le ſort
„ de ce grand Empereur ". Il convient
donc abſolument, qu'un ſage médecin
s'étudie à connoître quelles ſont les
paſſions qui ont le plus d'empire ſur

______

(*l*) Dans cet endroit, Pline fait d'abord mention des traverſes qu'Auguſte eut à eſſuyer de la
part de ſes indignes aſſociés au Triumvirat, Lepide
& M. Antoine. On l'y voit enſuite reduit à ſe
tenir couché trois jours dans un marais apres
ſa défaite ; expoſé aux inſolences ſéditieuſes de
ſon armée qui s'étoit mutinée, à la haine de
ceux qu'il avoit bannis, à des conſpirations réitérées contre ſa vie, aux trahiſons & aux perfi-
dies de ſa famille & de ſes amis. Tantôt la peſte
& la famine le pourſuivent en Italie ; tantôt ſuc-
combant à ſes chagrins, il demeure quatre jours
ſans manger ; & réſolu de ſe laiſſer mourir, peu
s'en faut qu'il n'y réuſſiſſe. Après tout cela il a
la douleur de laiſſer ſes biens & l'empire au fils
de ſon ennemi.

le Prince qu'il fert, afin que faififfant après cela des moments favorables, il puiffe l'avertir avec un ménagement refpectueux, du régime qu'il doit garder & des mefures qu'il doit prendre, pour fe mettre à l'abri des infultes de ces dangereufes ennemies.

CHAPITRE XVIII.

Des Auteurs de la Grande Bretagne qui ont écrit fur la fanté, & qui font le Chevalier Thomas Elliot, Thomas Morgan, Edmund Hollyngs, Guillaume Vaughan, Thomas Venner, André Boorde, Edouard Maynvvaring, Thomas Player, Guillaume Buleyn, François Fuller, les Docteurs Wainvvright, Welfted, Burthon; Arbuthnot, Lynche, & Mead.

Sous le regne de Henri VIII. le Chevalier THOMAS ELLIOT, homme docte, écrivit un traité qu'il intitula *le Château de la fanté* (*a*), fans être grand

----

(*a*) The Caftle of the health.

médecin, il avoit lu certainement quelques-uns de leurs meilleurs ouvrages. ,, Quoique je n'aye été, dit-il, ni à ,, Montpellier, ni à Padoue, ni à Sa- ,, lerne, je n'ai pas laissé d'acquérir ,, dans la médecine quelques connois- ,, sances qui n'ont pas été inutiles à ma ,, propre santé. Si nos médecins désa- ,, prouvent que j'aye écrit sur ces ma- ,, tieres en anglois, qu'ils pensent que ,, les Grecs écrivirent en grec, les La- ,, tins en latin, les Arabes en arabe. ,, D'ailleurs, je n'ai écrit, & Dieu le ,, sait, ni pour acquérir de la gloire, ,, ni pour gagner du bien, ni pour ,, obtenir de l'avancement ''. Elliot explique & recommande les préceptes de Dioclès au Roi Antigonus. Son traité est une collection de la plupart des meilleures regles des anciens sur la santé. Admirateur outré de Galien, il s'occupe, selon le goût d'alors, à suivre ce grand maître dans toutes ses subtiles distinctions entre les *choses naturelles, non naturelles & contre naturelles.* Il explique par le menu chaque branche de cette distinction chimérique, mais il y mêle ses propres observations, & quelquefois de très-bonnes remarques. Je mets en ce rang la réflexion qu'il fait fur le fommeil, que, quand on parle de la mefure qu'on doit y garder, il faut toujours faire attention à la fanté & aux maladies de ceux dont on parle, à leur âge, à leur conftitution & à diverfes autres circonftances, fur lefquelles on doit régler les confeils qu'on leur donne. Il parle auffi très-bien fur les paffions déréglées, foit pour faire fentir combien leurs excès font funeftes au corps, foit pour perfuader que rien ne nuit davantage à la réputation, & ne va même plus directement à la détruire.

Vers la fin du XVIe. fiecle THOMAS MORGAN avoit déjà publié *le Port de la fanté* (*b*), il avoit fait fes études à Oxford, mais il ne paroît pas avoir été médecin de profeffion (*c*). Ses préceptes fur la fanté font tirés, pour la plupart, d'Hippocrate & de Galien, fur tout du

---

b) Haven of health.

(*c*) Parlant des affifes qui fe tinrent à Oxford en Juin 1577. ,, C'eft mon avis, dit-il que la ,, maladie qui régnoit alors, foit dit, (fans vou- ,, loir offenfer nos favants Médecins) étoit une ,, fievre chaude ".

dernier. Il parle entr'autres de l'exercice,
& quoiqu'il en traite brievement, c'est
de main de maître, toujours en confir-
mant ses observations par celles des anciens. „ Telle, dit-il, que l'eau cou-
„ rante se conserve pure pendant que
„ celle qui croupit se corrompt, tels
„ nos corps sont conservés en santé par
„ l'exercice, au lieu que la paresse &
„ l'inaction leur attirent divers maux.
„ Chacun de nos membres a un genre
„ d'exercice qui lui est propre ; l'exer-
„ cice de la promenade & celui de
„ la course le font à nos jambes & à
„ nos cuisses ; celui de l'arc à nos bras ;
„ celui de monter & descendre le long
„ d'une rampe, au dos & aux reins.
„ Les muscles ont leurs mouvements
„ respectifs, les veines & les arteres en
„ ont aussi qui les fortifient. Il convient
„ aux gens délicats de se faire porter ;
„ mais ce qui convient à tous c'est la
„ paume ; tout le monde peut y jouer
„ & à peu de frais ; d'ailleurs on y
„ exerce à la fois toutes les parties du
„ corps, la tête, les yeux, le cou, le
„ dos, les reins, les bras, les jambes,
„ & ce qu'on ne trouveroit dans aucun
„ autre exercice qui réunisse autant

„ d'avantages , c'eſt un jeu des plus
„ amuſants. On a très-bien fait de mé-
„ nager des jeux de paume dans quel-
„ ques-uns de nos colleges à l'uſage des
„ étudiants , mais qu'on ſe ſouvienne
„ du précepte d'Hippocrate ; c'eſt avant
„ le repas qu'il faut ſe prêter à l'exer-
„ cice , & non après avoir bien mangé ,
„ comme on le fait communément dans
„ nos écoles & dans nos colleges , uſage
„ pernicieux & qui eſt la ſource des
„ éruptions cutanées dont nos jeunes
„ garçons ſont ſi ſouvent attaqués ".

Morgan n'oublie pas non plus de
faire enviſager les exercices de l'eſprit
comme néceſſaires à la ſanté ; mais il
avertit avec ſoin que rien n'eſt plus
contre nature , ni plus propre à éner-
ver , à épuiſer le corps & l'ame , que
de paſſer les nuits à veiller & à étudier.
„ Alfred , dit-il , fondateur du College
„ de l'Univerſité à Oxford , régla no-
„ blement l'emploi qu'on doit y faire
„ du temps. Sur vingt - quatre heures
„ il en accorde huit à la table & au
„ lit , huit au barreau , & huit au
„ cabinet.

Ajoutons encore une des maximes
de notre Auteur , „ autant , diſoit-il ,

„ qu'il convient aux enfants de tetter,
„ autant convient-il aux vieillards de
„ boire du vin fans excès. Le vin eft le
„ lait de la vieilleſſe ".

Nous trouvons à l'entrée du XVIIe.
ſiecle, un traité d'EDMUND HOLLYNGS
ſur la ſanté des gens de lettres (d) , cet
Auteur étoit d'Yorck, mais Docteur en
médecine & profeſſeur à Ingolſtad. Il
publia ſon traité en 1602. & le dédia à
Maximilien , Comte Palatin du Rhin
& Duc des deux Bavieres , à qui le Cardinal Alain l'avoit recommandé (e).
Ce petit écrit concis & élégant, contient des préceptes arrangés ſelon l'ordre des ſix choſes indiſpenſablement
néceſſaires à la vie humaine , & qui
font , dit Hollyngs (f) , une ſource ou

(d) Edmundi Hollyngy , Eboraceni Angli , doc-
toris medici & profeſſoris Ingolſtadiani , de ſalubri
ſtudioſorum victu , hoc eſt , de litteratorum omnium valetudine conſervanda , vitaque diutiſſime
producenda , libellus.

(e) Illuſtriſſimo olim Angliæ Cardinali Alano
ſerenitati veſtræ commendatus , cujus gaudeo mu-
nificentia non vulgari.

(f) Preceptiones ad ſex capita revocavi , prout
ſex ſunt res que in omni vita aut prodeſſe ſolent ,
aut obeſſe : nempe aër , cibus ac potus , ſomnus
& vigilia , motus & quies , excernenda ac reti-
nenda , & animi accidentia.

de santé ou de maladie, selon l'usage qu'on en fait.

Guillaume Vaughan, écrivit cinq ans après des *Directions pour la santé* (g), imprimées en 1607. Il y débute par son Apologie, sur ce qu'il ose se mêler de médecine, n'étant pas de la profession (h), c'est par demandes & par réponses qu'il traite son sujet, mais il a su y mettre de la force & de l'agrément. Par exemple il se fait cette question; ,, Comment vous y pren- ,, driez-vous pour faire haïr le vin à ,, un vuideur de bouteilles ? & voici sa ,, réponse. Regardez-moi ce maître ,, ivrogne comme il est défiguré ; voyez ,, son nez : ne diroit-on pas qu'il est ,, pourri , seché , à demi rongé des ,, vers ? Son haleine n'est-elle pas puan- ,, te ? Sa langue ne bégaie-t-elle pas ? ,, Son corps n'est-il pas tout cacochy-

Chapitre
XVIII.

(g) Directionis for health.

(h) ,, Quoique je ne sois pas praticien , dit-il , ,, je me suis fait un plaisir dès ma jeunesse de lire ,, des livres de médecine pour ma propre santé. ,, Le Chevalier Thomas Elliot , si connu du temps ,, de Henri VIII , n'étoit pas plus praticien que ,, moi , & n'a pas laissé pour cela d'écrire sur ,, ces matieres ''.

,, me, attaqué d'hydropisie, dévoré par
,, la goutte ,, ?

Dans un autre endroit, occupé à
faire voir que l'intempérance dans le
manger & dans le boire, détruit les
facultés de l'ame, il s'exprime dans le
même goût & avec la même énergie.
,, Comment voudriez-vous, dit-il, que
,, la fumée & les vapeurs qui s'éle-
,, vent d'une grosse & vaste panse, ne
,, formassent pas un brouillard épais de
,, stupidité entre le corps & la lumiere
,, de l'esprit ".

Thomas Venner, Docteur en médecine, tantôt à Bath & tantôt à Brid-
gewater, publia en 1620 le *droit chemin à une longue vie* (1), qu'il dédia au
Lord François Verulam. Quoique dans
cet écrit il se proposât principalement
de recommander l'usage des bains,
sur-tout de ceux qu'on va prendre à
Bath, il y traite aussi de l'air, des aliments, &c. Les intentions de cet Auteur sont bonnes, il pense bien; mais
il est long & empesé, sur-tout quand
il

____

(1) Via recta ad vitam longam.

il écrit en Anglois ; grand partifan au furplus des infinies divifions & fubdi- vifions de Galien, qu'il étale à tout propos. Quoique fon livre foit pref- que tout Anglois, de temps en temps il y exprime en latin fes maximes fa- vorites, & alors il faut dire à fon honneur qu'il devient concis & n'écrit pas mal (*k*).

Je trouve dans cet ouvrage que du temps de l'Auteur, aucun de nos habi- les médecins ne faifoit boire les eaux de Bath, perfuadé qu'à caufe du fou- fre & du bitume dont elles font im- prégnées, elles relâchent & affoiblifent l'eftomac ; mais Venner ajoute que le peuple, déterminé par les médecins du lieu, étoit dans l'ufage d'y commen- cer la cure des bains, en avalant une copieufe lampée de ces eaux, où l'on

(*k*) Regulæ ad confervationem vitæ faluberrimæ. 1. Aërem purum fuavefque odores fpirare. 2. Ci- bum adverfante ftomacho non ingerere. 3. Cibos natura & coctione multum difcrepantes non affu- mere. 4. Ad faturitatem nunquam edere & bibere. 5. Ventrem modicè laxum habere. 6. Veris initio corpus pharmaco conveniente purgare. 7. Veneris illecebras, ejufque ufum immoderatum, tanquam peftem, fugere. 8. Vitam probam & incorruptam degere.

X

faiſoit diſſoudre quelque ſel. Pour lui il fait diverſes claſſes d'eaux, ſelon leurs différents dégrés de bonté, & en voici l'arrangement. 1. L'eau de ſource, 2. l'eau de pluie, 3. l'eau de riviere, 4. l'eau de puits, 5. l'eau charriée par des tuyaux de plomb & qu'il faut faire bouillir avant que de la boire, 6. l'eau dormante, 7. l'eau puiſée non loin du rivage de la mer, laquelle eſt toujours plus ou moins d'une odeur & d'un goût déſagréable.

André Boorde, Docteur en médecine, publia en 1643 ſon *Régime abrégé pour la ſanté* (*l*), compoſé à Montpellier & dédié à Puiſſant en fait d'armes & vaillant Lord Thomas Duc de Norfolck. Au milieu de bien des conſeils très-vulgaires ſur l'air, les aliments, &c. il inſiſte ſur la néceſſité de la tranquillité de l'eſprit pour la conſervation du corps & de la ſanté, & parmi les moyens de ſe ménager cette tranquillité précieuſe, il recommande ſur-tout une ſage économie. On ne ſera peut-être pas fâché de l'entendre

---

(*l*) Compendious regimen, or Dietary of health.

parler un moment lui-même sur cet article. „ Dépenser, dit-il, dans sa „ maison plus qu'on n'a de revenus, „ ou plus qu'on ne fait de profit, c'est „ courir au-devant de la pauvreté. On „ devroit pour bien faire, diviser ses „ revenus ou ses gains, en trois „ portions; consacrer la premiere à la „ table; la seconde à l'habillement, „ aux gages des domestiques, aux au- „ mônes & autres œuvres de charité; „ & mettre la troisieme en réserve „ pour les cas imprévus de besoins, „ de maladies, de réparations, & de „ dépenses casuelles. Sans cela on court „ risque de s'endetter, & alors ç'en est „ fait de la tranquillité de l'esprit : „ alors les agitations du cœur ne peu- „ vent qu'abréger les jours & resserrer „ les bornes de la vie ".

A propos des aliments & des boissons, Boorde parle entr'autres de la biere ou de l'aile. Il avertit que tout ce qu'on fait entrer dans sa composition de plus que l'eau, la dreche & le levain, ne sert qu'à la sophistiquer & à la gâter; à quoi il ajoute qu'on fera prudemment de boire l'aile fraîche & claire, & ja-mais ni trop vieille ni trop nouvelle.

Chapitre
XVIII.

X 2

Le Docteur Edouard Maynwa-
ring, donna en 1663 ſes *regles & précautions pour conſerver la ſanté* (m). L'E-
pître au lecteur eſt latine, le livre
même eſt Anglois. ,, C'eſt la ſanté, dit
,, cet Auteur, qui rend le lit agréa-
,, ble, le ſommeil rafraîchiſſant, & qui
,, renouvelle nos forces avec le lever
,, du ſoleil; c'eſt elle qui remplit les
,, creux & qui unit les inégalités de
,, notre corps, qui nous rend beaux
,, & dodus, & qui répand ſur nos joues
,, les plus vives couleurs. C'eſt elle qui
,, nous fait de l'exercice un plaiſir; elle
,, qui multiplie les qualités naturelles
,, dont notre ame eſt ornée; elle qui
,, fait que cette ame ſe plaît dans la mai-
,, ſon qu'elle occupe ".

Il traite des *ſix choſes non - naturelles* de Galien avec beaucoup de
préciſion & de clarté, & il y en ajoute
une *ſeptieme*, ſavoir, la coutume ou les
habitudes volontairement contractées;
habitudes favorables ou pernicieuſes à
la ſanté ſelon qu'elles ſont bonnes ou

(m) Tutela ſanitatis, *or* Hygiaſtick precautions
nad rules.

mauvaises , habitudes par conséquent à fortifier ou à deraciner peu à peu.

Vers le même-temps ou même un peu plutôt, THOMAS PLAYER publia son *Regime de vie* (*n*) , ouvrage traduit du François, mais amplifié par le Traducteur. On y explique assez bien la différence des tempéraments , soit sanguins , soit phlegmatiques , soit colériques , soit mélancoliques. Dans le fond pourtant il n'y a rien d'extraordinaire en cet ouvrage.

Je n'ai pas de plus grands éloges à faire du *Gouvernement de la santé* (*o*) de GUILLAUME BULEYN. L'Auteur y introduit deux personnages qu'il met aux prises, Jean apologiste des voluptés & Humphroi défenseur de la tempérance ; mais leur dispute n'est ni fort amusante , ni bien utile.

Un ouvrage plus intéressant , c'est la *médecine gymnastique* (*p*) de FRANÇOIS FULLER M. A. Elle parut au commencement du XVIIIe. siecle. Quoique l'Auteur s'y proposa spécialement de

---

(*n*) Regimen of Life.
(*o*) Government of health.
(*p*) Medecina gymnastica.

X 3

faire envisager l'exercice comme essen-tiel à la guérison de la *consomption*, de *l'hydropisie & des affections hypocondria-ques*; cet excellent traité contient tant de choses importantes pour la santé, que des gens qui sentent le prix de ce genre d'étude ne le liront jamais sans plaisir & sans fruit.

Fuller démontre par raisonnement & par expérience combien l'usage du cheval est utile, tant pour la conserva-tion que pour le recouvrement de la santé. Je ne sais, s'il est aucun auteur qui ait mieux manié & plus approfondi ce sujet que lui.

Un autre objet sur lequel il s'est très-bien & très exactement expliqué, c'est l'usage de la brosse ou des frictions. „
„ Disons-le avec Fuller, il est étonnant
„ que cet usage de frotter & de verge-
„ ter la peau, dont les anciens faisoient
„ si grand cas & qu'ils pratiquoient cha-
„ que jour, soit à l'heure qu'il est, si
„ généralement négligé & méprisé,
„ sur-tout puisque leurs expériences à
„ cet égard assortissent si bien nos
„ découvertes sur l'économie ani-
„ male ".

Le Docteur WAINWRIGHT donna en

1708 l'*Etat méchanique de l'air & de la diete* (*q*). Son but étoit d'y rendre sensible la néceffité des mathématiques pour être bon médecin , mais chemin faifant il y a donné d'excellents préceptes pour la confervation de la fanté , fous ces deux chefs généraux l'*air* & la *diete* , & on lui a cette obligation , qu'il y a démontré l'utilité & l'importance de fes maximes par des calculs auffi évidents , que les expériences dont il les a accompagnés font certaines ; il fait voir par exemple que l'*air* s'il eft ou trop denfe ou trop rarefié nuit à la conftitution des animaux , d'où il conclut , qu'il n'eft pas fain d'habiter fur de hautes montagnes , ni de demeurer dans de trop profondes vallées. Il montre que quand le mercure monte dans le Barometre jufqu'au 30ᵉ. degré , un corps humain de moyenne taille porte environ une tonne & demi d'air de plus que quand le mercure fe tient au 27ᵉ. degré , d'où il conclut que ces variations annoncent un changement confidérable dans le fang & les humeurs. Il fait obferver

CHAPITRE XVIII.

(*q*) Mechanical account of air and diet.

qu'un air trop humide, trop rempli de vapeurs, perd par là de son ressort, ce qui occasionne du relâchement dans les fibres du corps & des obstructions dans les pores. Et de là on comprend sans peine qu'il est tout naturel de voir des fievres épidémiques, soit dans les marais de la Province de Cambridge, soit dans les cantons d'Essex.

Quant à la *diete* notre Auteur fait très bien remarquer, par exemple, que les gens les plus robustes doivent compter qu'ils ont trop mangé, dès qu'après le repas ils s'apperçoivent qu'ils sont oppressés ou assoupis. Ces symptomes démontrent que leur estomac trop tendu, presse d'un côté le diaphragme & rétrécit la poitrine, pendant que de l'autre pressant aussi le trône supérieur de la veine cave, il empêche le sang de revenir de la tête en liberté.

Enfin par ses calculs, concernant la force avec laquelle l'eau presse sur la surface du corps humain, le Dr. Wainwright fait toucher au doigt, que le bain mérite plus d'attention qu'on ne pense, & qu'on ne doit pas s'y porter étourdiment sans conseils & sans précautions; quoiqu'il soit vrai qu'ancien-

nement & les Juifs & les Romains
l'aient pris (r) non - seulement comme
un remede à divers maux, mais encore,
ou simplement par propreté, ou comme un plaisir.

Au nombre des savants médecins qui
ont écrit sur la santé, nous ajoutons ici
le Dr. WELSTED. C'est dans son traité
du *Déclin de la vie* (s) publié en 1724,
qu'il en parle, on y trouve d'excellentes
regles à observer pour les vieillards.

1. Il les avertit de ne se défaire jamais
de leurs habitudes tout d'un coup, quelque avantageux que ce changement leur
paroisse, parce que leurs forces ne suffiroient pas comme lors qu'ils étoient
jeunes, pour les mettre en état de se
défaccoutumer de ce qu'un usage de
plusieurs années leur a rendu propre &
pour ainsi dire naturel.

2. Il leur conseille de renoncer à toutes
les choses que l'expérience leur a fait

(r) Le bain est encore en usage parmi plusieurs
peuples, en particulier chez les Egyptiens où les
femmes le prennent à grand frais pour gagner
de l'embonpoint & des graces, les hommes pour
se rafraîchir & se bien porter. Voy. Prosp. Alp.
de med. Ægyp. lib. 3. c. 15.

(s) De ætate vergente.

connoître comme pernicieuses à leur
santé, même dans le premier période
de leur vie ; & en effet comment soutenir dans l'âge où l'on est le plus foible ,
ce que l'on n'a jamais pu supporter dans
le temps qu'on avoit toutes ses forces &
toute sa vigueur.

3. Il ne leur permet de manger & de
boire que ce qui ne peut ni leur déranger l'estomac, ni leur incommoder la
tête. Et si par malheur il se sont oubliés
en donnant dans l'excès , il veut que
sans perdre du temps ils se déchargent
de ce superflu.

4. Il les exhorte à se régler , autant
qu'il est possible, de maniere qu'ils
mangent toujours avec appetit & qu'ils
évacuent avec régularité.

5. Enfin il souhaiteroit que le contentement de l'esprit fût le perpétuel assai-
sonnement de leur vieillesse : mais cette
aimable sérénité, cette délicieuse satis-
faction , n'est l'appanage que de la
vertu. Ce n'est qu'après avoir coulé ses
jours dans la pratique du bien, qu'on
voit le passé avec complaisance & qu'on
envisage l'avenir avec joie.

Le Dr. Burton s'est distingué par son
livre *sur les choses non-naturelles ,* où il

a montré l'influence (*t*) confidérable qu'elles ont fur nos corps. Ce livre parut en 1708. Il l'avoit écrit fpéciale-ment à deffein de faire voir que la con-noiffance de l'air, des aliments, &c. de leur nature, de leurs propriétés & de leur ufage, eft néceffaire à un bon pra-ticien, fur-tout pour la cure des mala-dies épidémiques; mais à cette occafion il eft entré dans des détails qui ne peuvent que faire beaucoup de plaifir à ceux qui travaillent en général pour la confervation de la fanté ; on y trouve d'excellents préceptes & de très importantes refle-xions fur ce grand objet. Donnons-en quelques exemples.

1. L'Auteur obferve qu'au printemps, l'air agréablement embaumé des falu-taires exhalaifons qu'y répandent conti-nuellement les fleurs à mefure qu'elles s'épanouiffent, ne peut que contribuer avec une heureufe efficace à rafraîchir le fang dans nos veines, au lieu qu'en automne ce même air furchargé des exhalaifons dont l'infectent les plantes qui fe pourriffent de toutes parts & que

CHAPITRE XVIII.

_____

(*t*) Of the non naturals.

le vent charrie de tous côtés, doit naturellement perdre sa salubrité & occasionner diverses maladies.

2. A l'occasion des aliments, le Dr Burton s'attache à combattre une prévention très-commune. C'est celle d'une infinité de personnes qui sont dans l'habitude de ne boire pas assez de quelque liqueur diluante à proportion de la nourriture qu'ils prennent. Il tâche de leur faire comprendre que par là leur sang s'épaissit, que la secrétion devient en eux difficile, & que les parties salines s'accumulant faute d'un fluide aqueux, capable de les diviser & de les dissoudre, demeurent adhérentes dans leurs vaisseaux capillaires & y causent des érosions dangéreuses.

3. Enfin il fait sentir la nécessité de l'exercice par une considération qui est bien à la portée de tout le monde ; c'est celle qui se tire de la conformation des parties de notre corps à ses extrêmités. Celles de ces parties qui agissent le plus, sont aussi les plus larges & les plus fortes, & elles le deviennent en tout cas à proportion du travail qu'on leur donne. Voyez les jambes & les pieds d'un porteur de chaise, les bras & les

mains d'un batelier, le dos & les épaules d'un porte-faix. Il eſt évident que l'exercice & le travail ſecourant en eux la nature, ont donné à ces membres plus de groſſeur, plus de force, plus de nerfs, qu'ils n'en auroient ſans cela.

Vers le temps que parut l'ouvrage dont nous parlons, le célebre & ſpirituel Dr. ARBUTHNOT publia auſſi ſon *Eſſai touchant l'influence de l'air ſur le corps humain* (*v*). Après y être entré avec autant d'exactitude que de jugement dans les détails les plus curieux ſur la nature, les propriétés, les qualités, & la compoſition de l'air dans les différentes ſaiſons & ſituations; après y avoir montré combien l'air a d'influence ſur la conſtitution bonne ou mauvaiſe de notre corps, l'habile auteur déduit de tout cela divers aphoriſmes de pratique de la plus grande utilité. En voici quelques-uns dont nous ſommes bien perſuadés qu'on ſentira tout le prix pour la conſervation de la ſanté en général.

1. Toute perſonne, dont la conſti-

CHAPITRE XVIII.

______

(*v*) An Eſſay concernint the effects of air on human bodies.

Chapitre
XVIII.

tution peut le souffrir, & dont la vocation le demande, doit s'exposer à l'air
extérieur quelque temps qu'il fasse.

2. Une grande attention qu'on doit
faire, dans le choix d'un lieu à acquérir
pour y fixer sa demeure, c'est que l'air
y soit bien sain.

3. Les qualités de l'air d'un lieu
quelconque, dépendent non-seulement
des exhalaisons du terroir dans ce lieu-
là, mais encore de celles qui peuvent y
être poussées des endroits voisins par
les vents. Il y a tel canton sec & salubre,
qui n'est mal-sain que par le voisinage
de quelque marais.

4. La qualité des sources d'un lieu
annonce celle de l'air, parce que l'air
comme l'eau s'imbibe des exhalaisons
salines & minérales du terrein, de sorte
que la douceur & la bonté de l'une,
forment un préjugé favorable à celles
de l'autre. Il faut avouer néanmoins,
que rien ne dépose plus sûrement en faveur de l'air d'un canton, que s'il est
averé qu'on y vient fort vieux.

5. Quand on observe que dans un
endroit les boiseries sont humides, que
les meubles se moisissent, que les métaux
se ternissent, que le fer se rouille, qu'il

transpire des corps des efflorescences & des sels, que les rubans & les étoffes de foie perdent leurs couleurs, &c. c'est signe que l'air y charrie des sels d'une nature & d'une qualité peu convenables.

5. L'air des villes n'est pas des plus sains pour la jeunesse & les enfants. Nés pour respirer un air libre, ils ne sauroient se faire tout d'un coup à celui qu'on respire dans les villes, & qui est tout plein des exhalaisons des animaux qui y vivent, ainsi que des parties sulphureuses du charbon & des autres matieres combustibles qu'on y brûle; on ne s'y accoutume qu'à la longue; des enfants ne sauroient y être d'abord faits.

7. La premiere chose à quoi l'on devroit penser quand on édifie une ville, ce seroit d'en percer les rues de maniere, qu'elles fussent bien aérées & balayées par les vents. Sans cette précaution les maladies contagieuses ne peuvent que devenir très-funestes aux habitants pour ainsi dire renfermés. Et c'est par la même raison qu'il est si mal-sain d'avoir des *cimetieres* dans l'enceinte des grandes villes.

8. Il n'y a point de maison qu'on ne

doive aéter une fois par jour en y ouvrant portes & fenêtres, pour donner l'effor aux exhalaisons animales. Ces maisons où tout ferme avec la plus grande exactitude, de peur que l'air n'y introduise le moindre vent & le moindre froid, font plus mal-faines qu'on ne penfe. En refpirant prefque toujours un air chargé des particules qui s'exhalent des corps vivants, du feu, des chandelles, &c. on ne fauroit manquer de contracter des maladies nerveufes.

Depuis le Dr. Arbuthnot, un autre de nos habiles médecins a confacré fa plume au bien public fur le fujet que je traite, c'eft le Dr. Bernard Lynche. Il donna en 1744 un livre intitulé (*x*) *guide pour la fanté dans les différentes fituations de la vie*, & cet ouvrage a deux parties.

Dans la premiere, l'Auteur après avoir décrit les révolutions de la vie humaine, & fait paffer en revue les diverfes caufes qui acheminent à la trifte décrépitude & à l'inévitable mort, puif

dans

______

(*x*) Guide to health thro' the various ftages of life.

dans les Livres facrés , dans les Ecrits de Pline & dans ceux d'une multitude d'Hiftoriens , quantité d'exemples de perfonnes que la fobriété & une vie fagement reglée ont conduites dans tous les temps & dans tous les pays à une extrême vieilleffe ; il infifte avec raifon fur ces exemples comme devant être d'une efficace fupérieure aux plus beaux difcours , pour infpirer des mœurs & de la tempérance à tous ceux qui fouhaitent de vivre long-temps.

Enfuite , dans une feconde partie le Dr. *Lynche* paffe à l'analyfe de l'air , de la nourriture & des autres chofes non naturelles , qu'il décrit avec autant de clarté que de plénitude , il en explique la nature & les propriétés felon les principes de nos plus grands maîtres. Il y fonde les regles de fanté les mieux raifonnées & les plus ingénieufement déduites. On en pourroit extraire ici nombre d'endroits dignes de l'attention la plus reflechie ; j'en donnerai trois ou quatre exemples.

1. Premiérement l'habile médecin fait une remarque fur l'ufage des liqueurs fortes , ufage pernicieux quoique malheureufement très-commun. Il avertit

Y

donc, que plus une liqueur spiritueuse contient de souffre & charrie d'huile, plus elle est funeste au corps humain, parce qu'elle en est d'autant plus difficile à être séparée du sang. Ainsi le Rum est plus dangereux que la simple Eau de vie, & l'Anisette plus pernicieuse que le Genievre.

2. En recommandant un usage moderé du sommeil, il fait envisager la veille comme le temps où la machine s'use, & le repos comme celui où elle se refait. L'action ôte continuellement quelque chose des fibres; le repos en les relâchant de leur tention les rétablit. D'ailleurs pendant le sommeil, la circulation du sang est plus réguliere & plus constante, ce qui fait que le corps prend plus aisément de la nourriture par l'apposition de nouvelles parties aux vaisseaux affoiblis & usés.

3. En décrivant les justes bornes dans lesquelles on doit se renfermer quand on prend de l'exercice, il dit que les gens maigres doivent en prendre *ad ruborem*, jusqu'à en être rouges ou en avoir chaud, s'ils veulent qu'il contribue à leur donner de l'embonpoint; mais les gens gras *ad sudorem*, jusqu'à

en fuer, afin d'y perdre un peu de leur graiffe.

4. A propos de la falive, il avertit les perfonnes qui mâchent du tabac, ou qui prennent la pipe d'abord après les repas, qu'ils nuifent à leur fanté par deux endroits ; 1o. en détournant leur falive de fa deftination naturelle, qui feroit de defcendre dans l'eftomac pour y favorifer la digeftion, 2o. en fe rendant néceffaire cette pernicieufe drogue des Américains qui n'eft bonne qu'à engourdir les nerfs & qu'à éteindre l'appetit.

Le livre du Dr. Lynche eft rempli de remarques pareilles ; mais ce qui en réleve principalement le mérite, c'eft que l'auteur plein de fentiment & de vertu, ne néglige rien pour les tranfmettre à fes lecteurs.

Nous touchons à la fin de notre lifte des auteurs anglois qui ont écrit fur la fanté. Un nom illuftre la terminera. C'eft celui du Dr. MEAD ce grand médecin qui a fait tant d'honneur à fa patrie par la vafte étendue de fes connoiffances dans fa profeffion, par la fineffe de fon goût pour les beaux arts, & plus encore par une générofité peu

commune , & une bienveillance sans
bornes.

A la fin d'un ouvrage , que cet excellent homme publia en 1751 sous le
titre de *conseils & préceptes de médecine*
(*y*) , se trouvent plusieurs remarques
& diverses regles sur la santé , prises
les unes de Celse son auteur favori ; &
les autres de ses propres observations.
Voici quelques exemples de ces dernieres.

1. Après un grand repas où l'on a
mangé des aliments de haut goût , on
se trouvera bien de boire un grand verre
d'eau froide , dans lequel on ait mis
du jus de limon ou de l'élixir de vitriol ,
pour aider à la digestion.

2. En vieillissant il faut prendre
moins de nourriture solide & boire à
proportion davantage.

2. L'usage de la brosse est excellent
pour les vieillards. Qu'ils y recourent
chaque matin , ce sera un bon supplé-
ment au défaut d'exercice que leur
santé exigeoit & que leurs forces ne
leur permettent pas de prendre.

____

(*y*) **Monita & præcepta medica.**

4. Le froid qui glace les vieillards, les avertit de reste de la décadence de leur vigueur. A ce signe il ne leur est plus permis d'ignorer, qu'envain ils tâcheroient de rappeller des forces qu'ils n'ont plus, & de faire parade d'un feu qui les a abandonné sans retour. Tout ce qu'ils y gagneroient, seroit de se fatiguer inutilement & d'abréger leur vie.

5. Rien de plus détestable & en même temps de plus funeste à la santé, que de se servir de son imagination pour s'exciter à l'intempérance.

6. Les présens de la bonté divine qui contribuent à la santé & au bonheur réel de la vie, sont distribués avec plus d'égalité qu'on ne pense. Il y a tel homme dans les plus basses conditions de la vie qui en est plus richement partagé, que tel autre dont on envie l'opulence & la grandeur. Un travail moderé donne au pauvre une nourriture saine & suffisante à ses besoins, l'appetit convenable pour la prendre avec plaisir, la force nécessaire pour la digérer aisément, sans qu'il faille ni ranimer son goût, ni enflammer ses passions. Il dort d'un sommeil profond,

Y 3

rafraîchissant , & que les soucis rongeants ne troublent point. Autour de lui
s'élève entre les bras de la frugalité une
famille saine & robuste ; bien-tôt elle
prendra part à son travail pour jouir
de son bonheur. Que la paresse & le
luxe des riches ont des suites différentes ! Pour reveiller leur appetit , il leur
faut des assaisonnements , qui , en
nourrissant leur goût sensuel , corrom-
pent , enflamment leur sang , & leur
attirent mille maux. L'insomnie les
punit chaque nuit des excès de la journée ; leurs enfants mêmes , avant que
de naître , contractent des infirmités
dont ils ne peuvent jamais être guéris ;
& toujours maladifs , ou décrepits avant
le temps , rarement les voit-on atteindre la vieillesse. Encore si c'étoit tout ,
mais qui l'ignore ? Martyrs des projets
ambitieux qui les font sans cesse soupirer
après de nouveux honneurs & de nouveaux titres, les biens qu'ils ont ne les
rendent pas heureux , tant ceux qu'ils
n'ont pas les occupent & les agitent !

7. Après la tempérance , le plus sûr
de tous les moyens pour réussir à soumettre les affections de l'ame à l'empire
de la raison , c'est le choix d'un ami

fidele & vertueux; rien de plus utile que le commerce d'un homme de ce caractere, point de secours plus efficace que ses conseils & son exemple (z) pour s'aider à tenir en bride des passions, qui, à moins qu'on ne leur apprenne à obéir, levent bien-tôt audacieusement la tête, & s'enhardissent à faire la loi de la maniere la plus impérieuse.

CHAPITRE XVIII.

(z) C'est le conseil d'Euripide, „ le sage, „ dit-il, deviendra plus sage encore en se liant „ intimement à un sage ".

Fin de la premiere Partie.

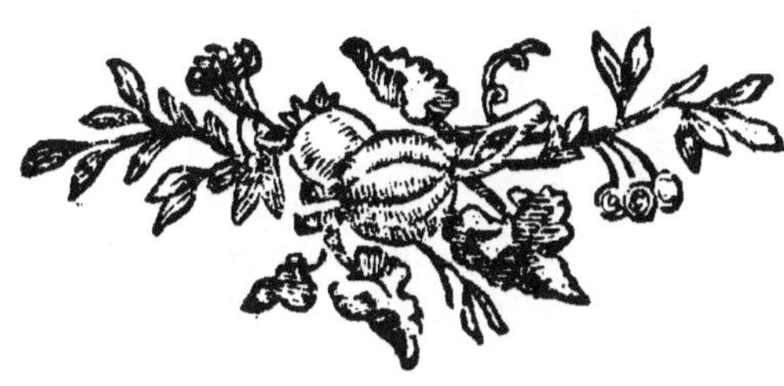

HISTOIRE

DE

LA SANTÉ,

ET DE L'ART

DE LA CONSERVER:

SECONDE PARTIE,

Où l'on réunit sommairement les principales regles que les Médecins & les Philosophes ont données pour conserver la santé, & où l'on montre dans le méchanisme du corps humain, les raisons qui servent de preuves & de fondements à ses regles.

HISTOIRE
DE LA SANTÉ,
ET DE L'ART
DE LA CONSERVER.

SECONDE PARTIE.

CHAPITRE I.

Dans lequel on donne une idée de la coction, c'est-à-dire, du méchanisme de la digestion des aliments, & de la circulation du sang, pour servir de preuves aux regles que l'on a indiquées sur les moyens de conserver la santé, & montrer de plus en plus, en découvrant les fondements de ces regles, combien il importe de les observer.

L'ART de conserver la santé, promet trois avantages. *Premiérement,* d'entretenir ceux qui se portent bien dans cet heureux état. *Secondement* , d'éloigner d'eux les maladies. *Troifiemement* , de prolonger leurs jours. Je vais confidérer féparément ces trois objets.

Le premier comprend en quelque forte les deux autres. On ne fauroit obferver avec foin les regles qui affurent la confervation de la fanté , fans prévenir par cela même les atteintes des maladies qui la dérangent , & fans fe préparer de longs jours. Il faudra donc s'y étendre principalement ; mais afin de le faire avec plus de clarté & de fruit , il importe de donner avant tout une idée de la ftructure & de l'économie animale. Par-là nous mettrons le lecteur à portée de comprendre fur quoi font fondées les regles que nous prefcrivons , d'en voir diftinctement les raifons , & de conclure qu'elles font d'une indifpenfable néceffité.

Rien n'eft affurément plus remarquable que le concert qui fe trouve ici entre la pratique des anciens & la théorie des modernes. Il n'eft pas poffible de voir fans un étonnement mêlé de plaifir , comment à force d'obfervations affidues & réitérées , les anciens font parvenus à donner pour la confervation de la santé, des regles qui se trouvent toutes fondées sur l'admirable structure des solides & sur la perpétuelle circulation des fluides du corps humain ; merveilles qu'ils ignoroient & qui ne se sont dévoilées qu'à nos recherches.

L'Anatomie en se perfectionnant a découvert des beautés sans nombre dans la fabrique de nos corps. On ne s'attend pas sans doute d'en trouver ici la description. Il seroit impossible dans un ouvrage tel que celui-ci, de peindre aux yeux du lecteur l'exactitude géométrique avec laquelle l'adorable Auteur de la nature a compassé & ajusté chacune des parties de nos corps, afin que répondant chacune à sa destination particuliere, il résultât du tout ensemble une si grande perfection dans l'économie animale. Je n'ai qu'un but à présent : c'est d'instruire les personnes qui ne sont pas au fait de l'Anatomie, en leur donnant une notion de leur propre corps, suffisante pour les convaincre que l'intempérance, la paresse, & les divers excès qu'on se permet trop communément, tendent par eux-mêmes & selon les loix démontrées d'un mécha-

nisme visible, à l'inévitable destruction
de la santé. Pour cela je dois d'abord
leur apprendre comment se fait en nous
la coction, où, par lequel méchanisme,
nous digérons les aliments qui servent
à notre nourriture. Ensuite j'expliquerai
la maniere dont s'exécute la circulation du sang dans notre corps, & j'indiquerai quelques-unes de ses conséquences nécessaires.

De la Digestion & des conséquences qu'on doit en tirer.

De toutes les merveilles qu'on ne
se lasse point d'admirer dans la fabrique du corps humain, je n'en connois
pas de plus digne de nos regards atten-
tifs, que celle du méchanisme des parties qui concourent en nous à la coction des aliments, afin de les rendre
propres à notre nourriture & à notre
entretien.

Pour s'en faire une juste idée, il faut
suivre ces aliments dans tout le trajet
qu'ils parcourent : 1°. depuis leur entrée dans la bouche jusqu'aux (*a*) vei-

____

(*a*) Les veines lactées font de petits vaisseaux
qui reçoivent le chyle des intestins.

nes lactées, où ils sont reçus & convertis en une liqueur blanche comme le lait, à laquelle on donne le nom de chyle ; 2°. depuis les veines lactées, les lombes & de-là plus haut par le canal torachique jusques dans la veine sous-claviere où ce chyle se mêle avec le sang ; 3°. depuis que mêlés avec le sang, ils circulent ensemble à travers les poumons & toutes les branches des arteres. Ce sont là comme les trois différents périodes de la coction des aliments dans notre corps. Le dessein que le grand Architecte s'y est proposé n'est pas équivoque. Il a voulu que les aliments passassent par toutes ces prépations, afin qu'attenués & dissous en se mêlant & s'incorporant avec plusieurs especes de liqueurs qu'ils rencontrent dans leur route, ils pussent enfin être convertis en une seule & même substance avec notre sang & nos humeurs. Nous allons voir que ce dessein s'exécute de la maniere la plus admirable & la plus parfaite.

Dans le premier période de la coction, ou si l'on veut, sur la premiere scene où elle se fait, voici comment elle s'opére. D'abord les aliments reçus

CHAPITRE L.

dans la bouche (*b*), y font au moyen
de la configuration de ſes diverſes parties , & de l'action différente de ſes
muſcles (*c*) , briſés ou broyés par les
dents , pénétrés & humectés par la
ſalive (*d*). Dans cet état, ainſi broyés
& imbibés , on les avale ; ils paſſent
du goſier dans l'eſtomac tout le long
d'un canal , dont la ſurface intérieure
eſt

(*b*) Vid. Boerh. Inſtit. Sect. 58. & ſeq. Jamais
perſonne ne donna une idée auſſi claire & auſſi
complette de l'économie animale que Boerhaave.
Ses inſtitutions de médecine contiennent une deſ-
cription exacte de toutes les actions qui s'opérent dans le corps humain , & cela dans l'ordre
le plus methodique , & de la maniere la plus in-
telligible aux perſonnes déja bien verſées dans
l'Anatomie. C'eſt un livre qui n'eſt fait que pour
les Médecins. Il n'eſt pas apparent que des perſonnes d'une autre profeſſion , vouluſſent ſe donner la peine qu'elles devroient prendre ſi elles
vouloient l'entendre.

(*c*) Un muſcle eſt un amas de fibres de différentes dimenſions , & deſtiné pour l'exécution de
tous les mouvements du corps.

(*d*) La ſalive eſt une humeur pure, claire, pé-
nétrante , qui contient de l'huile , du ſel , de
l'eſprit . de l'eau. Elle a ſa ſource dans le ſang
artériel. Son uſage eſt de faciliter la digeſtion ;
ainſi s'accoutumer à cracher beaucoup , & s'y
exciter même par l'habitude de mâcher ou de fumer du tabac , c'eſt ſe cauſer à ſoi-même un
préjudice notable.

est continuellement humectée par une
humeur que les glandes dont il est
tapissé fournissent, & qui les aide à
glisser plus aisément.

Arrivés dans l'estomac ils y subissent
une plus grande dissolution par le concours de diverses causes qui y sont
appropriées. Des sucs ou levains différents les pénétrent & les divisent; l'air
qu'ils renfermoient les fait fermenter
en se développant, & les subtilise;
la chaleur qu'ils trouvent acheve de les
macérer & de les dissoudre. D'un autre côté l'estomac par ses différents
mouvements les agite & les ballotte sans
cesse. Ils y sont incessamment attenués,
broyés, par le frottement des parois
de l'estomac & par la pulsation des
arteres qui s'y trouvent. Ce mouvement est aidé par l'élévation & l'abbais-
sement alternatif du diaphragme dans
la respiration; il l'est encore par l'action comprimante des puissants muscles du bas ventre: & l'effet de toutes ces causes réunies est tel, qu'au
bout de quelque temps, les aliments
sont poussés peu à peu dans les intestins sous la forme d'une matiere fluide, épaisse, douce, égale & gri-

Z

CHAPITRE
I.

sâtre , ou de couleur de cendre.

Lors donc qu'ainsi préparés & dans cette consistance , les aliments entrent de l'estomac dans les intestins , cette espece de pâte y est d'abord arrosée de trois différentes liqueurs qui s'y mêlent. La premiere est une bile (e) jaune , épaisse & fort amere, qui y coule de la vésicule du fiel ; la seconde moins jaunâtre & amere , mais plus abondante & qui y coule du foie ; la troisieme claire , douce , semblable à la salive , & qui y est fournie par le pancréas , substance glanduleuse & située le long de la partie inférieure de l'estomac. Cette derniere liqueur acheve de dissoudre & d'adoucir ce qu'il pourroit être resté d'âcre & d'épais dans la pâte fluide des aliments. Les deux biles d'une nature saponacée , dissolvent aussi & atténuent ce qui pourroit s'y trouver de trop gluant ; elles unissent & incorporent les parties grasses aux parties aqueuses de ce mélange & en rendent le tout plus

------

(e) La bile est le dissolvant principal des aliments. Si elle est viciée la digestion ne sauroit se faire comme il faut.

homogene. Enfin , comme elles font auffi pénétrantes & déterſives , elles achevent par-là de rendre le chyle plus fluides pour pouvoir entrer dans les veines lactées , où il entre en effet , ſoit parce qu'il y eſt en quelque forte abſorbé & pompé par ces veines , foit parce qu'il y eſt pouſſé par le mouvement periſtaltique (f) des inteſtins.

C'eſt de la forte que la premiere coction ſe fait. Arrêtons un moment nos regards ſur ce qu'il en réſulte. Si l'on confidere le changement que les aliment ſubiſſent dans la bouche , dans le gofier , dans l'eſtomac , & comment réduits en pâte ils ſont arroſés dans les inteſtins par les ſucs biliaires & pancréatiques ; fi l'on refléchit à l'action continuelle des muſcles qui mêle, pêtrit , incorpore le tout ; on concevra fans peine que le concours de toutes ces choſes doit altérer le goût ,

---

(f) Le mouvement périſtaltique ou de contraction , eſt ce mouvement vermiculaire qui eſt produit dans les inteſtins par la contraction & la dilatation alternative de leurs fibres ſpirales & annulaires. En ſe retirant & puis en ſe relàchant elles pouſſent le chyle dans les veines lactées , & produiſent d'autres effets avantageux.

Z. 2

la faveur, & toutes les qualités des différentes fortes de nourritures que nous prenons, à tel point que le chyle reffemble plus aux levains & aux fucs qui fe trouvent en nous, qu'aux aliments dont nous nous fommes nourris. Déformais donc, il n'eft plus queftion d'aliments, mais de ce chyle, & nous l'allons voir fubir à fon tour un changement tout auffi confidérable qu'eux.

Le fecond période de la coction commence aux veines lactées, vaiffeaux minces qui s'ouvrent dans les inteftins grêles par une multitude innombrables de pores imperceptibles, & par lefquels la partie blanchâtre du chyle, celle qui en eft la plus fine & la plus fluide, eft tout à la fois pouffée & abforbée, pendant que l'épais ou la craffe de ce même chyle, qui en fait la partie fibreufe, groffiere, jaunâtre, eft lentement entraînée en bas & pouffée dans le long canal des inteftins, où elle eft perpétuellement comprimée & dépouillée du peu de chyle qui refte, jufqu'à ce que n'étant plus qu'une lie inutile, la nature s'en décharge & la rejette hors du corps.

Les veines lactées s'échappent par

la surface des inteſtins ſous toutes ſortes de directions, tantôt droites, tantôt obliques; en quelques endroits elles ſe rencontrent & ſe réuniſſent ; en d'autres elles ſe ſéparent derechef. Souvent dans le vaiſſeau qu'elles forment, leur réunion ſe fait en des angles aigus & elles vont s'inſérer dans les molles glandes dont le méſentere (g) eſt tapiſſé & d'où elles reſſortent plus groſſes qu'auparavant, plus enflées, plus pleines d'une lymphe ſubtile & très-fluide. Ailleurs les veines lactées coulent ſur le méſentere, tout le long des ramifications artérielles qui y ſerpentent, & elles en ſont ſi contigues que le battement de ces arteres contribue en les preſſant à faire avancer le chyle dont elles ſont chargées. Enfin après bien des communications, des ſéparations, des ramifications, les veines lactées vont ſe décharger dans

---

(g) Le méſentere eſt cette forte & double membrane à laquelle les inteſtins ſont attachés, & qui eſt toute tapiſſée d'un nombre innombrable de glandes, de nerfs, d'arteres, & de vaiſſeaux, ſoit lymphatiques, ſoit lactées.

une espece de poche ou de réservoir (*h*), qui se trouve placé pour cela entre la plus basse portion du diaphragme & la plus haute vertebre des lombes (*i*), & qu'on appelle le réservoir du chyle. Et ce qu'il y a de remarquable, c'est que ces veines ont intérieurement plusieurs valvules ou soupapes disposées de maniere, que s'ouvrant au cours du chyle vers son réservoir, elles s'opposent à son retour de ce même réservoir, dans lequel se dégorgent une multitude de vaisseaux lymphatiques, parmi ceux qui y déposent le chyle.

Delà on voit ce qui doit arriver. Par ce mélange continuel de la lymphe (*k*) qui coule des glandes & de quelques autres sources, dans un réservoir commun avec le chyle, ce chyle devient plus fluide, plus doux, plus

---

(*h*) Quelquefois ce reservoir ne consiste que dans un amas de quelques grosses branches des veines lactées.

(*i*) L'epine du dos est une colonne osseuse, composée de plusieurs os dans sa longueur qu'on nomme vertebres , & dont cinq appartiennent aux lombes.

(*k*) La lymphe est la partie la plus fine & la plus travaillée du sang. Elle se jette dans le chyle pendant tout son cours.

analogue aux fucs naturels du corps, plus propre par conféquent à fe mêler avec le fang pour fournir à notre nutrition.

C'eft auffi de ce réfervoir que le chyle entre immédiatement dans le canal torachique, tuyau tranfparent ou blanchâtre & fort étroit, qui monte perpendiculairement le long de l'épine du dos, depuis les lombes jufqu'à la cinquieme vertebre du dos, & plus haut jufqu'à la clavicule, où il décline & va fe dégorger dans la veine fous-claviere (*l*), où il a une ouverture par laquelle, au moyen de plufieurs petites valvules, le chyle après avoir été bien travaillé, attenué par la lymphe qui y coule tout le long du thorax (*m*), tombe en petite quan-

(*l*) Ordinairement dans la fous-claviere gauche, quelquefois dans la droite, le Docteur Monrio, célebre Anatomicien, a même obfervé que quelquefois le canal torachique fe divife en deux fous la courbure de la grande artere, & qu'un de fes rameaux va fe rendre dans la fous-claviere droite, l'autre dans la fous - claviere gauche.

(*m*) Par le thorax on entend ici la grande cavité de la poitrine.

tité dans le sang & est porté de là dans le cœur.

Ainsi par un admirable méchanisme, une quantité considérable de chyle & de lymphe est forcée de monter perpendiculairement contre son poids tout le long d'un mince tuiau. 1°. C'est l'ouvrage du chyle même, continuellement produit par l'action des intestins & poussé par le mouvement des arteres méfentériques. 2°. Le mouvement du diaphragme & des lombes dans la respiration y contribue puissamment. Par ce mouvement le canal torachique se trouve pressé de tous côtés. Il l'est d'un côté par le diaphragme ; il l'est de l'autre par le haussement & le rabaissement de la poitrine, deux forces contraires dont le combat poussé & fait monter la liqueur que ce canal renferme. 3°. Comme le canal torachique s'éleve immédiatement le long de la grande artere, qu'on appelle la portion supérieure de l'artere descendante, & qu'il lui est contigu, cette artere le comprime encore par ses pulsations, ce qui contribue aussi à l'ascension du chyle. 4°. Enfin tout le canal torachique est plein de valvules qui ne permettent pas à la liqueur de defcendre & qui la foutiennent au contraire dans fon afcenfion. Le chyle monte donc, comme on l'a dit, jufqu'à ce que fe jettant dans la fousclaviere, il eft porté de là avec le fang dans le cœur ; & ainfi fe termine le fecond période de la coction des aliments. Toujours, depuis la bouche jufqu'à l'eftomac, & depuis l'eftomac jufqu'au cœur, ils font détrempés par les levains dont le corps eft nourri, & mêlés aux fubftances qui compofent le fang, favoir la falive, le mucus, la lymphe, la bile, l'eau, les fels, l'huile & les efprits.

Notez pourtant que les parties les plus fluides & les plus fubtiles de nos aliments, foit avant qu'elles fe convertiffent en chyle, foit après qu'elles y ont été converties, paffent dans le fang par une infinité de veines abforbantes qui fe trouvent placées partout pour cela, dans la bouche, dans le gofier, dans l'eftomac & dans les inteftins. C'eft de quoi l'on a des preuves inconteftables ; témoin les forces que recouvrent foudainement des gens foibles & défaillants de faim, ou par quelqu'autre cause, soit en buvant un bon verre de vin, soit en mangeant à l'écuelle quelque chose de corroboratif; témoin l'odeur que certains aliments donnent à l'urine presque sur le champ, & au moins beaucoup plutôt qu'il n'est possible que le chyle soit arrivé au cœur par les conduits ordinaires.

Mais enfin nous voici nous-mêmes parvenus à ce *troisieme période* de la coction des aliments. Il commence au moment que le chyle mêlé avec le sang est porté dans le ventricule droit du cœur, d'où il passe dans les poumons. Dès qu'on voit comment les poumons sont faits, on voit qu'ils sont le principal laboratoire où le chyle devient du sang, à quoi contribuent d'une part les vaisseaux qui y portent le sang, & de l'autre ceux qui y portent l'air.

Ces derniers sont une prolongation de la trachée artere; conduit en partie cartilagineux & en partie membraneux, qui commence au bas du cou & descend dans le poumon. Par devant, la trachée artere est composée de segments de cercles ou anneaux cartilagineux pour donner à l'air un libre passage dans la respiration ; & par derriere une forte membrane acheve le canal, le lie au cou, & facilite le mouvement du gosier dans la déglutition. Intérieurement tout ce conduit est tapissé d'une infinité de glandes dont suinte continuellement une liqueur huileuse & épaisse, en un mot mucilagineuse & destinée à rendre le passage de l'air que nous respirons plus facile & plus imperceptible. Quand la trachée est entrée dans la cavité de la poitrine, elle s'y partage en deux grandes branches, & celles-ci y sont subdivisées en une infinité de ramifications qu'on appelle bronches, & qui vont en diminuant de diametre, à peu près comme un arbre touffu qui seroit renversé, jusqu'à ce qu'elles se terminent en des millions de petites vessies qui pendent à leurs extrêmités comme des raisins & qui s'enflent à l'aspiration ou à l'admission de l'air, & redeviennent flasques à son expulsion ou respiration. Ce sont ces vésicules qui forment ce qu'on nomme les lobes du poumon.

Pour ce qui est après cela des vaisseaux sanguins, il faut savoir que les branches de l'artere pulmonaire serpentent tout

du long des branches de la trachée-
artere , qu'elles fe fubdivifent comme
elles en une infinité de ramifications
capillaires , lefquelles vont finir en couvrant chaque véficule d'un réfeau
delié au-delà de toute expreffion. D'un
autre côté la veine pulmonaire, qui,
par les extrêmités de fes ramifications
reçoit le fang & le chyle des extrêmités
de celles des arteres, va auffi en fe
terminant, couvrir en forme de réfeau
toutes les véficules d'air des bronches.

Par le moyen de cette admirable
ftructure, la nouvelle liqueur compofée
de fang & de chyle, fe trouvant d'abord
obligée à couler par toutes les ramifications infiniment petites de l'artere & de
la veine pulmonaire, y eft broyée &
comprimée par deux forces contraires,
par la force du cœur qui la pouffe vers
les extrêmités des bronches où font les
véficules d'air, & par le reffort de l'air
qui la repouffe avec une force égale
vers le cœur.

De là il arrive que le chyle & le fang
font mêlés & amalgamés plus intimé-
ment que jamais. Et comme par l'afpi-
ration & la refpiration les vaiffeaux
font alternativement enflés & compri-

més (& que peut-être même il s'infi-
nue dans le fang quelque æther ou air
fubtil (*n*)), la nouvelle liqueur ne
peut qu'en être de plus en plus attenuée,
rafinée ; jufqu'à ce qu'enfin après un
certain nombre de circulations par le
poumon, par le cœur, & à travers
tout le fiftême artériel, elle fe trouve
parfaitement convertie en fang, rendue propre à nourrir le corps, & capable de fatisfaire aux divers befoins de
la vie animale.

Mais au bout de quelque temps
encore, les chofes changent d'état.
Quand l'aliment devenu du fang &
ayant bien paffé & repaffé par diverfes
circulations, a perdu & laiffé en chemin fes particules onctueufes & nutri-
tives, & qu'il commence à avoir un

(*n*) On a tout lieu de le croire à en juger par
l'expérience que je vais rapporter. Quelques Médecins à Worcefter ayant découvert l'artere crurale
d'un oifeau, y firent deux fortes ligatures à un
pouce l'une de l'autre. Cela fait ils couperent
l'artere au-deffus & au-deffous des deux ligatures,
& la mirent immédiatement fous la pompe
pneumatique. Ce morceau étoit plein de fang,
cependant il ne laiffa pas de s'enfler après qu'on
eut donné quelques coups de pifton ; preuve
certaine que ce fang charrioit avec lui de l'air.

trop grand degré d'acrimonie, il se sépare de la masse, il sort par les différents conduits que la nature lui a préparés, & devient la matiere des évacuations sensibles & insensibles. De là le corps s'affoiblit & a besoin de nouveaux aliments pour se soutenir. Et comme il importe qu'on y pourvoie, il arrive en même-temps que la salive & les humeurs de l'estomac & des intestins aussi attenuées par plusieurs circulations successives, prennent une âcreté qui irrite les fibres nerveuses des parties où elles passent, d'où nait le sentiment de la faim, qui comme un moniteur fidéle, vient apprendre à l'ame que les forces du corps doivent être reparées par de nouvelles nourritures.

Ainsi se consomme la digestion, mais ne quittons pas cet objet sans y faire les reflexions convenables.

1. Ce qui resulte d'abord de l'idée générale que nous venons de donner de la digestion, c'est que toute cette immense variété d'aliments que la libéralité du Créateur a préparés pour notre usage, se convertit à la fin par ce divin méchanisme, en une substance rouge

& uniforme, en un fluide vital travaillé exprès pour nourrir & pour soutenir la machine humaine.

2. Il suit de là , en second lieu , que , quand nous prenons plus d'aliments que nos facultés digestives ne peuvent en préparer & en assimiler , ces aliments ne sauroient se convertir dans notre corps en une bonne nourriture.

3. Troisiémement , il s'ensuit que , lorsque les apprets du luxe rendent les aliments que nous prenons trop riches & d'un trop haut goût , ou pour dire la même chose en d'autres termes , trop abondants en sels picotants & en huiles fortes , ces funestes mélanges portent dans le sang des principes , qui , loin d'entretenir la santé ne servent qu'à la détruire.

4. Ce qui suit de là encore , en quatrieme lieu, c'est que l'exercice est absolument nécessaire pour aider en nous les solides à froter , agiter , broyer les aliments , afin qu'ils se mêlent bien avec les fluides , pour pouvoir ensuite se filtrer aisément dans les vaisseaux infiniment étroits , où ils doivent achever de devenir propres à la nutrition.

C'est ce qui rend en particulier l'exercice du cheval, plus ou moins pouſſé ſelon l'état des perſonnes qui le prennent, ſi ſupérieur à tout autre exercice. Les douces & itératives ſecouſſes que les inteſtins y reçoivent ſont d'un uſage incroyable. Elles aident l'eſtomac à achever de diſſoudre les aliments qu'il a reçus ; elles facilitent le paſſage du chyle des boiaux dans les veines lactées ; elles font monter ce chyle tout le long du canal torachique juſques dans le cœur ; elles fortifient la circulation pour faire de ce mélange de ſang & de chyle un ſang achevé, nourriſſant, bien conditionné pour la ſanté ; enfin elles ſervent à pouſſer & à faire ſortir du corps toutes les ſuperfluités par les iſſues que la nature leur a menagées. C'eſt ce que les Sydenham, les Fuller, & d'autres ont ſi bien compris. C'eſt pour cela que ces grands maîtres ont tant inſiſté ſur la néceſſité de monter à cheval, par préférence à tout autre exercice eſſentiel à la ſanté.

5. Mais une cinquieme conſéquence à tirer encore, de la maniere dont nous venons de voir que ſe fait la digeſtion ; c'eſt que les gens qui ſe portent bien ne
doivent

doivent jamais fe forcer à manger fans appetit. Il faut l'attendre ; il viendra quand il fera néceffaire ; il avertira quand il en fera temps des vrais befoins de la nature. Si l'on viole fouvent cette regle, on rifque de furcharger les organes de la digeftion & de détruire l'ordre de la nature.

6. Ajoutons-le enfin , il eft évident par tout ce qu'on vient de dire , que , pour fe procurer une bonne digeftion, il eft capital de la bien commencer en broyant & en mâchant comme il faut les aliments , avant que de les avaler.

Je dirai tout en deux mots ; qui aura bien compris le méchanifme de la digeftion , doit être en état, pour peu qu'il refléchiffe , d'en déduire les raifons & les fondements de chacune des regles que l'expérience a fait prefcrire , foit pour le choix, foit pour la quantité des aliments. Et c'eft là ce que je m'étois propofé de rendre fenfible par rapport à ce premier objet.

De la circulation du fang & des conféquences qu'on doit en tirer.

Tout le monde parle de la circula-

A a

tion du sang, & on le fait d'un ton qui perfuaderoit prefque qu'on en eft communément très inftruits. Mais quand on approfondit un peu cette matiere, on voit bien-tôt que c'eft la merveille des merveilles (*o*), l'ouvrage le plus étonnant de l'infinie puiffance du Créateur. Quoique la vie animale en dépende abfolument, les plus grands Philofophes & les plus habiles médecins de l'antiquité l'ignorerent. C'étoit à la Grande-Bretagne & à nos jours qu'étoit refervée la gloire de découvrir cet important myftere de la nature ; encore a-t-il fallu du temps pour qu'on en ait reconnu la vérité. Quoique Harvey (*p*), d'immortelle memoire, en eut publié la découverte avec toute l'évi-

---

(*o*) Ne igitur mireris folem, lunam, & univerfam aftrorum feriem, fummo artificio difpofitam effe, neve te attonitum magnitudo eorum, vel pulchritudo, vel motus perpetuus reddat adeo, ut fi inferiora hæc comparaveris, parva tibi videantur effe : Etenim fapientiam, & virtutem, & providentiam, hic quoque in venies fimilem. Galen. de ufu part. Lib. 3. c. 10.

(*p*) Harvey ou Harvée étoit né à Folkfton dans le Comté de Kent en 1557. Il fut élevé à Cambridge. Il étudia cinq ans à Padoue, fut Médecin de Charles I. & vécut quatre-vingt ans.

dence qu'on peut fouhaiter dans une démonftration, Riolan & les meilleurs Anatomiciens d'alors fe roidirent contre la lumiere. Ils ne pouvoient fe perfuader que la circulation du fang fut réelle , & que les anciens l'euffent ignorée. Ils aimoient mieux douter de ce qu'ils voyoient de leurs yeux, que du favoir des maîtres qui les avoient inftruits. '

Tâchons de prendre une idée diftincte de cet admirable méchanifme & de fa grande importance. Pour cet effet , il faut commencer par décrire la ftructure des arteres , des veines , & des nerfs , & par s'inftruire de quelques expériences qui y ont rapport. Nous parlerons enfuite du cœur & de fes ventricules , au moyen defquels le fang eft pouffé par tout le corps. Cela nous conduira à refléchir fur l'influence de la circulation dans toutes les branches de l'économie animale. Et du tout, fe déduiront naturellement la convenance & l'importance des principales regles que l'expérience a dictées pour la confervation de la fanté.

On nomme *arteres* ces vaiffeaux qui reçoivent le fang du cœur pour le diftri-

Chapitre I.

buer dans tout le corps. Ce font des tuyaux dont la texture eft compofée de fibres (*q*) fortes, élaftiques (*r*); tiffues en plufieurs lames, couchées en plufieurs directions, & entremêlées d'une infinité de petits nerfs, de petites veines & de plus petites arteres. Elles fe divifent & fe fubdivifent en un nombre prodigieux de branches & de ramifications, qui deviennent de plus en plus petites à mefure qu'elles s'éloignent du cœur, jufqu'à ce qu'elles degénerent vers leurs extrêmités en des tuyaux plus déliés qu'un cheveux, ce qui fait qu'elles prennent alors le nom d'*arteres capillaires*, jufqu'à ce qu'elles vont s'inferer dans les commencements des veines, ou fe terminer en de petits réceptacles, d'où les veines prennent leur origine. Les arteres n'ont point de valvules, ou foupapes, fi l'on er excepte celles qui font à la bafe du cœur.

(*q*) Les fibres font autant de petits filets qui entrent dans la compofition de toutes les parties folides du corps.

(*r*) Elaftiques, c'eft-à-dire, qui ont une vertu de reffort, la vertu de fe rétablir elles-mêmes dans la fituation d'où une force extérieure les avoit tirées.

Elles battent & palpitent tant que l'animal a quelque reste de vie, & leurs extrêmités différent, soit dans l'épaisseur de leurs membranes, soit à d'autres égards, selon la nature des parties où elles serpentent. Toutes les arteres du poumon, excepté quelques-unes très petites & qui y portent de la nourriture, viennent de la grande artere pulmonaire qui sort immédiatement du ventricule droit du cœur. Le reste des arteres qui se portent par-tout le cœur, tirent leur origine de l'aorte (s) qui sort du ventricule gauche.

Les *veines* ressemblent aux arteres dans leur figure & dans leurs divisions. Leur diametre néanmoins est plus large, & peut-être aussi leurs branches sont-elles plus nombreuses. Leurs membranes sont plus foibles & plus minces. Elles ne palpitent ni ne battent. Intérieurement on y remarque un nombre de valvules placées de maniere qu'elles laissent au sang un libre passage d'une

____

(s) Ainsi appellée de deux mots grecs, qui signifie proprement un vaisseau aérien, parce que les anciens s'imaginoient que cette artere ne contenoit que de l'air.

Aa 3

petite branche dans une grande, mais qu'elles lui en ferment le retour. Elles commencent là où les arteres finiſſent, n'en étant que la continuation ; ou bien naiſſant des glandes ou des réceptacles qui terminent ces arteres. Toutes les veines du poumon vont depuis leur origine, depuis leurs ramifications capillaires, en s'élargiſſant juſqu'à ce qu'elles ſe réuniſſent en un tronc pour décharger leur ſang dans l'oreillette gauche du cœur (*t*). De tout le reſte du corps elles viennent ſe réunir pareillement dans la veine cave, qui s'ouvre dans l'oreillette droite.

Pour ce qui eſt des *nerfs*, ils tirent tous leur origine du cerveau ou de ſes appendices, d'où il s'étendent en pluſieurs paires. Leur figure eſt cylindrique. On diroit des échevaux de fil renfermés dans des eſpeces de gaines, & qui dans leur continuation vont en devenant plus minces à meſure qu'ils

---

(*t*) Les oreillettes ſont deux ſacs muſculeux qui couvrent les deux ventricules du cœur, & qui reſſemblent à une oreille vue par dehors. Elles ſe meuvent reguliérement comme le cœur, mais dans un ordre contraire, car elles ſe contractent quand les ventricules ſe dilatent.

se divisent & se subdivisent, jusqu'à ce que vers leur extrêmité ils sont & si déliés & néanmoins d'une texture si serrée, d'une texture qui les attache si fortement aux parties où ils s'inserent, qu'on ne pourroit pas y mettre la pointe de l'aiguille la plus subtile, sans toucher quelqu'unes de leurs branches imperceptibles.

Le grand Harvey & quelques autres Anatomistes ont fait plusieurs expériences sur les arteres, sur les veines, & sur les nerfs, pour se mettre en état de démontrer la circulation du sang. Il faut en donner quelques exemples. On a trouvé par exemple, que, si ayant découvert une artere, on y fait une ligature & qu'enfuite on ouvre cette artere d'un coup de lancette entre la ligature & le cœur, le sang en jaillit avec une force extrême, & à moins que l'art ne renferme cette ouverture, continue à en couler comme un torrent jusqu'à ce que l'animal ait perdu tout son sang & expire ; mais que si on n'ouvre cette même artere qu'au deffous de la ligature, il n'en sort que quelques gouttes de sang, encore avec affez de peine.

A a 4

On s'eſt convaincu au contraire que ſi ayant découvert & lié une veine , on la pique au-deſſous de la ligature , entre cette ligature & les extrêmités , le ſang en ſort à grand flots comme on le voit dans la ſaignée ; au-lieu que ſi on la pique au-deſſus , entre la ligature & le cœur , il n'en coule point du tout.

Donc le ſang eſt porté du cœur aux extrêmités du corps par les arteres. Donc il eſt ramené des extrêmités au cœur par les veines. Jamais conſéquences ne furent plus claires , plus immédiates que celles-là.

Mais ce n'eſt pas ici que nous nous arrêtons. La circulation du ſang pour être réguliere & conſtante dans toutes les parties du corps , doit avoir un premier mobile capable de l'y produire & de l'y retenir. Ce *premier mobile* c'eſt le *cœur* , & afin qu'il put , ſi j'oſe le dire , ſoutenir ſon propre ouvrage , le ſage & puiſſant Architecte l'a pourvu de quatre cavités muſculaires , ſavoir , d'un ventricule & d'une oreillette à droite , d'un ventricule & d'une oreillette à gauche , par leſquels la circulation s'exécute comme je vais le dire.

D'abord le fang eft porté par les veines dans *l'oreillette droite*, laquelle en fe contractant le pouffe dans le *ventricule droit* qui fe dilate dans ce moment. A peine ce ventricule eft rempli qu'il fe contracte avec beaucoup de force. Par là le fang en eft chaffé, il entre dans l'artere pulmonaire, traverfe les poumons & va s'engorger dans les veines pulmonaires, lefquelles le portent dans *l'oreillette gauche* du cœur, d'où il paffe dans le *ventricule gauche*. Celui-ci n'eft pas rempli, qu'auffi-tôt il fe contracte. Le fang en fort, va rapidement fe répandre dans toutes les autres parties du corps, d'où par les veines il eft ramené dans le ventricule droit, comme précédemment. Voila donc une double circulation; *circulation* du ventricule droit *par les poumons* à l'oreillette & au ventricule gauche, pour convertir le chyle en fang & le rendre parfaitement propre à la nutrition de l'animal; *circulation* du ventricule gauche *par tout le corps* jufqu'à l'oreillette droite, pour fournir à chaque partie la nourriture qui lui convient & pour quelques autres ufages.

Notez que de ces quatre cavités du

cœur, les deux oreillettes ſe contractent au même inſtant , pendant que
les deux ventricules ſe dilatent , & qu'à
leur tour ces deux ventricules ſe contractent , pendant que les deux oreillettes ſe dilatent. De même par rapport
aux arteres. Ces vaiſſeaux battent alternativement avec les ventricules du
cœur. Quand ceux-ci ſe contractent
ou ſe reſſerrent , les arteres s'étendent :
& quand les arteres ſe reſſerrent , les
ventricules prêtent & s'étendent.

Les *nerfs* mêmes ne ſont pas oiſifs
dans le méchaniſme de la circulation.
On en a une démonſtration. Liez la
huitieme paire des nerfs qui va du cerveau au cœur , auſſi-tôt le mouvement
du cœur diminuera , bien-tôt il s'arrê-
tera tout-à-fait.

Le voici donc ce mouvement perpétuel que les Philoſophes & les Mathé-
maticiens ont ſi vainement cherché ,
mais qui ne pouvoit s'opérer que par un
être dont l'infinie puiſſance égalât l'infinie ſageſſe , & qui peut-être ne ſe
conſerve que par l'intervention continuelle de l'adorable main qui l'a produit. Le cerveau envoie au cœur des
eſprits pour qu'il ait la force de ſe

contracter, & le cœur renvoie auffi-
tôt du fang au cerveau afin qu'il y pro-
duife de nouveaux efprits : ainfi à
chaque moment, ils fe favorifent & fe
foutiennent mutuellement. Ce n'eft
pas tout. D'un côté l'action du cœur
tranfmet du fang & d'autres humeurs
vitales, par le moyen des arteres, à
toutes les parties du corps pour les
nourrir & les vivifier (*v*); de l'autre
les veines ramenent ce fang au cœur
pour y entretenir la force de faire couler fans interruption ce fleuve de vie,
& peut-être auffi dans ce même temps
les efprits animaux remontent-ils des
extrêmités des nerfs pour rentrer de
nouveau dans le fang.

Que l'on fe repréfente maintenant
tout ce méchanifme, & fans aller plus
loin on verra d'un coup d'œil de quelle
importance eft la circulation du fang,
& jufqu'à quel point elle influe dans
toute l'économie animale.

1. Tant que cette circulation fe fait
comme il faut, l'homme jouit d'une

CHAPITRE
I.

______

(*v*) Je n'en excepte pas les poumons, car
ils reçoivent leur nourriture par les arteres
bronchales de l'aorte.

parfaite santé ; si elle s'altere, il devient malade ; dès qu'elle cesse, il expire. Qu'un seul de nos membres en soit privé, il se corrompt & se mortifie. Par son moyen toutes nos secrétions naturelles s'exécutent reguliérement, la transpiration est aidée, le corps se debarrasse de ses excréments, & souvent nous guérissons de nos maux sans autre assistance.

2. Quand la circulation se fait naturellement avec vigueur & avec force, le corps prend un tempéramment habituellement chaud ; quand elle est foible & languissante, sa constitution devient froide. Quand le tissu des solides qui concourent à cette circulation est compacte & ferme, la constitution est forte à proportion ; quand il est lâche & délicat, elle est foible & languissante. Quand la bile ou le phlegme prédominent dans nos fluides, notre complexion s'y assortit ; elle est billeuse ou phlegmatique. Ainsi de la différente vitesse dont le sang circule au-dedans de nous ; du différent degré de consistance & de force qu'a le tissu dont nos solides sont faits, & de la différente mixture qui entre dans la

compofition de nos fluides; de ces trois chofes refulte l'*Idiofyncrafie* (*x*), cette difpofition particuliere qui fait qu'à tant d'égards, ce qui eft fain aux uns eft pernicieux aux autres, ou même que par rapport à la même perfonne, ce qui lui convient dans un temps, lui fait tout le mal poffible dans un autre temps.

Je ne crains pas de l'ajouter, une circulation du fang douce & égale nous eft néceffaire, même pour bien gouverner nos paffions & pour nous fervir comme il faut de notre raifon. Qui ne fait par une continuelle expérience à quel point la fanté du corps influe fur les opérations de l'ame, & le bon état des facultés de l'ame fur la fanté du corps? Ici une frayeur foudaine a tué les uns; là elle a entiérement dérangé l'efprit des autres. Pendant que la triftefse ou la colere ruine la fanté de ceux-ci, ceux-là doi-

---

(*x*) Terme Grec qu'il eft bien difficile de rendre pleinement dans notre langue : j'entends par là cette finguliere difpofition des folides, & cette compofition finguliere des fluides qui font la conftitution propre de chaque individu.

vent toute la santé dont ils jouiſſent, à la gaieté & au contentement qui les animent. Il ne faut qu’une inflammation ou quelqu’autre déſordre dans le cerveau, pour ſuſpendre tout uſage de la raiſon. Selon toutes les apparences les nerfs ſervent aux ſenſations & aux mouvements muſculaires, par le moyen deſquels l’ame reçoit les impreſſions des objets extérieurs & correſpond avec eux. Enfin, l’on ſait que c’eſt le cerveau qui fournit des eſprits aux nerfs, & le cœur qui envoie du ſang au cerveau ; mais de tout cela, que s’enſuit-il ? N’eſt-ce pas qu’il n’y a qu’une circulation du ſang douce & bien réglée qui puiſſe tenir les paſſions dans l’ordre, en empêchant qu’elles ne s’emportent & ne deviennent furieuſes ; & que par conſéquent elle eſt la ſource de l’harmonie, de la correſpondance raiſonnable, qui, pour le bonheur de l’homme devroit être perpétuelle entre l’ame & le corps ?

Je n’ajoute qu’un mot, c’eſt que cette circulation qui eſt le principe de la vie humaine & qui en conſerve toute la vigueur, doit à la fin, par

une fuite néceſſaire de notre méchaniſme, ſe déranger & détruire notre
vie animale. A la longue, & par un
effet inévitable du frottement des parties de nos corps les unes contre les
autres, les fibres qui les compoſent
ſe roidiſſent & perdent leur reſſort;
les gros vaiſſeaux ſe durciſſent, les
petits s'étréciſſent de plus en plus &
s'obſtruent; le corps ſe ride par-tout;
les fluides n'y coulent qu'avec langueur, & au bout d'un temps ils
s'arrêtent. Ce ſont ces cauſes réunies,
qui peu à peu amenent la vieilleſſe
& hâtent la mort, dans les uns un
peu plutôt: dans les autres un peu
plus tard, ſelon que les parties ſe ſont
uſées inſenſiblement au ſein d'une vie
tranquille, ſobre, moderée, ou avec
violence au milieu des excès de la débauche & des mouvements impétueux
des paſſions.

Que l'on conçoive donc ce que c'eſt
que la *ſanté*. La ſanté conſiſte proprement dans une circulation libre, tranquille & égale, tant du ſang que
des autres fluides vitaux, par les conduits que la Nature leur a préparés
dans le corps humain; circulation qui

Chapitre
I.

suppose dans les fibres, dont est formé le tissu des cavités, des tuyaux & des vaisseaux par lesquels elle s'exécute, un dégré de force & d'élasticité convenable ; & dans les fluides, la consistance & la quantité requise pour céder à l'impulsion des solides. Voilà ce qui résulte des détails qu'on vient de lire. Or, cette idée de la santé, si on l'applique à présent à l'usage des *six instruments de la vie*, il n'en faudra pas d'avantage pour sentir toute l'importance des regles qu'on a données sur l'emploi qu'il convient d'en faire. Je vais le prouver par quelques exemples remarquables, tirés de ce qui a rapport à chacun d'eux.

1. La principale des regles que l'on prescrit par rapport à l'*air*, c'est qu'il faut le choisir pur, dégagé de pernicieuses vapeurs, & de tout mélange superflu, & connu pour sain par des expériences bien constatées. Mais pourquoi cette regle, & qu'elle en est la raison ? C'est que l'air est essentiel à l'expansion des poumons, qu'il se mêle à nos aliments, à notre sang, à nos humeurs , & que par conséquent il doit être pur & élastique, sans quoi

le

le sang en seroit infecté & la circulation troublée ; ou pour dire la même
chose en d'autres termes , sans quoi
l'on verroit toute l'économie de la vie
animale se déranger & se détruire.

2. Une des grandes regles par rapport aux *aliments* , c'est qu'on n'en
prenne qu'autant qu'on sait par expérience qu'il en faut pour se nourrir
& se fortifier sans surcharger le corps.
Et d'où vient cela ? C'est que les aliments sont destinés à réparer dans
notre corps ce qui y dépérit continuellement par le frottement des solides & la dissipation des fluides ; que
comme d'une part une trop rigide abstinence jetteroit nos solides dans la
langueur & les mettroit hors d'état
d'exécuter les actions auxquelles ils
sont destinés, d'un autre côté de trop
grands excès grossiroient en nous les
fluides, & les feroient surabonder dans
les vaisseaux où ils doivent couler librement, jusqu'à les obstruer, jusqu'à
les déchirer même ; & que ni cet
épuisement dans les premiers, ni cette
surabondance dans les seconds, ne sauroient avoir lieu sans que la circulation en soit empêchée.

B b

3. On nous avertit qu'un *exercice* modéré, c'est-à-dire, aussi exactement proportionné qu'il se peut à la quantité de nourriture que l'on prend, est absolument nécessaire pour maintenir dans l'équilibre ce qui entre dans le corps avec ce qui en sort. Faut-il en expliquer la raison ? Il est connu qu'un exercice modéré contribue tout à la fois à fortifier les solides & à favoriser le mouvement des liquides. Donc s'il étoit trop violent, il échaufferoit les liquides, il roidiroit les solides; & s'il l'étoit trop peu, il relâcheroit les solides & laisseroit croupir les fluides. Donc à moins que cet exercice ne soit modéré, il ne peut que nuire à une libre & égale circulation.

4. Je fais le même raisonnement par rapport au *sommeil.* La destination n'en est pas douteuse. Il est destiné à réparer les forces du corps après la fatigue de la journée, par une nouvelle apposition de ses parties, qui en les détendant le délasse & le rafraîchisse, ce qui demande plus ou moins de temps, selon la différence des constitutions. Accordez au corps trop de sommeil, la machine s'appesantira ;

on fera comme ftupide. Donnez-lui en trop peu ; elle s'affoiblira, on deff.échera.

5. Quand à la *replétion & aux évacuations* ; puifque la quantité & la qualité des fluides doivent être exactement proportionnées à la force & au reffort des folides, il eft évident que toutes les humeurs nuifibles & tous les excréments fuperflus doivent être expulfés du corps, de peur que l'équilibre néceffaire entre les folides & les fluides n'en foit troublé ; & qu'au contraire toutes les humeurs qui font de quelque ufage à l'économie animale, doivent y être retenues afin que cet équilibre y foit perpétué.

6. Enfin, puifque *les paffions & les affections* de l'ame font d'une influence fi notoire fur la fanté par les défordres qu'elles occafionnent dans le fang, il eft encore inconteftable que la premiere de toutes les regles que des gens fages doivent fe prefcrire pour la confervation de leur fanté dans tous les périodes de leur vie, doit être de fe former de tout leur pouvoir aux habitudes de la vertu, pour fe rendre maîtres de leurs paffions, & en affujettir

tous les mouvements aux ordres de la raiſon.

Il n'y a aucune de ces conféquences qui ne découle manifeſtement des principes que nous avons établis, aucune dont la néceſſité ne ſe faſſe ſentir, pour peu que l'on réfléchiſſe. Nous allons entrer là-deſſus dans un grand détail.

CHAPITRE II.

*Récapitulation sommaire des regles né-
cessaires pour la santé, relativement
à chacune des six choses essentielles à
la vie, savoir, l'air, les aliments,
l'exercice, &c. A quoi l'on ajoute
quelqu'autres maximes générales.*

LES *regles* nécessaires pour la conservation de la santé, sont ou *générales*, c'est-à-dire, communes à tous les
âges & à toutes les conditions, ou
particulieres, c'est-à-dire, propres seulement à servir de directions dans tels
ou tels périodes & dans telles ou telles
circonstances de la vie en particulier.
Ces dernieres ont trois objets principaux. Elles se rapportent 1°. aux différents *tempéraments*, le bilieux, le sanguin, le mélancolique & le phlegmatique ; 2°. aux différents *âges* de la vie,
l'enfance, la jeunesse, l'age viril & la
vieillesse. 3°. aux différentes *circonstances* & situations où l'on se trouve, &

qui font que l'on est , par exemple , actif ou indolent , riche ou pauvre , libre ou servile. Parlons d'abord des *regles générales*, en suivant l'ordre des six choses non-naturelles ; nous passerons ensuite aux *regles particulieres* , selon l'arrangement que nous venons d'indiquer.

DE L'AIR.

Pendant que , par son poids & son extrême subtilité , l'air s'insinue , pénétre , & se mêle dans toutes les parties du corps , il donne par son élasticité le mouvement nécessaire à tous les fluides , & entretient dans les fibres le ton & le ressort convenables , ce qui facilite la circulation du sang. On doit donc le regarder comme la principale cause qui met & tient en mouvement les solides & les fluides de notre corps ; & cela seul suffit pour appuier inébranlablement ce que nous avons dit , qu'autant qu'on le peut , on doit tâcher de vivre dans un air sain.

1. Par un air sain & par le meilleur air , j'entends un air pur , sec , tempéré , & qui n'est impregné ni de vapeurs nuisibles , ni d'exhalai-

fons putrides , (*a*) quelle qu'en puiſſe être la ſource. Et je répete ce que j'ai dit , que la plus ſure marque qu'on reſpire un bon air dans le lieu où l'on vit , c'eſt lorſque ceux qui l'habitent y parviennent à un âge avancé.

2. Une maiſon eſt bien ſituée (*b*), lorſque placée ſur le penchant d'un côteau, elle ſe trouve en un terroir graveleux , dans un canton ſec & aéré. Il convient que les chambres en ſoient grandes ſans être froides , & que l'expoſition en ſoit prudemment aſſortie à la nature du climat , mais pourtant tournée de façon, que , quand vous le voulez, les vents d'Eſt & de Nord puiſſent la balayer , ce qui convient du moins une fois par jour , pour la nettoier des exhalaiſons animales & de toutes vapeurs malfaiſantes. Surtout il

---

(*a*) Je n'entends pas par un air pur , un air abſolument dégagé de toute autre matiere. Outre que la choſe n'eſt pas poſſible , les animaux ne pourroient pas y vivre ; j'entends ici ſimplement un air qui n'eſt pas ſurchargé de vapeurs.

(*b*) Petatur igitur aër calore & frigore temperatus , quem medius fere obtinet collis , loco paululum intumeſcente , quod neque depreſſus hieme pruinis torpet , aut torret eſtate vaporibus.

importe que les chambres à coucher soient toujours bien purifiées, & pour cela on ne devroit les placer ni au rez-de-chauſſée, ni à portée d'aucune forte d'humidité.

3. Lorſque dans une maiſon, l'on voit l'humidité y gâter les plafonds & les boiſeries, le pain s'y moiſir, les éponges y paroître mouillées, le ſucre s'y fondre, le fer & l'acier s'y enrouiller ; & les meubles s'y pourrir ; on peut compter à ces marques que l'air qu'on y reſpire n'eſt pas bon.

4. Rien n'infecte l'air de tant d'exhalaiſons dangereuſes, & n'occaſionne tant de maladies, que l'uſage général & pernicieux où l'on eſt d'enſevelir les morts dans des Cimetieres publics au ſein des grandes villes.

5. L'air des grandes villes étant toujours chargé des exhalaiſons qui ſortent des animaux & qui s'élevent des matieres combuſtibles, il ne peut qu'être d'abord fort nuiſible aux petits enfants (c).

____

(c) Dans un excellent Sermon que Milord Evêque de Worceſter prêcha en 1756 en faveur de l'Hôpital des Enfants trouvés à Londres, il eſt dé-

6. Il faut éviter avec soin les deux extrêmes de la grande chaleur & du grand froid, & s'en garantir autant qu'on peut. On ne sauroit rien faire de plus dangereux, que ce que font tant de gens au gros de l'été, qui, pendant la nuit sortent, ou de leurs chambres bien chaudes, ou des étuves publiques, sans être bien habillés, pour aller s'exposer à un air froid & qui peut les saisir.

DES ALIMENTS.

1. La meilleure nourriture est celle qui est simple, nourrissante, sans acrimonie & de facile digestion. Et la principale regle à observer en général sur ce qui sert d'aliment, c'est de ne manger & boire que des choses saines, & de n'en prendre qu'autant qu'il en faut. Fort bien, dira-t-on, mais comment

---

montré par un calcul fondé sur l'expérience, qu'il meurt beaucoup plus d'enfants entre ceux qu'on nourrit dans les grandes villes ou qu'on nourrit à la cuillier, qu'entre ceux qu'on éleve à la campagne & auxquels on donne des nourrices.

la plupart des gens, furtout des gens du commun, fauront-ils diftinguer ce qui eft fain, d'avec ce qui ne l'eft pas ? Comment pourront-ils définir la quantité qu'il leur en faut ? Très-aifé-ment. Déjà prefque tous les aliments qui entrent dans l'ufage vulgaire peuvent paffer pour fains ; l'expérience ne permet pas d'en douter, & un homme qui à tout prendre fe porte bien, ne doit pas fe faire le moindre fcrupule de s'en nourrir. Mais après tout il eft une regle à obferver dans le *choix des aliments*, qui eft des plus aifées & à la portée de tout le monde. Voyez ce ce qui convient à votre conftitution & ce qui n'y convient pas. Servez-vous de votre raifon pour apprendre de l'expérience à vous permettre l'un & à rejetter l'autre : cela eft tout fimple. Quant à la *quantité*, ou à la propor-tion qu'on peut s'en permette, il n'y a point non plus de difficulté. Vous n'avez qu'à manger & à boire autant que vous en avez befoin pour vous nourrir & réparer vos forces, fans en prendre plus que vous ne pouvez en porter & digérer ; ou bien, fi vous voulez une autre regle également fure, la voici. Si votre appetit n'est point dépravé, s'il est dans l'état naturel, consultez-le : qui ne mange que de bonnes choses au gré de son appétit, sans surcharger son estomac, & en sortant de table prêt à manger encore loin d'être absolument rassasié, il ne mange qu'autant qu'il le faut ; il a sa mesure (d). Que si ces précautions ne suffisent pas pour tranquilliser, on peut y ajouter des observations qui y suppléeront parfaitement, & au moyen desquelles on verra bientôt si l'on a fait quelque excès. Il n'y a qu'à examiner si d'abord après dîner on peut ou se promener, ou se mettre à écrire, ou vaquer à d'autres occupations sans peine & avec plaisir ; il n'y a qu'à prendre garde si après souper le sommeil n'est ni interrompu, ni abrégé par ce qu'on a mangé ou bu, & si le lendemain à son reveil, on ne se trouve ni mal de tête, ni la bouche amere, ni de fréquentes envies de cracher, & si au contraire on se trou-

CHAPITRE
II.

(d) Vid. Hippoc. aph. Sect. 2. aphor. 17. Ubi copiosior præter naturam cibus ingestus fuerit, id morbum creat.

ve gai & rafraîchi comme de coutume.

2. Une autre regle eſſentielle, c’eſt d’éviter la trop grande diverſité des aliments de différents genres dans un même repas. Poſez que l’eſtomac naturellement bon, digere ſans peine, par exemple, du poiſſon, de la viande, du vin & de la biere ; qu’arrivera-t-il, ſi, comme on le fait trop ſouvent, on lui donne encore à digérer pêle-mêle, de la ſalade, de la crême, & des fruits? Ce mêlange flatueux enflera les inteſtins & dérangera la digeſtion.

3. La force & la quantité de la nourriture que l’on prend doivent toujours être proportionnées à la force de la conſtitution dont on eſt, & à l’exercice qu’on ſe donne. De jeunes gens robuſtes, vigoureux, & accoutumés à un travail rude, peuvent manger de tous les aliments ordinaires, & y trouver une nourriture excellente, qu’ils digéreront ſans peine dans une meſure que des gens délicats, & qui menent une vie ſédentaire, ne ſauroient ſe permettre ſans affoiblir au dernier point leur eſtomac, ou même ſans le ruiner entiérement.

4. Le pain de fleur de froment, bien levé & bien cuit, doit faire la bafe de nos repas. Sain & nourriffant en foi-même, il fe mêle très-bien avec tous les autres aliments, & fouvent l'eftomac le digere avec facilité, dans le temps que tous les autres lui pefent & le fatiguent.

5. Une chofe encore qui mérite d'être bien obfervée, c'eft que les aliments liquides, ou qu'on mange à la cuillier, doivent être préférés à de plus folides, dans tous les cas, où, après une longue abftinence & beaucoup de fatigue, on a befoin de réparer immédiatement les forces du corps. La raifon en eft, que les aliments fluides fe mêlent plus promptement que les folides avec la maffe du fang.

6. Comme la boiffon fait une partie confidérable de notre nourriture, on demandera fans doute quelle eft celle des liqueurs ordinaires qu'on doit préférer. Le célebre Fréderic Hoffman répondra pour nous à la queftion. „ L'eau pure, dit-il, eft la meilleure „ de toutes les boiffons pour les per„ fonnes de tout âge & pour tous les „ tempéraments. Par fa fluidité & fa

„ douceur, elle contribue à une libre
„ & égale circulation du sang & des
„ humeurs dans tous les vaisseaux, ce
„ qui influe essentiellement sur le bon
„ état de chacune de nos parties &
„ de ses fonctions. Les buveurs d'eau
„ sont aussi les gens non-seulement les
„ plus légers & les plus actifs, mais
„ même ceux qui ont le plus de gaieté
„ & de feu. Si l'on est d'un tempéra-
„ ment sanguin, l'eau dilue le sang &
„ lui aide par là à circuler avec plus
„ d'uniformité. Si l'on est colérique,
„ elle tempere par sa fraîcheur la viva-
„ cité des mouvements & le trop grand
„ feu des humeurs. Dans les phlegma-
„ tiques, elle attenue les sucs trop
„ gluants, elle les dissout ; & dans les
„ mélancoliques, elle détrempe ce qu'ils
„ ont de trop grossier & terrestre. Utile
„ à tous les âges, elle sert dans les en-
„ fants à donner plus de fluidité à la
„ nourriture laiteuse qu'ils prennent &
„ à la rendre plus digestible ; elle pré-
„ vient dans les jeunes gens & dans les
„ hommes faits les obstructions & les
„ douleurs, en adoucissant & en dissol-
„ vant toute acrimonie scorbutique,
„ tout ce qui pourroit y avoir de trop

„ fale dans les humeurs ; elle eft bonne
„ dans les vieillards pour humecter &
„ amollir leurs fibres trop roides, & pour
„ faciliter la circulation ordinairement
„. trop lente dans leurs vaiſſeaux ridés
„ & endurcis. En un mot, ajoute le
„ favant médecin, l'eau eft de toutes
„ les productions de la nature & de
„ l'art, celle qui approche le plus de
„ cette panacée, de ce remede univer-
„. fel, que l'on a toujours ſi ardem-
„ ment cherché & qu'on n'a jamais
„ découvert ". Dans l'exacte vérité, il eft de fait qu'une eau pure,
légere, douce, fraîche, prife à un
clair ruiſſeau, & bue dans la quantité
convenable afin d'appaifer la foif, de
détremper les aliments, & de tempérer la chaleur intérieure, eft la meilleure boiſſon pour les enfants, pour les
perfonnes faines, & pour tous ceux
qui font d'un tempérament chaud, fur-
tout ſi de bonne heure ils y ont été
accoutumés. Mais nous n'oferions lui
attribuer la même vertu fur les perfonnes délicates & froides, fur celles
dont l'eftomac eft débile, & qui n'ont
pas été formées de bonne heure à la
boire pure & fans vin. Nous croyons

au contraire, que l'eau pure ne leur convient nullement, & que si elles l'essayent, elles ne seront pas long-temps à en juger ainsi par leur propre expérience (e).

Le bon vin est une admirable liqueur : pris avec modération, il contribue par divers endroits au bien de la santé. Après l'eau & le vin vient la biere. Quant elle est bien brassée, légere, claire, convenablement forte & âgée, c'est une très-bonne boisson, & probablement la plus ancienne de toutes, après les deux autres dans l'usage commun des nations (f).

7. Au reste, l'eau, la petite biere, ou telle autre liqueur tempérée, doit être bue à table dans une quantité suffisante

---

(e) Voyez le sentiment d'Hippocrate sur ce sujet, ci-dessus page 94, & suivantes.

(f) Plutarque rapporte dans la vie de César, qu'ayant pris d'assaut Gomphes ville de Thessalie, il y trouva non-seulement des vivres pour nourrir son armée, mais aussi un remede pour la rétablir. Ses soldats ayant du vin à foison, en burent avec excès, & se livrant dans leur débauche à toutes sortes de momeries, l'yvresse, les danses & toute cette joie bachique chassèrent le mal que des crudites & l'abstinence avoient produit, & changèrent entiérement leur constitution.

fuffifante pour détremper & diffoudre
les aliments folides dont nous faifons
nos repas, afin qu'ils puiffent, convertis en chyle & en fang, circuler dans
nos plus étroits vaiffeaux ; fans cela
nos fonctions animales ne s'exécute-
roient que languiffamment, & les obftructions feroient inévitables.

8°. Le thé fait dans quelques perfonnes l'effet d'un cordial, qui répare les
forces après la fatigue. En d'autres, bu
quelque temps après le repas, il femble aider à la digeftion. Mais il eft des
gens à qui il caufe des foibleffes & des
tremblements, & qui s'en trouvent
prefque toujours mal. Il faut donc que
chacun juge par fa propre expérience
de l'ufage qu'il doit faire de cette liqueur étrangere, s'il doit fe la permettre ou non, & fi dans le premier cas
il peut la prendre forte ou foible, en
petite ou en grande quantité.

Ces attentions font encore plus néceffaires par rapport au caffé. Comme
il eft plus actif & plus chaud que le
thé, l'ufage peut en être plus dangereux. C'eft à chacun de confulter l'expérience, pour favoir s'il lui convient ;
& en ce cas, quand & comment il

C c

doit fe permettre d'en boire : encore fera-t-on bien de ne pas faire ces expériences fans précautions.

Le Chocolat, quand il eſt frais & d'un bon ordre , eſt nourriſſant & balſamique ; mais ſi le cacao en eſt mal préparé , s'il eſt trop gras , ou rance , ou trop vieux , l'eſtomac ne s'en accommode point.

9. Les perſonnes d'une conſtitution délicate ne ſauroient donner trop d'attention à mâcher les aliments auſſi parfaitement qu'il eſt poſſible. De-là, en très grande partie , dépend la facilité de la digeſtion.

DE L'EXERCICE.

Comme le corps humain n'eſt qu'un aſſemblage de tuyaux par leſquels les fluides circulent fans ceſſe , & comme de cette circulation , ordonnée avec une ſageſſe infinie pour l'accompliſſement de toutes les fonctions de la vie animale , dépend la conſervation de nos jours , on comprend fans peine que l'exercice eſt eſſentiel à la ſanté. En aidant à la digeſtion , & à debarraſſer le corps des humeurs ſuperflues , il ne peut que contribuer à entretenir la circulation. Aussi voit-on que les gens qui menent une vie active sont plus forts & plus robustes que ceux dont la vie est sédentaire (*g*) , tout comme on voit les artisans qui de leurs mains ou de leurs pieds sont un travail fatiguant & rude , acquérir peu à peu des mains & des pieds plus grands & plus forts que ceux dont le travail est doux , & n'exige pas tant de peine. Mais entrons dans quelque détail.

1. Il y a trois choses à considerer quand on parle de l'exercice. 1ᵛ. Quel est le genre d'exercice qui vaut le mieux. 2°. Quel temps y est le plus favorable. 3°. Dans quelle mesure on doit le prendre. Et d'abord le genre ou la qualité de l'exercice dépend absolument de la constitution. Celui qui convient aux personnes robustes nuiroit aux personnes délicates ; mais en général on peut dire que le meilleur exercice

____

(*g*) Jules César étoit , à ce que Plutarque assure , d'une complexion fort délicate ; mais il s'étoit fortifié par l'exercice ; il avoit trouvé dans les fatigues de la guerre un remede à sa foiblesse , à force de se faire à tout , & de convertir son repos même en action.

pour quelqu'un, c'est celui auquel il est accoutumé, celui qu'il a expérimenté qui lui fait toujours du bien, & qu'il prend avec le plus de plaisir.

2. Le temps le plus favorable à l'exercice est celui où l'estomac est le plus vuide. Je sais qu'il y a des gens qui sont trop foibles pour prendre de l'exercice à jeun ; ils le doivent donc prendre après un leger dejeûner, ou vers le soir lorsque leur dîner est digéré ; mais de le faire, l'estomac rempli & au sortir de table, c'est ce qu'on ne doit jamais se permettre, à moins que la nécessité n'y oblige, ou qu'on ne le doive pour gagner sa vie.

3. Et quant à ce qui regarde enfin la mesure que l'on doit se prescrire dans le meilleur exercice que l'on prend, c'est encore à chacun de se régler sur ses forces & sur sa constitution. Dès que l'on commence à suer, à se trouver abbattu, & à avoir l'haleine courte, il faut s'arrêter, prendre un peu de repos, recommencer & continuer ainsi à diverses reprises, autant qu'on le peut avec plaisir sans s'épuiser. Mais si l'on s'est excédé ; si l'on a pris de l'exercice jusqu'à devenir pâle, ou

languissant, ou roide, on en a trop
fait ; il faut finir & pour le préfent &
même pour le lendemain. En général,
la chofe parle d'elle-même , & tous les
jours l'expérience la confirme, les enfants & les vieillards n'ont pas befoin
d'autant d'exercice que les gens forts
& robuftes, ni que ceux qui font dans
la fleur de leur âge.

4. A bien dire, il y a trois fortes
d'exercices à prendre. 1°. Il y en a que
nous pouvons prendre en quelque
forte fans fortir de nous-mêmes , parce que nous y fuffifons par les feules
forces de notre corps ; de ce genre font
la promenade , la courfe, la danfe ,
la lecture à haute voix, &c. 2°. Il y
en a que nous prenons , ou plutôt que
nous recevons par des moyens extérieurs, comme quand nous nous faifons porter dans des chaifes à porteurs
& dans des litieres , traîner dans des
voitures roulantes, ou mener foit à la
voile, foit à la rame dans des vaiffeaux,
&c. 3°. Enfin, il y en a où nous
fommes tout à la fois patients & agif-
fants , comme l'exercice du cheval, où
pendant que le cheval fait fes mouvements & fes fonctions , nous fommes

CHAPITRE
II.

C c 3

occupés à le guider & à nous tenir dans la posture convenable.

Nous n'entrerons point dans l'antique dispute qui a mis les philosophes aux prises sur celui de ces genres d'exercices qu'on doit préferer : mais on nous permettra de le dire librement, selon nous l'exercice le plus convenable aux personnes qui jouissent d'une bonne santé & d'une complexion robuste, c'est celui que nous nous donnons par nos propres facultés ; l'exercice le plus avantageux aux gens foibles & délicats, c'est celui qu'ils reçoivent sans se donner eux-mêmes aucune peine pour cela, & l'exercice qui est le plus favorable à la santé des gens qui ne peuvent passer ni pour vigoureux, ni pour infirmes, c'est celui que tout à la fois nous prenons & recevons. Il n'y a rien à ajouter, en particulier, à ce que Sydenham & Fuller ont si bien écrit pour recommander de monter à cheval. Il est démontré que tout ce qu'on peut se promettre d'une bonne digestion, on doit l'attendre de l'exercice du cheval, proportionné aux forces de celui qui le prend.

5. Au reste, il est bien essentiel de

prendre garde comment on se conduit après avoir pris de l'exercice, sur-tout lorsqu'il a été poussé jusqu'à la sueur. Il faut absolument éviter de s'exposer au froid pendant qu'on sue. Pour cela rien de mieux que de se faire d'abord frotter le corps avec un linge bien sec, & de changer ensuite de linge, après l'avoir fait bien aérer. Mais de toutes les imprudences la plus dangereuse, c'est, imm diatement après avoir fait de l'exercice, d'aller boire de l'eau froide, ou de quelque autre liqueur légere & froide, pendant que l'on a encore chaud, au-lieu que si ce qu'on boit étoit du moins de la chaleur du sang, on en seroit mieux désalteré & l'on ne courroit aucun risque.

6. Les gens maigres sont plutôt affoiblis, plutôt épuisés par un exercice excessif, que les gens qui ont de l'embonpoint. Gras & maigres, tous doivent se reposer après s'être fatigués, & sur-tout mettre quelque intervale entre l'exercice & les repas.

Du SOMMEIL & de la VEILLE.

1. Le *Sommeil* & la *Veille* ressem-

blent fort au repos & à l'exercice. La veille est un état d'action durant lequel la machine est fatiguée, affoiblie; au lieu que le sommeil est un état de repos destiné à la restaurer & à lui rendre ses forces. J'ajoute que la vicissitude qui ramene alternativement l'un & l'autre de ces états, n'est pas seulement nécessaire, mais encore agréable à notre nature, tant que l'un & l'autre sont bien réglés. Que si l'on demande quelles bornes on doit se prescrire dans l'usage du sommeil? Je pourrois répondre qu'elles doivent avoir plus ou moins d'étendue selon la différence des constitutions ; mais je dirai de plus, que six ou sept heures de sommeil suffisent aux jeunes gens & aux hommes faits, & huit ou neuf aux enfants & aux vieillards, supposé que les uns & les autres se portent bien. Quant aux personnes foibles & infirmes, il n'y a pas de regle fixe à leur prescrire. Plus on est languissant & debile, plus on a besoin de sommeil pour reprendre des forces. Chacun doit consulter là-dessus sa propre expérience.

2. Un sommeil moderé augmente

la tranfpiration infenfible, favorife la digeftion, met le corps à l'aife & égaie l'efprit. Les gens dont le fommeil trop léger eft interrompu pour la moindre chofe, ne font jamais au lit ni tranquillement, ni chaudement, les yeux fermés fans fe tourner & fe retourner, en un mot, dans un repos équivalent en quelque forte au fommeil même.

3. D'un autre côté, quand le fommeil eft exceffif, il rend le corps phlegmatique & lourd, il affoiblit la mémoire, il appefantit l'efprit; & quand la veille eft trop continuée, les forces s'épuifent, la fievre furvient, le corps fe deffeche, il s'attenue; on vieillit avant le temps.

4. Ne fe coucher que bien avant dans la nuit & ne fe lever que fort tard, c'eft renverfer l'ordre de la nature. On n'y gagne pas plus de temps & on ruine fa conftitution. Des gens qui n'en ufent de la forte que par air & pour fe conformer à la mode, méritent d'en être punis par la perte de leur fanté.

5. Dans nos climats froids il n'eft pas fain de dormir après dîner, ou à quelqu'autre heure de la journée, à

moins qu’en ayant contracté l’habitude, la chose ne soit devenue comme naturelle, ou qu’on ne puisse pas resister au sommeil, parce qu’on a été tourmenté d’insomnie la nuit précédente. Mais dans tous ces cas, qu’on se garde de prendre du froid, qu’on ait soin de se bien couvrir.

6. Pour bien faire, il faudroit au moins laisser un intervalle de deux heures entre le souper & le lit. Surtout point de ces grands soupers (*h*). Ils sont les ennemis mortels du sommeil. Il en coute au corps & à l’ame la douce tranquillité dont ils ont besoin pour pouvoir reprendre des forces.

De la Repletion *& de l’*Evacuation.

1. On peut dire, en un sens, que tout l’art de conserver la santé, consiste à rendre au corps ce qui lui manque, & à le debarrasser de ce qu’il a de trop, afin que de cette maniere il soit constam-

***

(*h*) Somnus ut sit levis, sit tibi cœna brevis. Schol. Salern.

ment & habituellement dans son état naturel. Tout ce qu'on introduit donc dans le corps comme aliment & boisson, & tout ce qui en sort, soit par la transpiration soit par d'autres voies naturelles, doit-être réglé de façon que le corps ne soit ni surchargé de ce qu'il prend, ni épuisé par ce qu'il évacue. L'un doit-être le remede de l'autre. Par des évacuations bien mesurées & faites à propos, on se délivre d'une plénitude dangereuse. Et si les évacuations ont été trop fortes, sans aller pourtant à un certain excès, on s'en réleve en prenant peu à peu la nourriture convenable pour remplir ce vuide.

2. C'est au médecin de proportionner la mesure & la maniere de l'évacuation qui assortit l'excès de plénitude dont le malade se plaint, tout cela est fort connu, le remede à la plénitude qui vient du manger & du boire, c'est le vomitif ou le jeûne. La surabondance du sang se guérit par la saignée ; celle des humeurs par des purgatifs, & si l'on a besoin d'être délivré des matieres qui auroient dû sortir du corps par la sueur, l'urine,

le crachement, ou de quelque autre
façon, l'on n'a qu'à recourir pour cela
aux moyens que l'expérience a fait
connoître , comme les plus propres
pour se procurer ce soulagement. Negli-
ger ces moyens , c'est s'exposer à des
foiblesses d'estomac, à des oppressions
de poitrine , à des pesanteurs de tête ,
au dechirement de quelques vaisseaux
sanguins , ou à tels autres accidents
plus ou moins dangereux.

3. Observons-le bien d'un autre côté ;
toute personne qui jouit d'une bonne
santé & en qui les secrétions naturelles
sont réglées comme il faut , doit éviter
avec soin les remedes , soit évacuants ,
soit acrimonieux. Ce seroit troubler
sans nécessité les opérations de la nature. Hippocrate en faisoit la remarque
il y a long-temps (i) ; les gens forts
& robustes se rendent malades par des
purgatifs (k). Il n'en est pas de même
des ablutions de la peau qu'on se procure , soit en se lavant , soit au bain , soit à

____

(i) Sect. 2. aphor. 36. 37.
(k) Il est bon pourtant de remarquer que les
purgatifs qu'on prenoit du temps d'Hippocrate
étoient un peu violents.

la nage, elles conviennent parfaitement aux personnes d'une bonne constitution, pourvu qu'elles n'y fassent point d'excès.

4. Nous remarquerons encore qu'on se fait plus de mal qu'on ne pense, par l'habitude de fumer ou de mâcher du tabac d'abord après le repas. Non-seulement cet usage est funeste à l'appetit en général, il dérange la bonne constitution, soit en affoiblissant les sources de la vie, comme font tous les opiates, soit en detournant la salive de l'esto-mac où la nature la dirigeoit pour faciliter la digestion.

5. Rien n'énerve le corps, n'en épuise les forces, & n'accélere davantage la vieillesse, qu'un commerce prématuré avec le sexe. Tacite avoit raison de célébrer les anciens Germains de ce qu'ils ne se marioient pas avant que d'avoir atteint l'âge d'une pleine vigueur (*l*).

Des PASSIONS & des AFFEC-TIONS de l'ame.

1. Qui veut conserver & affermir

(*l*) Tarda illis venus, & pares validique misce-bantur. De morib. German.

sa santé, doit avant toutes choses se rendre maître de ses passions & les assujettir à l'heureux joug de la raison. Envain l'on observeroit le meilleur régime, envain on l'accompagneroit de l'exercice le plus sagement réglé, si l'on se livroit à quelque passion vicieuse, si l'on s'abandonnoit à ses excès; il n'en faudroit pas davantage pour déranger toute cette économie, & pour empêcher tous les salutaires effets de la tempérance. Il est donc essentiel de se tenir sur ses gardes contre ces impérieuses maîtresses, & leurs pernicieuses influences.

2. Il est avéré par l'expérience, que la crainte, la tristesse & toutes les passions qui tiennent à celles-là, comme l'envie, la haine, la malignité, la vengeance & le desespoir, affoiblissent les nerfs, ralentissent la circulation, nuisent à la digestion, & quelquefois même produisent des espasmes, des obstructions, des désordres hypocondriaques. Il n'est pas même sans exemple qu'une soudaine terreur ait causé la mort (*m*).

______

(*m*) Valere Maxime en rapporte plusieurs exemples.

3. La joie au contraire & la colere, quand elles font modérées, (& je dis la même chofe de diverfes paffions qui participent à leur nature, comme la gaieté, le contentement, l'efpérance, un amour vertueux & tendre, l'ardeur à faire le bien) renforcent la vigueur des nerfs, accélerent la circulation des humeurs, aident la tranfpiration, favorifent la digeftion. Il faut pourtant obferver que dès-que la colere eft violente, & ne differe de la fureur que dans fa durée, elle occafionne de terribles défordres dans le corps ; effufions de bile, inflammations, convulfions, apoplexies même ; fur-tout dans les tempéraments chauds. Une joie exceffive n'eft pas non plus exempte de mauvaifes fuites. Elle eft incompatible avec un tranquille fommeil, Quelquefois quand elle a été imprévue & foudaine, elle produit de terribles effets (*n*).

4. Une autre chofe bien digne de remarque, c'eft que le corps, quoique tranquille, tranfpire beaucoup plus

---

(*n*) Vid. Plin. hift. nat. Lib. 7. cap. 53. Aul. Gell. Noct. attic. Lib. 3. cap. 15.

Chapitre
II.

lorfque l'ame eft affectée de quelque paffion véhémente, qu'au milieu du plus violent exercice fi l'ame garde fa tranquillité. Delà vient que les gens colériques font fi peu propres à foutenir la fatigue de l'exercice. Ils tranfpireroient trop, ils ne fauroient y fuffire. Ajoutons-ici que les dérangements qu'occafionnent les vives agitations de l'ame, font beaucoup plus opiniâtres que ceux qui naiffent des plus pénibles exercices du corps. A ces derniers le repos y remedie; mais il a peu d'efficace fur les premiers.

5. Veut-on favoir quel eft, de toutes les fituations de l'ame, celle qui contribue le plus au bien être du corps; c'eft une conftante férénité dont l'efpérance eft l'appui, c'eft une aimable gaieté dont une bonne confcience eft la fource. J'ajoute que cette gaieté eft particuliérement favorable au corps, quand elle s'affied avec nous à table, & qu'elle nous conduit au lit, parce que la trifteffe & l'inquiétude empêchent que le repas & le fommeil ne fervent à reparer nos forces comme ils le pourroient. L'illuftre Bacon qui en faifoit la remarque y a fondé un excellent confeil

conseil „ si quelqu'un, dit-il, se sent
„ agité de quelque passion violente au
„ moment qu'il est prêt à se mettre à
„ table, ou d'entrer au lit, qu'il diffe-
„ re de prendre son repas, ou de se
„ coucher. Il est, en pareil cas, de la pru-
„ dence de laisser au corps le temps de
„ se remettre, & à l'ame celui de repren-
„ dre sa tranquillité ".

Voilà les *regles générales* qui peuvent
passer pour les plus importantes dans
l'usage de chacune des *six choses nécessaires à la vie*, considérées séparément.
Il en est une encore qui appartient à
deux de ces objets, considerés dans
l'influence réciproque qu'ils ont l'un
sur l'autre. Loin de l'obmettre, je prie
qu'on y fasse d'autant plus d'attention
qu'elle me paroit très-importante. La
voici. L'exercice que nous prenons doit
toujours être proportionné au régime
que nous observons, & notre régime
par conséquent à notre exercice ; ou
pour dire la même chose en d'autres
termes, qui mange & boit beaucoup,
doit prendre beaucoup d'exercice : &
qui prend peu d'exercice, doit vivre
très-frugalement s'il veut conserver sa
santé. Les gens qui sont les maîtres de

CHAPITRE
II.

D d

prendre conſtamment un exercice modéré, peuvent digérer beaucoup d'aliments ſans nuire à leur ſanté, parce que cet exercice régulier les débarraſſe de leurs humeurs ſuperflues ; mais les perſonnes trop délicates pour oſer ſe donner un certain degré de mouvement, ne ſauroient manger beaucoup ſans ſe faire du mal. Ce qu'ils ne digérent pas, reſte dans leur corps & devient en eux une ſource permanente de maladies. Hippocrate, comme nous l'avons vu, tenoit ces obſervations pour extrêmement importantes. Il ne connoiſſoit rien de plus eſſentiel dans l'art de conſerver la ſanté ; il ne recommandoit rien avec plus de ſoin, que cette attention à mettre de la proportion entre la nourriture que l'on prend & l'exercice qu'on ſe donne.

Mais une choſe qu'on néglige, & qui n'en mérite que plus de devenir l'objet de nos avis, c'eſt que quand on s'eſt beaucoup fatigué, & qu'après avoir ſupporté dans la journée quelque violent exercice, on a beſoin de nourriture pour reprendre inceſſamment des forces, la qualité de cette nourriture n'eſt rien moins qu'indifférente.

En pareil cas, il faut manger ce qu'on peut de plus léger & de plus facile à digérer, & boire quelque chose de chaud de la plus foible consistance. Une nourriture trop riche, & une boisson trop forte, augmenteroient cette espece de fievre artificielle, si j'ose parler ainsi, qu'un violent exercice éleve dans le sang. Loin de réparer les forces & de ranimer les esprits, elles jetteroient dans l'accablement.

Je ne m'arrête pas ici. Aux regles générales que nous venons d'indiquer touchant l'usage des choses nécessaires à la vie, il y en a trois encore à ajouter, dont l'observation est essentielle pour conserver & affermir la santé.

Premiere Regle. Tout excès est ennemi de la nature. Je dis tout sans exception. Qu'on se livre trop au froid ou au chaud, à la joie ou à la tristesse, au manger ou au boire, ou à quelque plaisir sensible que ce soit, l'excès est toujours puni de quelque dérangement dans le corps. Ainsi rien de plus avantageux à la santé que de mettre une sage modération & dans nos passions & dans nos sentiments.

Seconde Regle. Il y a toujours du

D d 2

péril à vouloir tout d'un coup se corriger d'une vieille habitude, ou renoncer à une ancienne coutume, & passer soudainement d'une extrêmité à l'autre (*o*), quelques mauvaises que soient en elles-mêmes les choses auxquelles on s'est accoutumé, quand ce seroit de *boire des liqueurs*, de *mâcher du tabac*, de se *coucher trop tard*, de *faire la méridienne*, de *boire un petit coup le matin*, &c. Dès-là qu'on s'en est fait une habitude, il faut bien se garder d'y renoncer subitement ; si l'on travaille à s'en affranchir, ce doit être par degrés & peu à peu.

Troisieme Regle. Tout ce qui va à affoiblir, il faut l'éviter avec soin. Je mets en ce rang, par exemple, de se faire saigner de temps en temps sans nécessité, de prendre des purgatifs ou des vomitifs trop violents, de se jetter tout d'un coup dans une diete trop austere, ne vivant que de légumes ou d'aliments trop peu succulents, & cela

---

(*o*) Semel multum & repente vel evacuare, vel replere, vel calefacere, vel refrigerare, aut alio quovis modo movere, periculosum. Hippocr. Aphorism. Sect. 2, Aph. 51.

plutôt par fantaifie que par befoin.
Qu'arrive t-il de là, on altere les vaiffeaux les plus fins par lefquels la circulation fe confomme. Ils deviennent
comme autant de cordes impénétra-
bles aux humeurs qui devroient s'y
filtrer ; les conduits de la vie fe defsé-
chent & les forces dépériffent.

Mais en voilà affez fur les *regles générales* que tout le monde doit obferver pour fe bien porter ; il eft temps
de venir aux *regles particulieres*, que
requiert la différence des tempéraments
d'une part, & de l'autre celles des
diverfes conditions de la vie.

CHAPITRE III.

Des regles de la santé, qui se rappor-
tent aux différents tempéraments, au
colérique & au mélancolique, au
phlegmatique & au sanguin, & de
quelques conséquences qui découlent de
ces regles.

Il n'est rien moins qu'indifférent pour
la santé de bien connoître le tempérament ou la constitution des personnes
à qui l'on s'intéresse. Hippocrate ensei-
gne „que (*a*) le corps humain con-
„tient quatre humeurs d'un caractere
„tout différent par rapport au chaud
„& au froid, à l'humide & au sec;
„savoir, le sang, le phlegme, la bile
„jaune & la bile noire; que le corps
„se décharge souvent de ses humeurs,
„soit par des vomissements, soit à la
„selle; que la santé dépend d'une
„juste proportion dans leur mélange,

______

(*a*) De natur. hom. p. 225. 226.

,, & que dès qu'il en eſt une qui pré-
,, vaut ſur les autres , il en réſulte quel-
,, que maladie ". C'eſt ſur cette doctrine d'Hippocrate qu'on a fondé la
diſtinction des tempéraments en quatre principaux , le colérique , le méian-
colique , le phlegmatique , & le ſanguin. Galien toujours ſubtil & toujours fertile en diviſions & ſubdivi-
ſions , ne s'en eſt pas tenu là. (*b*). Il
diſtingua neuf ſortes de tempéraments,
quatre ſimples , ſavoir , le chaud , le
froid , l'humide & le ſec ; quatre com-
poſés qui réſultent de la combinaiſon
des quatre qualités précédentes , ſavoir,
un tempérament chaud & ſec , un tempérament chaud & humide , un tempérament froid & humide , & un tempérament froid & ſec ; à quoi il ajouta
un tempérament conſtitué de maniere,
par l'heureux mêlange de toutes ces
qualités , qu'aucune ne prédomine par
deſſus les autres , & que toutes y ſont
dans un degré ſi modéré que la parfaite ſanté du corps en eſt le fruit infaillible.

____

(*b*) Galen. de temperam. Lib. 2. cap. 1.

Quoiqu'éloignés en apparence, ces deux grands maîtres & leurs sectateurs ne diffèrent que dans les termes. Le tempérament qu'Hippocrate nomme colérique, n'est guere autre chose que celui que Galien nomme chaud & sec; le phlegmatique du premier reßemble fort au froid & humide, & son mélancolique, au froid & sec du second; le sanguin de l'un au modéré de l'autre. Qu'on suive donc la division de Galien, ou qu'on s'en tienne à celle d'Hippocrate, peu importe : l'eßentiel est de prendre des notions distinctes des différents tempéraments & de leur nature, selon les loix de la circulation du sang que les anciens ignorerent. J'adopte ici la doctrine d'Hippocrate. Tout ce qu'il faut pour avoir une juste idée des quatre tempéraments auxquels il rapporte toutes les constitutions, se réduit à examiner quel changement se produit dans la maße des fluides, quand l'humeur qui dénomine chaque tempérament y prévaut , & quelle influence a ce changement tant sur l'ame que sur le corps.

Commençons par les tempéraments colériques. Ce sont ceux ou la bile jaune prédomine (*c*). Dans les gens de cette complexion, le sang chaud & léger circule avec une grande vitesse, dispose le corps à des inflammations & à des maladies aigues, & donnent à l'ame une promptitude, une impétuosité habituelle, dans toutes ses délibérations & dans toutes ses actions. Les personnes qui sont de ce tempérament doivent éviter toute occasion de dispute, craindre les liqueurs fortes, se refuser à tout exercice violent, fuir en un mot tout ce qui peut les enflammer.

Dans le tempérament mélancolique où surabonde cette humeur grossiere, terrestre & austere, que les anciens appelloient bile noire, le sang épais & pesant circule lentement, dispose le corps tant à des obstructions glanduleuses, qu'à des abbatements & des épuisements fâcheux, pendant qu'elle tourne l'ame à la crainte & à la tristesse. Un bon air, un exercice modéré, d'excellent vin en petite quantité,

---

(*c*) Vid. Hoffman. Differt. de temperamento, fundamento morum & morborum in gentibus.

& encore détrempé pour l'ufage ordinaire , font ce que des perfonnes de cette conftitution peuvent employer de plus efficace pour conferver leur fanté. Si j'y ajoute quelque chofe, c'eft l'enjouement d'une compagnie gaie & aifée.

Les tempéraments phlegmatiques doivent ce qui les caractérife à un mucilage tenace & aqueux, qui prédomine fur les autres humeurs. Le fang gluant qui fe meut avec lenteur, difpofe le corps foit à des tumeurs purulantes, foit à des affections hydropiques, & l'ame à la pareffe & à la ftupidité. Quand on eft de cette complexion, tout ce qu'on peut faire de mieux pour prévenir de funeftes défordres, c'eft de s'affujettir à une diete modérément atténuante, à un exercice conftant, & de temps en temps à des purgatifs, qui, pris à propos, réchauffent & dégagent.

Enfin, dans le tempérament fanguin, où ni la bile, ni le phlegme ne furabondent, comme le fang, à moins qu'on ne fe permette une nourriture trop riche & trop forte, ou qu'au contraire quelque hémorragie n'ait jetté dans l'inanition, comme, dis-je, le sang circule avec autant d'égalité que de facilité, cela même dispose le corps à une santé affermie & à de longs jours, pendant que l'ame contente & gaie s'ouvre à une aimable bienveillance. Le grand soin des personnes de cette complexion doit être de s'abstreindre à un usage prudent & modéré des choses nécessaires à la vie, d'éviter les excès de la table & de la molesse, de fuir en tout & par tout les séductions d'une intempérance qui énerveroit, qui détruiroit même l'heureuse & robuste constitution dont ils jouissent.

Je n'ignore pas qu'on ne sauroit toujours distinguer aisément au premier coup d'œil, quel est le tempérament de chacun en particulier ; mais au moins, n'est-il point d'homme de bon sens, qui par sa propre expérience & sur des observations réfléchies, ne puisse parvenir à savoir avec certitude quel tempérament prédomine en lui, ce qui suffit. Dès qu'on se connoît, on peut prendre ses précautions, & au moyen de quelques soins, prévenir les maux à craindre dans la constitution dont on est.

Tirons de tout cela nos conclufions. J'en vois deux principales. La premiere que ce feroit en vain qu'on chercheroit un remede univerfel à tous les maux, parce que vu la différence des tempéraments, ce qui convient aux uns nuit par cela même aux autres; à ceux-ci le froid, à ceux-là le chaud, & ainfi du refte. Auffi combien de fois l'expérience n'a-t-elle pas démenti les prétendues vertus de ces fameux fpécifiques que l'on célébroit de tous côtés, & convaincu d'ignorance ou de mauvaife foi, ceux qui avoient ofé les produire? Il faudroit la puiffance infinie du Créateur de nos corps, pour trouver une panacée propre à toutes les maladies qui les affiegent. Depuis que *l'arbre de vie* n'eft plus, cette panacée n'a jamais exifté.

Ma feconde conféquence, c'eft qu'il eft impoffible de s'affurer que tel ou tel aliment, tel ou tel remede convient à quelqu'un, fi préalablement on n'a pas une connoiffance fuffifante du tempérament dont il eft. D'où il fuit ultérieurement que fe hazarder de prefcrire à qui que ce foit un régime ou des remedes, fans avoir auparavant étudié sa constitution, c'est une témérité inexcusable.

Je m'arrête ici. Après avoir dit un mot des différentes regles de santé que la différence des tempéraments exige, il faut jetter un coup d'œil sur celle qu'y met la diversité des âges.

CHAPITRE III.

CHAPITRE IV.

De l'enfance, de la jeunesse, de l'âge viril, de la vieillesse, & des regles de santé dont ces différents périodes de la vie humaine demandent l'observation.

DE L'ENFANCE.

Si le Philosophe qu'Aulu-Gelle introduisoit, déclamant contre ces meres dénaturées qui refusent le sein à leurs propres enfants (a), vivoit de nos jours, & voyoit les personnes de rang & de distinction parmi nous, n'arrêter si souvent leurs regards dans le choix d'une épouse que sur la fortune, sans se mettre en peine, ni des graces du corps, ni des vertus qui font la beauté de

____

(a) Lib. XII. cap. 1. Oro te; inquit, mulier, sine eam totam integram esse matrem filii sui, quod est enim hoc contra naturam imperfectum atque dimidiatum matris genus, peperisse, ac statim ab sese abjecisse? aluisse in utero sanguine suo nescio quid, quod non videret: non alere nunc suo lacte quod videat, jam viventem, jam hominem, jam matris officia implorantem?

l'ame, il auroit sans doute bien changé d'idées. Par compassion pour les enfants, il auroit préferé des nourrices étrangeres d'une bonne conduite, à des meres volages & capricieuses. Ce que peuvent faire de mieux des parents qui n'ont pas daigné se former à la tempérance, à une humeur gaie, à une santé ferme & robuste, afin d'avoir des enfants vigoureux & d'une bonne constitution, c'est d'y suppléer autant qu'ils le peuvent par le choix d'une excellente nourrice.

Le premier soin donc de toute mere qui n'est pas en état de s'acquitter elle-même de l'importante tâche dont nous parlons, c'est ce choix, c'est de se procurer une nourrice vertueuse, saine, gaie, propre, & s'il est possible experte dans son métier. Il faut que son lait soit blanc, doux, de bonne odeur, sans aucun goût étranger, de deux à six mois, & plutôt un peu mince qu'épais. Si l'on donne à l'enfant quelques autres aliments, ils doivent être très-simples & de très-facile digestion. Ses habits ne doivent être ni étroits, ni trop chauds. Moins on y emploira d'épingles de peur de le

Chapitre
IV.

bleſſer , & plus prudemment on fera.
La nourrice enfin, lui fera prendre l'air
& lui donnera du mouvement autant
qu'il ſera poſſible.

Pour prévenir la noueure, les écrouelles , la toux , & les deſcentes ſi communes en Angleterre , on fera bien de
plonger chaque matin tout le corps de
l'enfant dans l'eau froide , enſuite de
le frotter , de le bien eſſuyer , & de
l'habiller. Il conviendra cependant de
ne commencer cet uſage qu'au bout de
quelque mois , ou même qu'au premier
été après la naiſſance de l'enfant , crainte que l'expoſant au froid trop tôt
après qu'il eſt ſorti du domicile où il
étoit ſi chaudement , il n'en fut incommodé. Si au premier eſſai l'enfant
ſort du bain avec gaieté & eſt d'abord
rechauffé , c'eſt bon ſigne , le bain lui
convient. Mais s'il en ſort tout friſſon-
nant & pâle , & qu'il demeure une
partie de la journée dans cet état , il
faut le laiſſer croître & prendre des
forces , avant que d'eſſayer de nouveau de le plonger dans l'eau froide.

Lès que les enfants donnent les
premieres marques de raiſon , c'eſt à
leurs parents de travailler ſans délai à
les

les plier à l'obéiſſance , & à leur inſpirer de bonne heure le grand principe de toutes les vertus, comme parle notre judicieux Locke (*b*) , " qui eſt, de „ renoncer à ſes propres deſirs , de repri- „ mer ſes paſſions & de ſuivre purement „ & ſimplement ce que la raiſon lui „ propoſe comme le meilleur , quoique „ ſa paſſion l'en veuille détourner pour „ l'entraîner ailleurs. On voit tous les „ jours des parents qui par l'indulgence „ exceſſive qu'ils ont pour leurs enfants , „ lorſqu'ils ſont encore petits , gâtent „ en eux tous les principes de la nature , „ & qui s'étonnent enſuite de voir des „ ruiſſeaux impurs , après qu'ils en ont „ eux-mêmes empoiſonné la ſource. Si „ un enfant a été accoutumé à avoir „ tout ce qui lui venoit à la fantaiſie „ dans le temps qu'il étoit encore à la „ robe , doit-on être ſurpris qu'il mette „ tout en uſage pour être traité ſur le „ même pied lorſqu'il porte le haut de „ chauſſes ". Long-temps avant notre eſtimable Auteur , l'incomparable Quin-

___

(*b*) Locke de l'éducation des enfants. §. 25, 36, 37.

tilien avoit fait la même remarque &
donné le même conseil (*c*). Et qui peut
ignorer combien sont funestes les com-
plaisances excessives pour des enfants
que l'on aime. Par là toutes leurs fantai-
sies se convertissent peu à peu en habitudes ; on ruine leur santé & on leur
gâte le cœur.

DE LA JEUNESSE.

Il est naturel que dans la jeunesse on
mange beaucoup. Hippocrate le conseille (*d*) , mais en même temps il
veut que les aliments dont on se nourrit
soient simples & faciles à digérer , parce que sans cela ils produiroient des
humeurs grossieres & épaisses qui
deviendroient la source fatale de mille
maux , gâle , pierre , rhumatisme , &
autres semblables. Quant au vin , si les
jeunes gens s'en permettent l'usage ils

(*c*) Utinam liberorum nostrorum mores ipsi
non perderemus. Infantiam statim deliciis solvi-
mus. Mollis illa educatio , quam indulgentiam
vocamus , nervos omnes & mentis & corporis
frangit. Fit ex his consuetudo , deinde natura.
Instit. orat. Lib. I. cap. 2.
(*d*) Sect. I. Aphor. 13.

doivent en prendre très modérément,
& ce que je dis du vin, je le dis à plus
forte raison de toutes les liqueurs fpiri-
tueufes. Les fruits mal mûrs, ils doivent abfolument fe les interdire & ne
manger même qu'avec réferve de ceux
qui ont atteint une parfaite maturité,
l'exercice leur eft néceffaire, mais dans
un degré modéré, s'ils en prenoient
trop, il les épuiferoit, s'ils en prenoient
trop peu, ils courroient rifque de contracter des enflures & la courte haleine.
Il en eft de même du fommeil; fi les
jeunes gens s'y refufoient, on les verroit
maigrir & devenir fujets à la fievre;
s'ils s'y livroient trop, il les rendroit
pefants & ftupides.

Mais difons-le fur-tout, c'eft principalement dans la jeuneffe que l'homme doit travailler fur fon cœur; c'eft
dans cette aimable faifon de la vie,
qu'il doit ouvrir fon ame aux falutai-
res habitudes de la vertu. De-là dépend,
pour la fuite, fa fanté comme fa réputation; car fans la vertu il ne fauroit
parvenir avec toutes fes forces & dans
une bonne conftitution à la fleur de
l'âge, moins encore à la vieilleffe.
Cette heureufe conftitution eft incompa-

Chapitre IV.

tible avec divers vices fur lefquels on ne s'obferve pas affez. Jamais elle n'habita au fein de l'impureté, de l'yvrognerie, du luxe & de la pareffe. En abrégeant leurs jours, le débauché & l'épicurien les rendent malheureux. Nous blefferions également la délicateffe & la compaffion des perfonnes qui ont du fentiment, fi nous expofions ici à leurs regards l'affreux tableau des cruelles fouffrances & des anxiétés mortelles, dont les jeunes gens payent tant de fois leurs débauches réiterées, avant que de tomber dans la foffe qu'ils fe font creufée à eux-mêmes par leurs indignes excès. Que s'il s'en trouve qui reviennent de leurs défordres, avant que d'avoir entiérement détruit en eux les fources de la vie, ce qui leur en refte eft fi affoibli, fi énervé par la licence à laquelle ils fe font abandonnés ; qu'à peine eft-ce affez pour les aider à traîner une vie mourante dans la langueur & dans l'épuifement ; toujours à charge à eux-mêmes & à ceux qui les environnent ; trop heureux encore, fi pour comble d'infortunes, ils ne tranfmettent pas à leur malheureufe poftérité, une partie des maux qu'ils se sont attirés par leur conduite criminelle.

Qu'on ne croie pas , au reste , qu'en parlant de la sorte je tienne un langage inconnu au gens de notre profession. De tout temps ils ont recommandé la vertu comme ayant une influence essentielle sur la santé ; de tout temps ils en ont donné l'avis aux jeunes gens. Galien entr'autres s'expliquoit sur ce sujet d'une maniere bien expresse. ,, C'est la ,, jeunesse , disoit-il (e) , qui est le ,, temps propre pour plier l'ame au ,, devoir, pour lui faire contracter les ,, habitudes de la vertu , pour la former ,, sur toutes choses à la modestie & à ,, l'obéissance. Et l'on trouvera que ,, c'est là la voie la plus abrégée pour ,, assurer au corps tout ce qui est essen- ,, tiel à la santé dans toute la suite de ,, la vie ".

Je conviens qu'il est difficile de faire entendre raison aux jeunes gens , & d'empêcher que dans l'yvresse des pas-

---

(e) De San. tuend. Lib. 1. cap. 12. Vide insuper ejusdem libellum de cognoscend. & curand. animi morbis , cap. 7.

E e 3

fions , ils ne fe livrent à des excès qui abrégent leurs jours dès le printemps de leur vie , ou qui en empoifonnent la fin par l'amertume des remords & les douleurs des maladies , dont il font tôt ou tard accompagnés. Mais , quoique difficile , la chofe n'eft pourtant pas impoffible. C'eft l'ouvrage d'une fage difcipline , c'eft celui du bon exemple. C'eft aux parents à veiller de près fur leurs enfants , à fe faire de leur éduca-tion une affaire capitale , & à ne rien négliger dans le domeftique pour les faire entrer de bonne heure dans le bon chemin , afin qu'en avançant en âge ils ne s'en detournent jamais.

Mais fi les parents ne fe trouvent pas en état de donner , par eux-mêmes , à leurs enfants une éducation vertueufe , en les inftruifant par leurs leçons & par leur exemple d'une maniere conve-nable , au moins doivent-ils être atten-tifs à les placer dans les écoles & dans les feminaires où la Religion & la vertu font le mieux inculquées , & où on fe donne le plus de peine pour les leur faire aimer & pratiquer avec une fincere & refpectueufe affiduité. Ce n'eft pas feulement faire du bien à fes enfants que d'en ufer de la forte, c'eft rendre fervice à la focieté, où la multitude eft toujours prête à imiter les bons auffi bien que les mauvais exemples de fes fupérieurs.

Qu'il nous foit permis de féliciter ici notre jeuneffe, des fecours inexprimables qu'on trouve dans les Univerfités de la Grande Bretagne, pour fe former à la vertu par une heureufe éducation. Oxford entr'autres eft fans contredit un des endroits de l'Europe le plus favorifé à cet égard. Je ne connois nulle part aucun établiffement public pour la jeuneffe, qui l'emporte fur cette célebre Univerfité. La Religion, le favoir, & les mœurs y brillent dans tout leur éclat. L'ignorance, le vice, & l'irréligion y déshonorent & y couvrent de mépris. Les vertus & les graces s'y prêtent la main ; l'érudition de l'étudiant ne s'y montre qu'accompagnée de la politeffe de l'homme du monde. Je n'ai jamais eu le bonheur de voir Cambridge, mais il eft forti tant de grands, tant d'excellents hommes de cette Univerfité, qu'elle ne peut-être que la digne fœur de celle d'Oxford. Celles d'Ecoffe meritent les mêmes éloges. Elles n'ont jamais cessé d'avoir à leur tête des Docteurs, & de produire des Disciples non moins illustres par leurs vertus, que du côté du génie & de l'érudition.

J'oserai donc le dire ; ceux de nos compatriotes qui envoient leurs enfants hors du pays pour les y faire élever, sans leur avoir auparavant fait donner les principes de la vertu & de la science dans nos Universités, montrent qu'ils ne s'intéressent pas assez, ni pour la santé, ni pour l'honneur de leur famille, ni même, ajoutons-le hardiment, pour la gloire de la Patrie (f).

DE L'AGE VIRIL.

A cette époque de la vie humaine, s'appliquent toutes les regles générales que nous avons jusqu'ici prescrites pour la conservation de la santé, toutes

(f) Que peut-on attendre de ces jeunes avanturiers, si ce n'est qu'ils nous rapportent les folies, les vices, & les excès des différents pays qu'ils auront parcourus ? Voyez Sherridan sur l'éducation de la jeunesse Angloise. Liv. 1. Chap. 2. p. 32. 33.

celles, en un mot, qui ne regardent pas spécialement le temps de l'enfance, de la jeuneſſe, & de la vieilleſſe.

On comprend ſans peine qu'à l'âge viril, la force & la conſiſtance de la ſanté dépendent principalement des habitudes de tempérance & de modération que l'on a priſes dès l'enfance & où l'on s'eſt affermi pendant la jeuneſſe. A moins qu'on n'ait pas le ſens commun, il n'en doit rien coûter à un homme qui eſt parvenu à l'entiere maturité de la raiſon, pour ſe refuſer à des fantaiſies & à des excès dont il a toujours ſu ſe défendre précédemment.

Il eſt encore tout ſimple de ſuppoſer qu'à cet âge là un homme ſe connoît, qu'il connoît ſon tempérament, & que ne pouvant ignorer s'il eſt ou colérique, ou mélancolique, ou phlegmatique, ou ſanguin, il eſt attentif ſur ſoi-même pour contenir ſes paſſions dans de juſtes bornes du côté qu'elles pourroient être funeſtes à ſa ſanté, s'il venoit à leur lâcher la bride ; qu'il évitera ſoigneuſement tout ce que l'expérience lui a appris être contraire à ſa conftitution., & qu'il perfiftera par la même raifon à faire ufage de ce qui lui convient le mieux. Alors ou jamais, on doit voir que fi par une indolence obftinée, ou par de criminels excès, on ruine à la fleur de l'âge, & quand on eft dans toutes fes forces, un tempérament robufte & heureux, on rifque de l'abimer fans retour. En cas qu'on en pût douter en raifonnant, on n'a qu'à confulter l'expérience & à ouvrir les yeux pour s'en convaincre. Les exemples qui juftifient ce que nous venons de dire, ne font, hélas, que trop communs !

DE LA VIEILLESSE.

La fanté eft de toutes les bénedictions temporelles la plus précieufe dans un âge où la raifon arrivée au plus haut dégré de perfection dont elle eft fufceptible ici bas, eft dans toute fa beauté & dans toute fa force. Qu'y a-t-il donc de plus naturel, que de donner tous fes foins à la conferver & à l'affermir, en obfervant, autant qu'il eft poffible, les regles qui peuvent y contribuer ? Les unes prefcrivent au vieillard ce qu'il doit éviter , les autres le dirigent dans ce qu'il doit faire , toutes méritent son attention.

En général , dès qu'on eſt entré dans ce dernier période de la vie , l'expérience doit plus que jamais guider la raiſon ſur-tout ce qui intéreſſe la ſanté. On doit ſavoir quelles ſont les choſes dont on a trouvé précédemment que l'uſage étoit nuiſible , & cette connoiſſance doit ſuffire pour porter tout homme ſage à ſe les refuſer ; car dans la vieilleſſe ce n'eſt plus le temps de ſe mettre volontairement aux priſes avec quelques maux que ce ſoit. Alors , on doit bien le ſentir , les moindres excès vont à épuiſer le peu de force qui reſtent. Ce qui , dans la vigueur de l'âge , étoit du moins ſans conſéquence , ſuffit pour abattre totalement quand la vieilleſſe eſt arrivée. Soins immoderés & ſoucis rongeants pour la fortune ; application profonde & paſſionnée à l'étude , humeur inquiéte & chagrine : diſons tout, en un mot , rien de ce qui peut altérer & affoiblir une bonne conſtitution (*g*) , ne ſauroit être évité

CHAPITRE
IV.

______

(*g*) Il n'eſt pas néceſſaire d'obſerver en parti-

avec trop de fcrupule par un vieillard
qui fouhaite fe conferver.

Mais ce n'eft pas affez qu'il s'obferve fur ce qu'il doit éviter , il faut
encore qu'il fe regle par rapport à
diverfes chofes qu'il doit faire. Je ne
toucherai qu'aux plus importantes. 1º.
Un homme d'âge doit être fort attentif à fixer fa demeure dans un lieu où
l'air foit pur & fain. 2º. il doit proportionner foigneufement la nourriture qu'il prend à l'exercice qu'il fait ,
être fort modéré dans l'un & dans
l'autre , fe retrancher peu à peu des
aliments folides pour y en fubftituer
de liquides , fortir fouvent de table
avec un refte d'appetit plutôt que
raffafié , & s'il lui arrive de faire
quelque excès , ne point manquer de
le reparer par l'abftinence le jour fuivant , ou plus long-temps même ,
jufqu'à ce que l'eftomac foit parfaitement rétabli. 3º. Un vieillard doit

---

culier , combien il importe aux perfonnes âgées de
s'obferver dans le mariage. *L'Adventurer* dans
un de fes admirables Effais , a ingénieufement
appliqué aux vieillards qui s'oublient à cet égard
ce mot de Virgile. *Animafque in vulnere ponunt.*

faire enforte que naturellement ou par artifice fes évacuations aient lieu régu-liérement. 4°. Il doit mettre tout en œuvre pour fe procurer des nuits tranquilles & un profond fommeil , rien n'étant plus effentiel à cet âge pour fe bien porter que de dormir comme il faut. 5°. Il importe encore extrêmement, qu'il fe tienne le corps bien propre & toujours bien couvert, fur-tout l'eftomac , les bras , & les jambes, fans quoi il ne fauroit fe bien porter. 6°. Enfin , ce qui n'eft pas moins effentiel à la confervation de fa fanté , c'eft qu'il tâche d'être toujours content & de bonne humeur, d'avoir des manieres & une converfation agréa-bles , de fe faire aimer des jeunes gens, & de fe plaire à les fréquenter.

CHAPITRE V.

Des conditions & des circonstances dif-férentes dans lesquelles on peut en-visager les hommes, en les considérant comme robustes ou délicats , comme libres ou au service d'autrui, comme riches ou indigents ; avec des regles pour leur santé dans ces diverses situations.

EN jouissant actuellement des dou-ceurs d'une santé bien affermie , les hommes ne se trouvent pas tous dans la même situation. Des circonstances fort différentes , quelquefois même très-opposées , jettent plus ou moins de diversité dans leur état. Ces circons-tances sont de deux sortes. Il en est d'intérieures ; les uns sont d'une cons-titution saine & robuste , les autres d'une constitution foible & valétudi-naire. Il en est d'extérieures , ceux-ci riches & maîtres d'eux-mêmes peuvent vivre dans le monde comme il leur plaît ; ceux-là pauvres ou au service d'autrui languiffent dans la mifere ou dans la dépendance ; & les foins pour la fanté varient comme ces fituations.

Je n'ai que deux confeils à donner aux perfonnes d'une conftitution faine & robufte. Le premier eft de ne mettre pas trop d'uniformité dans leur nourriture & dans leur maniere de vivre. Des gens qui font naturellement vigoureux & d'une bonne fanté , font bien d'être tantôt en ville , & tantôt à la campagne ; de manger & de boire tantôt plus & tantôt moins , pourvu que ce foit toujours fans excès ; de manger indifféremment de tout ce qui n'eft pas mal-fain , de fe donner quelquefois beaucoup d'exercice , & d'autre fois de n'en prendre que peu , en un mot il leur convient de s'accoutumer à tout, afin d'être prêts à tout dans quelque fituation que la divine Providence juge à propos de les placer. Secondement , quoiqu'ils ne doivent pas trop s'écouter , ils ne doivent jamais abufer de leurs forces ; jamais dans la joie & dans les plaifirs ils ne doivent fe permettre les emportements de la débauche. Leur vigueur eft un tréfor , il faut qu'ils le confervent pour se soutenir au milieu des infirmités inséparables de la vie humaine.

Les gens foibles & délicats, & dans cette classe Celse rangeoit plusieurs des habitants des grandes villes, surtout les hommes de lettres qui menent une vie studieuse & sédentaire ; les gens foibles & délicats, dis-je, doivent continuellemenr travailler à regagner par la tempérance, la régularité, & des attentions sur eux-mêmes, ce qu'ils perdent journellement par une suite naturelle de leur foiblesse, de leur situation, & de leur application. On le voit tous les jours ; ces gens délicats que le moindre excès dérange & qui par cela même sont obligés à des ménagements perpétuels, se soutiennent, à tout prendre, beaucoup mieux que les autres, ils vivent plus long-temps passablement bien, que les gens les plus robustes, parceque ces derniers comptant trop sur leurs forces, se moquent des regles & s'attirent mille maux en les bravant.

Pour ce qui est des personnes que la naissance ou l'industrie a mis en état de vivre dans l'indépendance & à leur choix, je n'ai qu'un mot à leur dire ici

ici. Affez heureux pour pouvoir réduire en pratique toutes les leçons des maîtres de l'art fur les moyens de conferver la fanté, ils feroient inexcufables s'ils négligeoient de s'en fervir, pour s'affurer un bien dont il eft trop tard de fentir le prix lorfqu'on l'a perdu.

Quant à ceux qui par choix fervent le public, ou qui par néceffité & pour fubvenir à leurs befoins, ont été obligés de fe rendre les domeftiques des autres, hors d'état de confacrer à leur fanté le temps qu'ils voudroient, c'eft à eux de mettre à profit dans cette vue les moments dont ils peuvent difpofer. Il n'y a point de condition fi difgraciée qu'on ne puiffe y trouver quelques heures pour prendre foin de fa fanté. Galien remarque que l'Empereur Antonin accablé d'affaires toute la journée ne commençoit à prendre quelque exercice qu'au coucher du Soleil. Et il eft effentiel à tout Politique que fes emplois expofent quelquefois à un furcroît extraordinaire de travail, de fe dire, que plus fes occupations font laborieufes & pénibles, plus alors il doit fe renfermer dans les

F f

bornes d'une auftere fobriété, ne mangeant rien qui ne foit très-facile à digérer, & ne buvant du vin qu'autant précifément qu'il en faut pour réparer fes forces.

De quelque rang & dans quelque fituation que l'on foit, fi pendant qu'on mange & qu'on boit librement fans fe contraindre, on fe trouve en même temps empêché par fa vocation de faire au dehors autant d'exercice qu'il feroit néceffaire, il faut abfolument y fuppléer dans la maifon. Et l'on a tant de moyens de le faire, le billard, le volant, la paume à la main, & une infinité d'autres jeux pareils, qu'il eft très-facile à chacun de choifir à fon gré. Ajoutez à cela l'ufage excellent de fe faire bien broffer le corps tous les matins ; & ce qui achevera de conferver la fanté, en expulfant de l'eftomac & des inteftins tout ce qui pourroit y être demeuré d'indigefte, on n'aura qu'à prendre de temps en temps quelque purgatif doux & léger.

La conclufion de tout ceci n'eft pas flateufe pour les riches, il en réfulte évidemment que les pauvres, s'ils font vertueux & éloignés de toute débauche, font de tous les hommes ceux qui ont réellement & de fait le plus d'avantages pour jouir d'une bonne fanté & s'affuter de longs jours. A l'étroit & dans le befoin, cela même les oblige à un travail qui les fortifie, & les dérobe aux tentations de la débauche qui les confumeroit.

CHAPITRE VII.

CHAPITRE VI.

Des Prophylachiques , ou moyens de prévenir les maladies dont on est ménacé.

Dès l'entrée de cette seconde Partie , j'ai observé que l'art de conserver la santé se réduit à trois branches. D'abord il consiste à donner des regles pour continuer à se bien porter , ensuite pour préserver de se porter mal : enfin , pour aider à vivre long-temps. J'en ai dit assez sur le premier de ces articles, il faut passer au second , nous n'aurons que peu de préceptes à y donner.

Aux approches d'une maladie quelconque , & dès qu'on juge qu'on en est menacé , il faut pour en prévenir les atteintes se hâter d'en ôter la cause, „un homme, dit Galien (*a*), est dans „un état mitoyen entre la santé & la

____

(*a*) De Med. Art. constitut. cap. 19.

,, maladie, lorsqu'il a quelqu'indisposi-
,, tion qui l'affecte, sans l'obliger pour-
,, tant de quitter ses affaires & de garder
,, le lit; un mal de tête supportable,
,, par exemple, du dégoût, de la lassitu-
,, de, de l'assoupissement, de la pesan-
,, teur, ou d'autres semblables sympto-
,, mes; mais il n'attendra pas que le
,, mal empire, il ira aux sources, il
,, tâchera d'aller aux principes de ces
,, légeres incommodités avant qu'elles
,, se convertissent en des maladies plus
,, sérieuses. Si par exemple, la source
,, du mal est une trop grande pléni-
,, tude, il aura recours au jeûne, ou
,, s'il faut quelque chose de plus effi-
,, cace, à la saignée, ou aux purga-
,, tifs, ou aux sudorifiques. Si elle
,, vient d'indigestion & d'un amas
,, de crudités, il se tiendra chaude-
,, ment, il vivra quelques jours dans
,, l'abstinence, dans une grande tran-
,, quillité, & il prendra quelque peu
,, d'un bon vin pour se fortifier l'esto-
,, mac. En général, continue Galien,
,, il opposera au principe des maux
,, dont il se plaint, & dont il veut
,, prévenir les suites, des moyens pro-
,, pres à produire des effets contraires

CHAPITRE
VI.

F f 3

„ à ceux qu'on doit attendre naturelle-
„ ment des caufes qui ont produit ces
„ maux. Si les humeurs font trop épaif-
„ fes, il travaillera à les atténuer ; fi
„ elles font trop âcres, à les adoucir ;
„ fi elles font trop abondantes, à s'en
„ décharger ; fi elles font trop crues, à
„ faciliter la coction ; ici à en déten-
„ dre les parties en contraction, là à
„ ouvrir une iffue aux obftructions, &
„ ainfi du refte ".

Souvent quand un commencement
de friffon ou de toux annonçoit un
prochain accès de fievre, notre habile
Sydenham a arrêté cette toux & pré-
venu la fievre, en ordonnant (b) de
prendre l'air, de faire quelque mouvement, de boire quelque tifanne ra-
fraichiffante, de ne point manger de
viande, & de s'abftenir de toute liqueur forte.

Boerhaave qui avoit fi bien lu tous
les médecins anciens & modernes de
quelque réputation, & qui poffédoit fi
parfaitement l'art d'extraire de leurs
écrits tout ce qui s'y trouve de plus

____

(b) De tuff. epid. pag. 207, 208.

important, ce grand homme, dis-je, a compris toute la *prophylactique* en trois préceptes essentiels. Ecoutons-le lui-même.

„ 1. On prévient les maux, dit-il, „ en allant à leur causes pour y remé- „ dier dès qu'on en apperçoit les symp- „ tomes, & voici les premiers préser- „ vatifs qu'il faut y opposer, c'est l'abs- „ tinence, le repos, l'eau chaude bue „ en abondance; ensuite un exercice „ modéré, mais continué jusqu'à ce „ que l'on commence à s'appercevoir „ de quelque légere sueur; & enfin une „ bonne dose de sommeil dans un lit „ où l'on ait pris soin d'être bien cou- „ vert. C'est le moyen de relâcher les „ vaisseaux, de délayer les humeurs „ épaisses, & de se défaire de celles qui „ pourroient nuire.

„ 2. Pour se préserver en général „ contre l'impression des causes exté- „ rieures, rien ne convient mieux que „ d'être attentif à ne pas quitter trop „ tôt les habits d'hiver au printemps,

Chapitre
VI.

_____

(*) Inst. med. § 1049.

F f 4

„ & à ne les pas prendre trop tard en
„ automne.

„ 3. Enfin, il est encore capital de
„ s'assujettir à un régime d'autant plus
„ facile, qu'il soumet à des regles très-
„ simples & peu nombreuses. En été
„ la diete doit être légere, émollien-
„ te, laxative, humide, douce; il faut
„ se nourrir de légumes, de fruits, de
„ laitages, de bouillons, boire beau-
„ coup d'eau ou de vin fort trempé,
„ & ne prendre qu'un exercice fort
„ modéré. En hiver au contraire, la
„ nourriture doit être solide, seche,
„ succulente; il y faut plus de sel &
„ d'épices : la chair rôtie & le pain
„ plus cuit sont préférables, il faut
„ boire moins, mais d'un vin pur, &
„ prendre plus d'exercice. Enfin, au
„ printemps & en automne, la diete
„ & l'exercice doivent être tempérés
„ de maniere qu'ils tiennent le milieu
„ entre ce qu'exigent le froid de l'hi-
„ ver & la chaleur de l'été, propor-
„ tionnellement à ce qu'on approche le
„ plus de l'un ou de l'autre ".

Aux directions des grands hommes
qu'on vient d'entendre, qu'il me soit
permis d'ajouter ici l'indication d'une

méthode également simple & aifée, pour prévenir bien des maladies quand on s'en voit menacé. Elle a été fouvent employée fous mes yeux avec le plus heureux fuccès ; la voici. Dès que vous vous trouvez incommodé, mettez-vous au lit & demeurez-y un, deux, ou même trois jours, jufqu'à ce que délivré des maux dont vous vous plaignez, vous le foyez par cela même de vos craintes. Pendant tout ce temps-là ne mangez que de la panade ou des gruaux plus ou moins épais, felon vos befoins, & ne buvez que de l'eau ou du petit lait fait avec du vin blanc, ou du negus (c). C'eft à peu près ce que confeilloit Celfe, l'un de nos plus habiles maîtres. Je tranfcris fes paroles au bas de la page (d).

(c) Le negus eft une boiffon faite d'eau chaude & de vin blanc de Portugal, avec un peu de fucre & de citron.

(d) Igitur fi quid ex his (*noris futura adverfa valetudinis*) incidit, omnium optima funt quies & abftinentia : fi quid bibendum, aqua ; idque interdum uno die fieri fatis eft : interdum, fi terrentia manent, biduo : proximeque abftinentiam fumendus cibus exiguus, bibenda aqua, poftero die etiam vinum, deinde alternis diebus, modo aqua, modo vinum, donec omnis caufa metus

Peut-être quelques personnes se moqueront-elles d'une recette si simple, mais elles n'ont qu'à en faire l'essai, le cas existant, & on ose les assurer qu'elles en éprouveront l'efficace bien au de-là de ce qu'elles pensent. Je connois une Dame de condition que la situation de ses affaires obligeoit à une prudente économie, & qui par une sage sobriété a su conserver jusqu'à un âge fort avancé, & sa santé & ses sens en très-bon état, uniquement au moyen du régime dont je parle. A l'aide de cette diete, elle s'est entiérement passée de médecins pendant plusieurs années. J'avoue que ce n'est pas un plat fort ragoutant que des gruaux, surtout pour des gens accoutumés à faire bonne chere, mais à qui en est la faute ? Il y eut, dit Plutarque, dans la vie de Lycurgue, un Roi du Pont qui ayant entendu beaucoup vanter le *brouet noir* qu'on mangeoit à Lacédémone, fit acheter exprès un cuisinier

finiatur. Per hæc enim sæpè instans gravis morbus discutitur. --- Neque dubium est, quin vix quisquam, qui non dissimulavit, sed per hac morbo maturè occurrit, ægrotet. Lib. 3. cap. 2.

de cette ville pour lui en préparer : mais il n'en eut pas plutôt gouté, que le trouvant fort mauvais il se mit en colere, & dit au cuisinier que c'étoit une drogue détestable. *Seigneur*, lui répondit modestement cet homme, *ce qu'il y a de meilleur manque à ce brouet, c'est qu'avant que de le manger il faut se baigner dans l'Eurotas* (e).

CHAPITRE VI.

(e) L'Eurotas étoit une riviere qui couloit tout près de Lacédemone. Plutarque veut dire qu'il falloit être Lacédémonien, & frugal comme on l'étoit dans cette ville, pour aimer le brouet noir dont on s'y régaloit.

CHAPITRE VII.

De la longevité ou longue vie. Des indications qui l'annoncent & des moyens qui la procurent. De la transfusion du sang d'un animal dans un autre, méthode presque aussi-tôt tombée qu'imaginée. Conclusion.

J'EN ai fait plus haut la remarque, quand le frottement continuel des solides & des fluides dans le corps humain s'exécute avec violence, il n'en peut résulter qu'un funeste effet, l'accélération de la mort & le raccourcissement de la vie. Au contraire si ce frottement s'opére avec douceur, toute la machine doit s'en ressentir avantageusement, ses ressorts se conserver plus long-temps, & la mort arriver avec plus de lenteur.

De là il est aisé de voir qu'une longue vie peut être l'ouvrage de la nature, ou celui de l'art ; mais sur-tout des secours de l'art prêtés aux forces de la nature par une heureuse association.

Il est des signes naturels auxquels on peut probablement juger qu'un homme est fait pour vivre long-temps. Je mets au rang des principaux les cinq que voici. 1°. D'être né, du moins d'un côté, dans une famille où l'on vit long-temps. 2°. D'être par complexion tranquille, content, & de bonne humeur. 3°. D'avoir le corps bien proportionné & ses parties dans une juste symmétrie, le tronc bien nourri, les membres avec leurs jointures bien formés, la tête & le col plutôt trop gros que trop petits à proportion de la taille. 4°. D'avoir les vaisseaux d'une consistance solide & ferme, les fibres pas trop grosses, les veines larges & élevées, quelque chose de creux dans le son de la voix, la peau ni trop douce, ni trop blanche. 5°. De dormir profondement & long-temps.

Pour aider la nature à procurer à l'homme de longs jours, tout ce que l'art peut, il l'emprunte d'un air sain (*a*),

___

(*a*) Brasiliæ salubritatis fama non paucos olim senes aliosque minus prosperà utentes valetudine, ex Hispania, & Indiis, aliisque dissitis locis, exci-

d'une eau pure (*b*) , d'une diete fimple & frugale , d'une fage attention à
tenir les paffions & les inclinations
en ordre, en un mot du choix éclairé

---

vit ad aërem & aquas has cœlo datas , tanquam
ad duo validiffima præfidia vitæ & valetudinis.
Perquam maturè enim pubefcunt incolæ. Senef-
cunt tarde , idque fine canitie aut calvitio. Quo
fit , quod longe ultra centefimum ætatis annum ,
viridi fenecta , non Americani tantum , fed & ipfi
Europai fruantur , totumque adeo territorium
Macrobium dici mereatur. Guil. Pifonis hift. nat.
& medic. Brafiliæ continentis.

(*b*) Audio in Ægypti locis homines vivere lon-
giorem vitam quam alibi , (dicit Melchior Guilan-
dinus) quando ipforum permulti annos plus centum vivunt : communis fere omnibus iis habita-
toribus vita annorum nonaginta folet effe. -- Aquæ
Nili fluminis clarefactæ , dulces tenuiffimæ , fplen-
didiffinæ atque leviffimæ exiftunt , ita ut celer-
rime corporis vifcera perment. Audio etenim
(quod olim , cum Cayri moram facerem , etiam
obfervavi in fingulis fere corporibus ab ipfis epo-
tis aquis ftatim vel copiofas urinas , vel fudores ,
vel per alvum dejectiones obfervari , atque in hy-
pochondriis nullam fluctuationem ab ipfis oftendi :
loquor de iis quæ Cayri habentur & potantur ,
quando Alexandriæ aquæ conftent fubftantiâ craf-
fiori , quæ peffimæ exiftunt , tardiffimeque vifcera
permeant. Confirmo tuam fententiam (refpondet
Alpinus) atque me in omnibus corporibus obfer-
vafle , citiffime illas aquas Cayri clarefactas , vel
per alvum , vel per urinam , vel fudorem exiiffe.
Profper Alpinus de medic. Ægypt. Lib. I. cap. 11.
& 12.

& prudent de tous les moyens qui peuvent concourir à prolonger la vie, & de l'obſervation de toutes les regles que nous avons preſcrites pour conſerver & affermir la ſanté.

Cependant on a vu quelques-uns de nos modernes s'imaginer que l'art pourroit aller encore au-delà pour prolonger la vie humaine. On les a vu hazarder une méthode également hardie & nouvelle, méthode que les anciens n'avoient pas eu la pénétration de découvrir, ou le courage de pratiquer, mais que je ne veux pourtant pas entiérement paſſer ſous ſilence. Le fameux chancelier Bacon, qui étoit ſupérieur aux regles ordinaires & qui avoit des vues ſi grandes & ſi ſublimes, conſeilloit à tout le monde " de „ changer tous les deux ans toute la „ maſſe de leurs humeurs & de s'en „ débarraſſer en jeûnant, & en ſe ſou„ mettant à une diete auſtere, afin de „ ſuer leur ſang & de renouveller „ leurs années ". Boerhaave, qui, ſemblable à l'induſtrieuſe abeille ſut tirer le miel de toutes les fleurs, ne s'eſt pas éloigné de l'idée de Bacon. En l'adoptant il l'a rectifiée, ſelon lui

„ une grande abſtinence (*c*) , un régi-
„ me de la derniere exactitude , des
„ deſſéchants & des amaigriſſants, dont
„ on feroit uſage de loin à loin , mais
„ très rarement, contribueroient admi-
„ rablement à prolonger la vie ‟. Il
s'explique dans la ſuite avec encore
plus de clarté. „ Un changement, dit-
„ il , preſque total des humeurs par
„ des reſolvants , & après cela leur
„ ſecrétion opérée par des préparations
„ ordinaires de mercure , ou par des
„ décoctions d'attenuants , de deſſica-
„ tifs , & de ſudorifiques , diſpoſent
„ ſouvent le corps très bien à ſe débar-
„ raſſer de ſes vieilles humeurs & à
„ remplir ſes vaiſſeaux des ſucs d'une
„ nouvelle matiere vitale ; c'eſt de la
„ ſorte que l'art menagé avec intelli-
„ gence peut effectivement acheminer
„ à une prolongation de vie ‟.

Mais j'avoue que je n'oſerois me
hazarder à dire juſqu'où cette méthode
de rajeunir peut-être employée avec
ſureté par les vieillards. Le ſuccès en
dépend en grande partie, ſoit de la
conſtitution

---

c) Initit. Med. num. 1059--1062.

conſtitution actuelle de leur corps & de la bonté du tiſſu de leurs organes, ſoit de leur aſſiduité conſtante à employer réguliérement les moyens indiqués, ſoit de l'habileté & de la dextérité du médecin qui les conduiroit dans cette cure. Le projet en eſt généreux & quoique juſqu'ici l'événement ne l'ait pas juſtifié, il décele une pénétration peu commune, une noble hardieſſe, un courage infiniment honorable à ceux qui le conçurent pour le plus grand bien du genre-humain. Mais avec tout cela, l'art de prolonger la vie d'une maniere ſure & facile par d'autres moyens que ceux qu'indiquent les regles générales que nous avons données, cet art nous paroît encore à naître. Peut-être la découverte en eſt elle réſervée à une génération qui en ſera plus digne.

Il y a environ cent ans (*d*) que le deſir de changer & de rétablir efficacement des conſtitutions mauvaiſes & dérangées, & par conſéquent de recu-

____

(*d*) Voyez les Tranſact. Philoſoph. de la Société Royale de Londres.

ler les bornes de la vie humaine, suggéra un nouvel essai plus singulier encore & plus hardi que la méthode dont nous venons de parler. Ce fut de faire passer dans un corps cacochyme le sang d'un animal jeune & sain.

Ce qui donna lieu à cette pensée, ce fut la découverte que le Docteur Christophe Wren, savant Professeur d'Astronomie dans le college de Saville à Oxford, fit en 1658, & qu'il proposa cette même année à l'illustre Robert Boyle, je veux parler de l'art d'injecter des liqueurs dans les veines d'un animal vivant.

En 1666 le Docteur Richard Lower poussa cet essai, & déposa à la même source immortelle de savoir & d'amour pour la vérité, des expériences qu'il venoit de faire avec succès sur la *transfusion* du sang d'un animal vivant dans le corps d'un autre.

Diverses personnes curieuses continuerent à Londres ces essais, particuliérement le Docteur Edmund King, qui perfectionna la méthode de Lower en la simplifiant, & en la rendant plus aisée. La Société Royale exhorta tous ceux qui pouſſoient ces expériences, de les varier le plus qu'il ſeroit poſſible, en faiſant paſſer tantôt le ſang d'un jeune animal dans un vieux, & celui d'un vieux dans un jeune, tantôt d'un animal ſain dans un malade, & d'un malade dans un ſain, tantôt d'un animal timide dans un féroce, & d'un féroce dans un timide. On ſe prêta à ſes vues. Les expériences ſe multiplierent ſur des agneaux, ſur des brebis, ſur des veaux, ſur des chiens, ſur des chevaux, &c. & l'on vit les effets les plus ſurprenants de cette transfuſion.

De la Grande-Bretagne la nouvelle méthode paſſa en France & en Italie. Des animaux caſſés, décrépits, ſourds, recouvrerent, ceux-ci l'ouie, ceux-là l'agilité de leurs membres, par la tranſfuſion du ſang d'animaux plus jeunes & plus robuſtes dans leurs veines. Il ſe fit des cures étonnantes. Enfin, Jean Denis, Docteur en médecine à Paris, aſſiſté d'un Chirurgien nommé Emerez, eſſaya dans cette capitale l'opéraration ſur un homme, & Jean-Guillaume Riva auſſi Chirurgien de réputation, tenta la même chofe à Rome (*e*).

Après quelques autres expériences, Denis publia une relation de la cure d'un jeune homme, qui, attaqué d'une léthargie extraordinaire à la fuite d'une fievre pour laquelle on l'avoit faigné jufqu'à vingt fois, en avoit été guéri par la transfufion du fang artériel d'un agneau dans fes veines. Il y joignit l'hiftoire de la guérifon d'un phrénétique de 34 ans par la transfufion du fang artériel d'un veau, qu'il avoit fait couler dans fes veines en préfence de diverfes perfonnes refpectables, ou par leur qualité ou par leur favoir.

En Angleterre la chofe avoit réuffi comme en France. Les Docteurs King & Lower avoient fait paffer du fang d'un jeune mouton dans les veines d'un nommé Arthur Coga le 23ᵉ Novembre 1667, en préfence d'une brillante compagnie, qui s'étoit affemblée pour cela à l'hôtel d'Arundel; & Coga lui-même avoit publié une rela-

____

(*e*) Vid. Merklin de Ortu & occafu transfuf. fang. Edit. Norimberg. 1679.

tion des heureux effets dont cette tranf-fufion avoit été accompagnée en lui ; mais malheureufement celles que l'on tenta en France & en Italie eurent de fâcheufes fuites. A Paris la transfu-fion fut fatale au Baron Bond, fils du premier miniftre d'état en Suéde, fur qui l'on eut l'imprudence de l'eflayer, quoique les médecins l'euffent aban-donné, & que déjà la gangrene eût attaqué fes inteftins. A Rome de même, employée fur une perfonne qui étoit aux abois entre les bras d'une con-fomption achevée, elle l'emporta (f). Et comme la nouvelle méthode, alors encore dans fon enfance, ne fe trou-voit pas appuyée fur un affez grand nombre d'expériences favorables, ces deux accidents fuffirent pour la décrier fans retour. Le Roi de France la dé-fendit, & le Pape en fit autant.

Ainfi tomba une pratique qui auroit méritée d'être mieux fuivie. Tentée en Angleterre avec beaucoup de fa-geffe, mais hazardée ailleurs avec un peu d'imprudence, fi les premiers effais

____

(f) Merklan. ibid.

G g 3

que l'on en fit fur quelques perſonnes avoient été entrepris avec plus de choix & conduits avec plus de diſcernement, on en auroit peut-être recueilli dans la ſuite les effets les plus admirables & les plus avantageux.

Quoiqu'il en ſoit , je ne ferai pas difficulté de le dire , je doute que quelques efforts que l'on faſſe pour reculer au-delà d'environ 80 ans les bornes de la vie humaine , on y ait beaucoup de ſuccès. Qu'on s'y prenne comme l'on voudra ; qu'on tente , ſelon les idées de notre fameux Lord Vérulam & du grand Boerhaave , de diſſoudre toutes les humeurs qui ont vieilli dans le corps & de les en expulſer, pour y ſubſtituer de nouveaux ſucs qui y ſoient comme le principe d'une vie nouvelle , ou bien qu'avec toute la prudence & toute la dextérité imaginable , on faſſe par transfuſion paſſer de jeune ſang dans de vieilles veines , jamais , à mon avis , on ne parviendra à rendre des forces & de la vigueur aux humains , en prolongeant leurs années au-delà des bornes que le Pſalmiſte a marquées , encore moins réuſſira-t-on à les rajeu-nir. J'accorderai , ſi l'on veut , que ces méthodes portées à leur perfection, & rendues aussi universelles que faciles; affranchiroient bien les vieillards d'une partie des langueurs & des maux qui assiegent la décrépitude. Pourquoi non, (*g*) puisqu'on voit encore tous les jours des gens d'une constitution & d'une vigueur extraordinaire passer les cent ans, au moyen de quelques attentions & de quelques ménagements des plus simples ? Mais à mon avis on ne peut rien se promettre avec quelque certitude au-delà.

Contentons-nous donc des secours & des aides qu'il nous est facile de nous procurer pour conserver nos jours, & apprenons sur-tout à en faire un usage convenable. Tâchons par une conduite vertueuse, & en observant les regles dont une longue expérience a justifié la sagesse, de conserver à

(*g*) Mr. l'Evêque de Bergen atteste dans son histoire Naturelle de Norwege, sur le témoignage de gens dignes de toute créance, qu'en 1733 on vit danser en présence du Roi de Dannemarc Christian VI. quatre couples de personnes mariées, dont les années réunies passoient huit siecles; aucun des mariés, dit l'excellent & docte Prélat, n'avoit moins de cent ans. Part. 11. chap. 9. Sect. 8.

G g 4

notre corps fa fanté, & à notre ame
fa tranquillité, afin que, fi nous ne
fommes pas les ennemis de nous-mêmes,
nous atteignions les bornes que la bonne providence paroît avoir marquées
à chacun de nous dans la diverfité
de nos conftitutions. Alors arrivés à
la fin de notre carriere, nous verrons
fans peine fe baiffer pour un peu de
temps, le voile qui dérobera à nos
régards les perfonnes qui nous font
cheres. Alors nous entrerons fans fur-
prife & avec joie dans cet heureux
état qui nous avoit été originairement
deftiné, & où nous n'aurons plus,
ni à craindre les approches de la vieilleffe, ni à fouffrir les atteintes d'aucune infirmité.

F I N

TABLE

Des Matieres principales que cha-
que Chapitre de cet Ouvrage
contient.

PREMIERE PARTIE.

CHAP. VI.

CHAP. VII.

CHAP· VIII.

CHAP. IX.

CHAP. X.

CHAP. XIV.

CHAP. XV.

CHAP. XVIII.

SECONDE

SECONDE PARTIE.

CHAP. I.

CHAP. II.

CHAP. VII.

Fin de la Table des matieres.